中国医学科学院医学与健康科技创新工程
重大协同创新项目成果（2021-I2M-1-056）

U0236671

医学知识图谱
构建方法与应用实践

主　编　方　安　李　姣

中国协和医科大学出版社
北　京

图书在版编目（CIP）数据

医学知识图谱构建方法与应用实践 / 方安, 李姣主编. -- 北京：中国协和医科大学出版社, 2024. 10. -- ISBN 978-7-5679-2486-4

Ⅰ. R197

中国国家版本馆CIP数据核字第2024L6G229号

主　　编	方　安　李　姣
责任编辑	李元君　胡安霞
封面设计	邱晓俐
责任校对	张　麓
责任印制	黄艳霞
出版发行	中国协和医科大学出版社
	（北京市东城区东单三条9号　邮编100730　电话010-65260431）
网　　址	www.pumcp.com
印　　刷	北京联兴盛业印刷股份有限公司
开　　本	710mm×1000mm　　1/16
印　　张	15
字　　数	290千字
版　　次	2024年10月第1版
印　　次	2024年10月第1次印刷
定　　价	120.00元

编者名单

主　　编　方　安　李　姣

副 主 编　胡佳慧

编　　者（按姓氏笔画排序）

马鹤桐　王　茜　王序文　方　安

李　姣　吴　萌　胡佳慧　娄　培

姚宽达　徐晓巍

前　言

在大数据和人工智能技术飞速发展的背景下，医学领域的知识管理与智能化知识服务正迎来前所未有的机遇与挑战。医学知识图谱旨在将浩瀚的医学知识以图谱的形式进行结构化表达，从而有效地组织庞大的医学知识资源，促进医学知识的系统整合、关联发现及广泛应用。例如，在临床应用场景中，医学知识图谱可以为医务工作者提供有力的决策辅助，给患者带来更为精准和个性化的诊疗方案。与此同时，医学作为一门多元交叉的综合性学科，与生物学、药理学、遗传学等多个领域紧密相连。通过医学知识图谱的构建与应用，有利于打破学科壁垒，促进跨学科的知识共享和协作。作为医学信息化发展的前沿方向之一，医学知识图谱正成为推动医学领域智能化进程的关键力量，将在医学研究、临床诊断和健康管理等领域发挥至关重要的作用。

本书内容丰富，涵盖医学知识图谱的基础知识、构建方法和应用实践，包括医学知识组织体系、知识图谱构建及应用标准、知识图谱构建的关键技术、国内外典型的知识图谱构建工具及平台、医学知识图谱构建实践及应用领域。其中，在医学知识图谱构建实践方面，针对具体场景，提供了以垂体瘤为代表的医疗知识图谱、以冠状病毒为代表的突发公共卫生事件图谱和以膳食营养为代表的健康管理图谱的构建案例。此外，本书还对大语言模型在医学知识图谱构建和服务应用中的前景进行了展望。我们希望本书能够为医学领域的研究者提供方法论指导，为临床医师提供新的诊疗思路，为信息技术开发者提供创新的应用场景。同时，我们也期待医学知识图谱的研究和应用能够持续促进我国医学领域的发展，推动人类健康事业的进步。

随着人工智能技术的迅猛发展，医学领域对医学知识处理和应用的需求呈现出多样化和个性化的特点，由于医学知识和信息技术更新换代周期大大缩短，木书在内容上难免有疏漏，望广大读者不吝指正，我们愿与大家共同推动我国人工智能技术的进步及其在医学领域的高效应用，并为传承和发扬数代医务工作者积累的珍贵知识贡献力量。

方 安 李 姣

2024年10月18日

目　　录

第一章

医学知识图谱概述

　　知识图谱作为知识库的一种表现形式，是以结构化的形式描述知识元素及其关系的集合，具有图结构化形式、高效的检索能力和智能化推理能力等特征，在实践中呈现为有向图结构形式，通过将概念、实体及其关系的结构化组合来提高检索效能，从已有知识中挖掘和推理多维的隐含知识。随着人工智能、大数据等新型信息技术的增长，知识图谱日益引起学术界和产业界的关注，目前已涌现出DBpedia、Schema.org、Freebase、Yago、WordNet、Wikidata、ConceptNet、BabelNet、OpenKG等不同类型的知识图谱，在语义检索、智能问答、推荐系统、语义理解、视觉理解和大数据分析等方面发挥着重要作用，被广泛应用于各个领域。医学知识图谱作为一种领域知识图谱，通过结构化和语义化的方式描述和组织疾病、药物、表型和基因等医学概念及其关系，是医学认知智能的基石，为医学应用场景提供多维度支撑。为了深入了解医学知识图谱的发展，本章主要从医学知识图谱基本概念和典型医学知识图谱两个方面展开，分析医学知识图谱的基本内涵、特征、类型和应用价值，总结国内外典型医学知识图谱的体系结构和图谱规模，以期为医学知识组织实践的推进提供借鉴。

第一节　医学知识图谱的基本概念

一、基本内涵

　　"知识图谱"的概念最初由谷歌（Google）公司提出，特指为了支持语义检索而将信息结构化、图谱化所建立的知识库，在实践中有狭义和广义概念两个范畴。知识图谱的狭义概念是指其作为语义网络的内涵。作为一种新型的结构化知识表示方式，知识图谱是一种大规模语义网络，用于描述真实世界中存在的各种实体及其之间的相互关系，由实体（entity）、概念（concept）及其之间的各种语义关系构成。此种范畴下的知识图谱聚焦两个核心问题：一是知识视角的知识表示与推理，核心内容是如何表示概念和实体，如何描述实体之间的关系，如何进一步表示规则、公理等复杂知识；二是图视角下的图谱表示，核心内容是图中的节点、边、链接、路径、子图结构，如何存储大规模的图数据，如何利用图的结构对图进行推理、挖掘与分析等。

知识图谱的广义概念是随着知识图谱技术发展和实际应用而演化涵盖的范畴，在更多的实际场景下，知识图谱所涵盖的范畴已经超越了语义网络的范畴，而是作为一种技术体系而存在，涵盖了大数据时代知识工程一系列代表性的技术总和。

医学知识图谱作为一种领域知识图谱，其本质是一种医学知识的表示方式，旨在以结构化和语义化的方式描述和组织疾病、药物、表型和基因等医学概念及其关系。如图1-1所示，医学知识图谱展示了疾病、基因、药物和化合物等不同的相互关联的医学领域实体之间的语义关联，能够支持一些基于医学事实的推断。例如，"疾病与基因相关"这一事实代表了一个由两个抽象概念（即疾病和基因）组成的抽象事实，而"相关"的关系构建了三元组（疾病-相关-基因）（disease-associated with-gene）。然后，这些抽象概念可以被真实世界中的实体所取

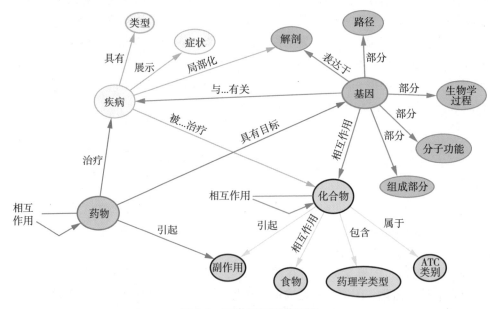

图1-1　医学知识图谱示例

引自：ABU-SALIH B, AL-QURISHI M, ALWESHAH M, et al. Healthcare knowledge graph construction: A systematic review of the state-of-the-art, open issues, and opportunities［J］. J Big Data, 2023, 10（1）：81.

代，以提供特定的领域表示。例如，三元组（干燥综合征、associated with、*HLA-DR3*），表明干燥综合征与*HLA-DR3*基因有关。

二、基本特征

作为领域知识图谱的一种，医学知识图谱除了具备通用知识图谱的语义化、大规模等基本特征外，在知识表示、知识获取和知识应用方面还具有医学领域的特性。

（一）多层次细粒度的知识表示

医学知识图谱聚焦医学领域，在知识表示广度范围方面小于通用知识图谱，但具有较深、较细粒度的知识表示特征。在知识表示深度方面，医学知识图谱拥有更深的概念层级体系，更多涉及一个概念的细分种类，如对于疾病而言，医学知识图谱更多地表示出不同疾病的种类，而不是相对宽泛的疾病概念；在知识表示细粒度方面，医学知识图谱的基本知识单元不但可以是一个医学文档（如一篇学术论文）、医学文档中的一个段落，也可以是医学学科领域的一个主题、一个知识点，还可以细化为知识图谱中的实体与属性级别、逻辑规则中的条件与结果等。

（二）高质量的知识获取

医学是为恢复、维护、增强人类的健康而发展出的知识、技术、艺术、学术体系，以照护人、人群、人类的健康和生命为己任，从"促、防、诊、控、治、康"六个方面对人类实施全面照护，直接关乎人类的健康和生命，具有容错性极低的特征，现实中对医学的要求从理论到实践都是最高的。因此，在医学应用场景层面要求医学知识图谱具有较高的质量，如拥有正确、可信、时效度高的知识。

（三）相对复杂的知识应用

医学知识图谱多层次细粒度的知识表示使其包含相对较为浩瀚的知识实体，比如某一种具体药物在医学知识图谱中相关的实体可能达上百个之多，这一方面使在包含相对繁杂知识实体的医学知识图谱上进行长距离的深度知识推理成为可能，且有意义，另一方面也在计算操作层面呈现出复杂化的特征，往往会涉及深度推理计算、复杂交叉查询等问题。

三、基本类型

按照不同分类方式，可以把医学知识图谱分为不同类型，如按照知识覆盖广度分为综合医学知识图谱和专业医学知识图谱；按照构建方式分为全自动构建的医学知识图谱、半自动构建的医学知识图谱和人工为主构建的医学知识图谱；按照知识图谱语言类型分为单语种医学知识图谱和多语种医学知识图谱；按照知识图谱中的知识类型分为概念类医学知识图谱、百科类医学知识图谱、常识类医学知识图谱和词汇类医学知识图谱。其中，概念类医学知识图谱和百科类医学知识图谱是医学应用场景中的两种常见类型。

（一）概念类医学知识图谱

概念类医学知识图谱是一类基于医学领域实体与概念之间is_a关系构建的图谱，用于表示医学知识的结构化和可视化。基于认知和语言两个角度，概念类医学知识图谱可以分为医学概念层级体系和词汇概念层级体系。医学概念层级体系是面向认知的、有严格层级结构的有向无环图谱，包括概念、实体和is_a关系，其中is_a关系包括实体、概念之间的instance_of关系和概念之间的subclass_of关系；词汇概念层级体系是面向语言的、有粗略层级结构的知识组织方式，包括医学词汇概念和上下位关系，由于词汇概念层级体系中词汇是没有经过消歧的词汇，在多数情况下不严格区分其语义，因此，会导致因歧义而存在环。概念类医学知识图谱在医学认知智能实现过程中发挥着重要作用，如基于实例化的实体搜索和样本增强等，基于概念化的文本分类、主题分析、文档标签、用户画像、概念归纳、语义表示等，基于实例化和概念化的实体推荐、规则挖掘等。

（二）百科类医学知识图谱

百科类医学知识图谱是一类以百科类网站作为主要数据源而建成的医学知识图谱，具有知识完备、易于获取、抽取简单、质量优良等特点，能够为垂直领域知识图谱的构建提供高质量的种子事实，为机器语言理解提供通用医学知识，为语料自动标注提供结构化标注样本。

四、应用价值

（一）医学知识图谱是医学认知智能的基石

1. 医学知识图谱为机器语言认知提供支撑　医学知识图谱拥有大规模的医学实体和概念、丰富的语义关系、机器友好的结构和高质量知识，这些为机器理解自然语言提供了可靠的背景知识，为机器理解自然语言过程中的歧义性、多样性、模糊性等问题的解决提供支撑。

2. 医学知识图谱赋能人工智能的可解释性　随着人工智能技术在医学领域的深入应用，可解释性成为人们对智能系统的普遍期望和智能系统的重要体现，决定人工智能系统的决策结果是否能够被人类接受、采纳和信任。知识图谱为可解释人工智能的实施提供了可能，知识图谱中的概念、属性和关系等为人工智能系统解释现象和事实提供了基本的认知元素，使人工智能系统在回答用户问题时不但可提供"是什么"类型的答案，同时也提供"为什么"类型的答案。

（二）医学知识图谱为医学应用场景提供多维度支撑

医学知识图谱丰富的知识结构为医学认知智能的多场景应用提供了重要支撑，在临床辅助诊疗、多组学分析及药物发现等方面发挥重要作用，详见图1-2。在多组学分析方面，基于医学知识图谱来研究基因组、基因在转录组中表达，基因转录产物在蛋白质组中的相互作用等。如利用医学知识图谱建立组学实体和疾病之间的关联，包括基因-症状排序、蛋白质-蛋白质相互作用预测、miRNA-疾病关系发现等。在临床辅助诊疗方面，医学知识图谱可以拓展临床医师医学知识范围，实现各类医学知识的组织、融合、关联和推理，在患者诊断、安全用药等临床诊疗场景中发挥重要作用。如医学知识图谱技术为小儿脑瘫等复杂疑难疾病进行疾病相关知识的归纳整理、可视化展示、查询和搜索提供了有力工具，为小儿脑瘫中医诊疗知识的传播、学习，临床诊疗方案的制订和方案优化的研究提供有力支撑。在药物研发方面，医学知识图谱可广泛应用于识别药物新的属性，如预测药物与其他药物的相互作用、确定药物可能与之相互作用的分子靶标、辅助新药研发等。

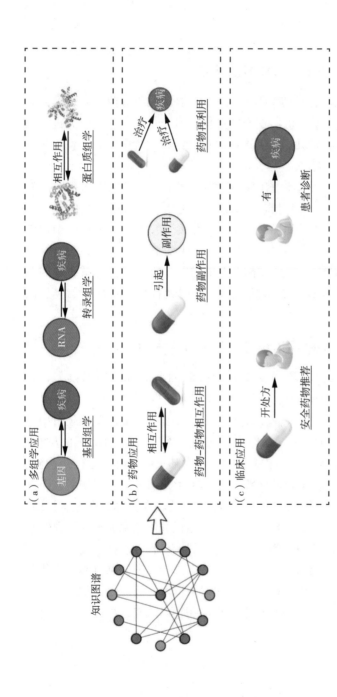

图 1-2　医学知识图谱的应用场景

引自：NICHOLSON D N, GREENE C S. Constructing knowledge graphs and their biomedical applications［J］. Comput Struct Biotechnol J, 2020, 2（18）：1414-1428.

第二节　国内外典型的医学知识图谱

一、生物医学信息本体系统

（一）简介

生物医学信息本体系统（biomedical informatics ontology system，BIOS）由粤港澳大湾区数字经济研究院（福田）与清华大学统计学研究中心合作研发，利用深度学习、文本挖掘等前沿技术算法，基于大规模、多类型的权威医学文本数据，如PubMed数据库中的摘要数据、PubMed Central数据库中的全文数据等，构建的综合性医学知识图谱，旨在提供高质量、大规模、前沿的结构化医学知识，促进生物信息学领域的数据交换、自然语言处理、AI模型训练等，成为医疗健康行业和科研领域的人工智能与大数据基础设施。

（二）图谱规模

当前版本BIOS V2.2共收录26 934 213个医学概念，涉及27种语义类型，包含中、英两种语言、54 152 925个医学术语、69 600 356个医学关系三元组，以及13种医学关系。其中英文术语数量为35 591 834个，占比65.72%；中文术语数量为18 561 091个，占比34.28%。

（三）语义类型

在语义类型选择上，BIOS的设计和开发侧重于医疗健康而不是药物研发或生物化学，包括化学物质或药物、基因或基因组、治疗或预防程序、疾病或综合征、解剖结构、生理、细胞、器械、微生物、实验室程序、动物、肿瘤病变、诊断程序、植物、症状或体征或临床发现、真核生物、食物、细胞成分、受伤或中毒、细胞或分子功能障碍、解剖异常、精神或行为障碍、个体行为、身体物质、临床属性、人类及未知27种语义类型，各种语义类型医学实体概念数量分布及占比详见表1-1。

表1-1　BIOS的语义类型分布

名称	ID	概念数量/个	占比/%
化学物质或药物	2	8 762 372	32.34
基因或基因组	36	2 408 171	8.89
治疗或预防程序	24	1 078 771	3.98
疾病或综合征	6	1 073 513	3.96
解剖结构	1	900 496	3.32
生理	19	827 784	3.06
细胞	34	638 884	2.36
器械	28	595 200	2.20
微生物	17	422 069	1.56
实验室程序	22	419 664	1.55
动物	31	393 090	1.45
肿瘤病变	11	330 998	1.22
诊断程序	20	308 512	1.14
植物	29	248 171	0.92
症状、体征或临床发现	10	227 349	0.84
真核生物	18	194 347	0.72
食物	37	137 147	0.51
细胞成分	35	118 712	0.44
受伤或中毒	9	115 935	0.43
细胞或分子功能障碍	39	96 547	0.36
解剖异常	7	91 800	0.34
精神或行为障碍	8	87 198	0.32
个体行为	38	50 453	0.19
身体物质	33	45 085	0.17
临床属性	32	7890	0.03
人类	30	2322	0.01
未知	999	7 510 670	27.72

引自：BIOS V2.2 语义类型分布 .https://bios.idea.edu.cn/download.

（四）语义关系

在语义关系上，共有是一种、是一种（反向）、有相互作用、可治疗（反向）、可治疗、鉴别诊断、有不良反应、有不良反应（反向）可诊断（反向）、可诊断、禁忌用药、可导致、可导致（反向）13种语义关系。其中，等级结构关系为主要关系，连接三元组数量34 592 027个，占比49.7%，其次是相关作用关系，连接三元组数量194 876个，占比0.28%，详见表1-2。

表1-2　BIOS的语义关系类型

名称	ID	三元组数量	占比/%
是一种	79	34 592 027	49.7
是一种（反向）	87	34 592 027	49.7
有相互作用	78	194 876	0.28
可治疗（反向）	83	37 345	0.05
可治疗	86	37 345	0.05
鉴别诊断	76	33 142	0.05
有不良反应	77	26 318	0.04
有不良反应（反向）	80	26 318	0.04
可诊断（反向）	82	21 162	0.03
可诊断	85	21 162	0.03
禁忌用药	75	8100	0.01
可导致	84	5267	0.01
可导致（反向）	81	5267	0.01

引自：BIOS V2.2 三元组（实验中）分布 .https://bios.idea.edu.cn/download.

二、脑科学网络组知识图谱

（一）简介

脑科学网络组知识图谱（linked brain data，LBD）由中国科学院自动化研究所研发，通过集成数据与知识、文献自动分析与挖掘方式构建，包含脑区、神经元、蛋白质、基因、神经递质多尺度的脑结构与各种认知功能、脑疾病之间的关联关系。LBD的数据来源于国内外权威数据集，包括CAS Brain Knowledge base（core）、PubMed、INCF-CUMBO、Allen Reference Atlas、NIF、NeuroLex、MeSH、DBPedia、Wikipedia等。

（二）体系结构

1. **脑结构图谱**　LBD集成与表示的脑结构图谱有7个，分别是艾伦小鼠脑图谱（Allen mouse brain atlas）、艾伦人脑图谱（Allen human brain atlas）、艾伦开发人脑图谱（Allen developing human brain）、艾伦开发小鼠脑图谱（Allen developing mouse brain atlas）、艾伦非人灵长类动物脑图谱（Allen non-human primate brain atlas）、艾伦小鼠脑图谱（中文版）（Allen mouse brain atlas-Chinese version）、艾伦人脑图谱（中文版）（Allen human brain atlas-Chinese version）。

2. **脑关联图谱**　LBD基于PubMed数据库的所有神经科学领域研究论文构建了多维度、多尺度脑关联图谱（BrainKnow），包含41 327 531个脑知识三元组、3 610 073个脑概念之间的关系，涵盖4大类关系类型，分别是多尺度脑结构与脑疾病之间的关系（rain building blocks-brain disease）、多尺度脑结构与认知功能之间的关系（brain building blocks-cognitive function）、认知功能与脑疾病之间的关系（cognitive functions-brain disease）和脑结构之间的可能关系（brain building block）。

（1）多尺度脑结构与脑疾病之间的关系有4种子类：脑区域－脑疾病（brain region-brain disease）、神经元－脑疾病（neuron-brain disease）、基因与蛋白质－脑疾病（gene and protein-brain disease）、神经递质－脑疾病（neurotransmitter-brain disease）。

（2）多尺度脑结构与认知功能之间的关系有4种子类：脑区域－认知功能（brain region-cognitive function）、神经元－认知功能（neuron-cognitive function）、基因与蛋白质－认知功能（gene and protein-cognitive function）、神经递质－认知功能（neurotransmitter-cognitive function）。

（3）认知功能与脑疾病之间的关系有1种子类：认知功能－脑疾病（cognitive function-brain disease）。

（4）脑结构之间的可能关系有10种子类：脑区域－脑区域（brain region-brain region）、脑区域－神经元（brain region-neuron）、脑区域－基因和蛋白质（brain region-gene and protein）、神经元－神经元（neuron-neuron）、神经元－基因和蛋白质（neuron-gene and protein）、基因与蛋白质－基因与蛋白质（gene and protein-gene and protein）、神经递质－大脑区域（neurotransmitter-brain region）、神经递

质－神经元（neurotransmitter-neuron）、神经递质－基因和蛋白质（neurotransmitter-gene and protein）、神经递质－神经递质（neurotransmitter-neurotransmitter）。

LBD脑网络组图谱关系类型、各类型的子类、各子类之间的关系及包含的概念数量详见表1-3。

表1-3　LBD脑网络组图谱语义关系类型

关系类型	二级子类	关系	概念数量/个
多尺度脑结构与脑疾病之间的关系	脑区域－脑疾病	相关	19 583
	神经元－脑疾病	相关	4611
	基因与蛋白质－脑疾病	相关	62 828
	神经递质－脑疾病	相关	3503
多尺度脑结构与认知功能之间的关系	脑区域－认知功能	相关	40 696
	神经元－认知功能	相关	6259
	基因与蛋白质－认知功能	相关	68 746
	神经递质－认知功能	相关	4220
认知功能与脑疾病之间的关系	认知功能－脑疾病	相关	29 282
脑结构之间的可能关系	脑区域－脑区域	相关	29 999
	脑区域－神经元	相关	10 599
	脑区域－基因和蛋白质	相关	100 482
	神经元－神经元	相关	293
	神经元－基因和蛋白质	相关	1427
	基因与蛋白质－基因与蛋白质	相关	144 903
	神经递质－大脑区域	相关	5102
	神经递质－神经元	相关	5102
	神经递质－基因和蛋白质	相关	1386
	神经递质－神经递质	相关	24 212

引自：BrainKnow. http://www.linked-neuron-data.org/connectome.jsp?link=link3.

三、"汇知"医学知识图谱

（一）简介

"汇知"医学知识图谱（wisdomed medical knowledge graph）旨在通过建立医学实体之间的关联关系，将文本中的知识系统地组织起来，让知识更加容易被机器理解和处理，并为数据搜索、挖掘、分析等提供便利，为人工智能提供知识库基础。"汇知"医学知识图谱以OMAHA Schema作为概念层的模型，选取临床指南、临床路径、诊疗规范、医学教材、药品说明书和中国药典等作为知识源，抽取基础医学知识形成知识图谱，以填补基础医学知识图谱的缺失，满足行业内对数字化医学知识的底层共性需求。

（二）知识范畴

"汇知"医学知识图谱基于临床指南、临床路径、药品说明书、医学书籍等高质量医学资源，围绕疾病、药品、手术操作和检验检查四个领域，通过机器＋人工的方式构建形成，详见图1-3、图1-4。

1. **疾病知识图谱**　疾病知识图谱以疾病为中心，将国家卫生健康委员会发布的1000多篇临床路径、临床指南，以及人民卫生出版社《内科学（第9版）》《外科学（第9版）》等医学教科书作为知识源，构建了疾病与检验检查、手术操作和药品之间的关系。目前，疾病知识图谱已涵盖多个医学领域，包含传染性疾病、心血管系统疾病、肌肉骨骼系统疾病、神经系统疾病、消化系统疾病、肿瘤、呼吸系统疾病、泌尿生殖系统疾病、内分泌和代谢性疾病等领域。

2. **药品知识图谱**　药品知识图谱以药品为中心，基于药品说明书、中国药典、药理学等知识源，构建药品与疾病、检验检查、手术操作之间的关系。目前药品知识图谱主要包含适应证、禁忌证、医保支付类别和药品剂型关系类型等，其中药品实体已覆盖《国家基本药物目录（2018年版）》中的所有药品实体。

3. **检查检验知识图谱**　检查检验知识图谱以检查检验为中心，基于人民卫生出版社《诊断学（第9版）》和行业资源，构建了检验检查与疾病、药品、手术操作之间的关系，目前已发布适应证、临床意义、检查结果、使用技术、受检标本等关系类型。

4. **手术操作知识图谱**　手术操作知识图谱以手术操作为中心，构建手术操作与疾病、药品、检验检查之间的关系。该知识图谱主要基于人民卫生出版社《实用外科手术学（第2版）》、手术行业资源等知识源，构建了使用的器械、麻醉

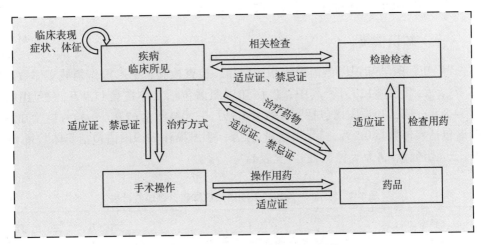

图1-3　"汇知"知识图谱知识范畴间关系

引自：知识范畴. https://omaha.yuque.com/uan235/sdm6ce/53558145.

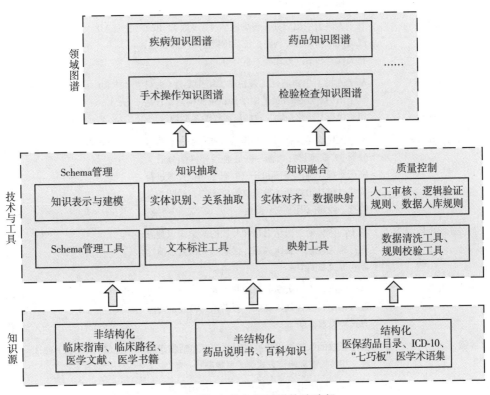

图1-4　"汇知"知识图谱构建路径

引自：汇知医学知识图谱构建路径. https://omaha.yuque.com/uan235/sdm6cc/42336685.

方式、入路、体位、适应证、并发症等关系类型。

（三）知识体量

"汇知"医学知识图谱汇聚疾病、药品、检查检验、手术操作领域实体数量18万，三元组数量120万。其中，疾病知识图谱包括实体数量11.9万，三元组数量54.8万；药品知识图谱包括实体数量5.3万，三元组数量62.9万；检查检验知识图谱包括实体数量0.5万，三元组数量2.1万；手术操作知识图谱包括实体数量1.0万，三元组数量4.4万。详见表1-4至表1-7。

表1-4 "汇知"疾病知识图谱知识体量分领域统计表

领域	简介	实体/万	三元组/万
肌肉骨骼系统疾病	基于人民卫生出版社《外科学（第9版）》和开放的医学知识资源构建，包括相关检查、治疗药物、致病原因等关系类型	2.6	5.1
传染性疾病	基于人民卫生出版社《传染病学（第9版）》和开放的医学知识资源构建，包括传染源、临床表现、相关检查和治疗方式等关系类型	2.0	4.9
消化系统疾病	基于人民卫生出版社《外科学（第9版）》《内科学（第9版）》和开放的医学知识资源构建，包括相关检查、治疗药物、致病原因等关系类型	1.9	4.5
心血管系统疾病	基于人民卫生出版社《临床诊疗指南——心血管分册》《临床诊疗指南——心血管外科学分册》、临床路径、临床指南和开放的医学知识资源进行构建，包括治疗相关检查、治疗药物、诊断相关检查、致病原因等关系类型	1.6	4.1
神经系统疾病	基于临床指南、医学书籍和开放的医学知识资源进行构建，包含临床表现、诊断相关检查、治疗方式等关系类型	1.6	3.6
中毒性疾病	基于临床指南、医学书籍和开放的医学知识资源进行构建，包含临床表现、诊断相关检查、治疗方式等关系类型	1.9	3.6
肿瘤	基于开放的医学知识资源进行构建，包括临床表现、相关检查和治疗方式等关系类型	1.6	3.3
泌尿生殖系统疾病	基于人民卫生出版社《内科学（第9版）》和开放的医学知识资源构建，包括临床表现、相关检查和治疗方式等关系类型	1.5	2.9

续　表

领域	简介	实体/万	三元组/万
呼吸系统疾病	基于人民卫生出版社《临床诊疗指南——呼吸病学分册》进行构建，包括临床表现、相关检查和治疗方式等关系类型	1.2	2.9
血液和免疫系统疾病	基于人民卫生出版社《内科学（第9版）》和开放的医学知识资源构建，包括临床表现、相关检查和治疗方式等关系类型	1.2	2.7
先天性及遗传性疾病	基于开放的医学知识资源构建，包括临床表现、相关检查和治疗方式等关系类型	1.4	2.4
胸部疾病	基于开放的医学知识资源构建，包括临床表现、相关检查和治疗方式等关系类型	0.9	2.2
皮肤性病	基于人民卫生出版社《皮肤性病学（第9版）》和开放的医学知识资源构建，包括临床表现、相关检查和治疗方式等关系类型	1.1	2.1
眼科疾病	基于人民卫生出版社《眼科学（第9版）》和开放的医学知识资源构建，包括临床表现、相关检查和治疗方式等关系类型	1.0	1.8
精神性疾病	基于人民卫生出版社《精神病学（第8版）》知识资源进行构建，包括临床表现、相关检查和致病原因等关系类型	0.5	0.9
罕见病	基于国家卫生健康委发布的《罕见病诊疗指南（2019年版）》进行构建，包括临床表现、相关检查和遗传方式等关系类型	0.5	0.8
妇产科疾病	基于人民卫生出版社《妇产科学（第9版）》和开放的医学知识资源进行构建，包括临床表现、相关检查等关系类型	0.3	0.5
耳鼻喉头颈外科疾病	基于人民卫生出版社《耳鼻咽喉头颈外科学（第9版）》和开放的医学知识资源进行构建，包括临床表现、相关检查等关系类型	0.2	0.4
胎儿或新生儿疾病	基于开放的医学知识资源构建，包括临床表现、相关检查和治疗方式等关系类型	0.1	0.3

引自：汇知医学知识图谱-1.1疾病知识图谱.https://omaha.yuque.com/uan235/sdm6ce/31424961.

表1-5 "汇知"药品知识图谱知识体量分领域统计表

知识类型	简介	实体/万	三元组/万
药品适应证	基于药品说明书、中国药典、药理学等高质量医学资源而进行构建，包含用药目的、适用人群、适应证等关系类型。该领域的药品实体基本覆盖《国家基本医疗保险、工伤保险和生育保险药品目录》《国家基本药物目录（2018年版）》中的药品实体	4.5	23.4
药品禁忌证	基于各地药品医保目录、药品说明书等开放数据，以及中国药典、药理学等高质量医学资源而进行构建，包含禁忌证、禁忌人群、慎用、慎用人群等关系类型	2.3	5.0
剂型	基于各地药品医保目录资源进行构建，关系类型为"剂型"	2.4	15.6
医保支付类别	基于各地药品医保目录资源进行构建，关系类型为"医保支付类别"	2.0	12.9

引自：汇知医学知识图谱-1.2药物知识图谱.https://omaha.yuque.com/uan235/sdm6ce/31424961.

表1-6 "汇知"检查检验知识图谱知识体量分领域统计表

知识类型	简介	实体/万	三元组/万
使用技术	基于检验检查行业资源进行构建，关系类型为"使用技术"	2464	3016
诊断	基于人民卫生出版社《诊断学（第9版）》进行构建，关系类型为"诊断"	1471	2094
致病原因	基于人民卫生出版社《诊断学（第9版）》进行构建，关系类型为"致病原因"	1540	2044
受检标本	基于检验检查行业资源进行构建，关系类型为"受检标本"	1268	1573
检查结果	基于人民卫生出版社《诊断学（第9版）》进行构建，关系类型为"检查结果"	636	443

引自：汇知医学知识图谱-1.3检验检查知识图谱.https://omaha.yuque.com/uan235/sdm6ce/31424961.

表1-7　"汇知"手术操作知识图谱知识体量分领域统计表

知识类型	简介	实体/万	三元组/万
使用的器械	基于手术行业资源进行构建，关系类型为"使用的器械"	8453	26 958
麻醉方式	基于手术行业资源进行构建，关系类型为"麻醉方式"	1640	1824
入路	基于手术行业资源进行构建，关系类型为"入路"	2441	1490
体位	基于手术行业资源进行构建，关系类型为"体位"	420	464
适应证	基于人民卫生出版社《实用外科手术学（第2版）》，关系类型为"适应证"	372	302
并发症	基于人民卫生出版社《实用外科手术学（第2版）》，关系类型为"并发症"	234	240

引自：汇知医学知识图谱-1.4手术操作知识图谱.https://omaha.yuque.com/uan235/sdm6ce/31424961.

四、疾病基因组学知识图谱

（一）简介

疾病基因组学知识图谱（DisGeNET）是关于基因-疾病或变异-疾病关联的知识图谱，通过整合和标准化多来源疾病相关基因和变异数据，为了解遗传变异在健康和疾病中的作用提供支撑，并通过DisGeNET知识管理平台提供访问（http：//www.disgenet.org/）。

（二）知识范畴

DisGeNET的核心概念是基因-疾病关系（gene-disease association，GDA）和变异-疾病关联（variant-disease association，VDA）两大类型，通过使用社区驱动的本体、受控词汇及领域本体对不同数据来源中的基因、变异、疾病、症状及关系进行标准化和集成，详见图1-5。

1. 疾病实体　DisGeNET中的疾病实体对应于UMLS中的疾病或症状（disease or symptom）、肿瘤过程（neoplastic process）、后天异常（acquired abnormality）、解剖学异常（anatomical abnormality）、先天性异常（congenital abnormality）、精神或行为功能障碍（congenital abnormality）6类语义类型下的

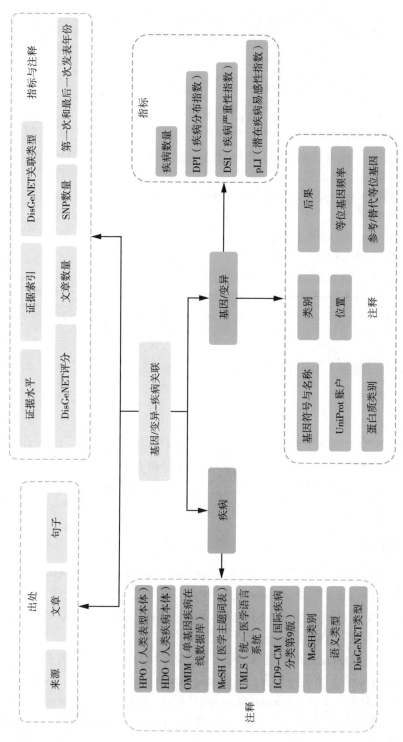

图 1-5　DisGeNET 的核心概念与数据模型

引自：The DisGeNET schema. https://disgenet.com/About#schema.

概念，同时排除了其他来源认为是疾病的术语而非严格意义上的疾病，如对应于UMLS中的基因或基因组（gene or genome）、遗传功能（genetic function）、免疫因子（immunologic factor）、受伤或中毒（injury or poisoning）等语义类型中的概念，对于涉及疾病组的疾病类目，如心血管系统疾病、自身免疫性疾病、神经退行性疾病、肺部肿瘤等则被归类为疾病组类目。

2. 表型实体 DisGeNET中表型（phenotype）实体对应于UMLS中的病理功能（pathologic function）、体征或症状（sign or symptom）、发现（finding）、实验室或检测结果（laboratory or test result）、个人行为（individual behavior）、临床属性（clinical attribute）、生物体属性（organism attribute）、生物体功能（organism function）、器官或组织功能（organ or tissue function）、细胞或分子功能障碍（cell or molecular dysfunction）10类语义类型。

3. 关联类型本体 DisGeNET关联类型本体旨在充分集成基因与疾病关联数据，包括GDA和VDA两种类型，各种类型之间的关系子类详见图1-6。

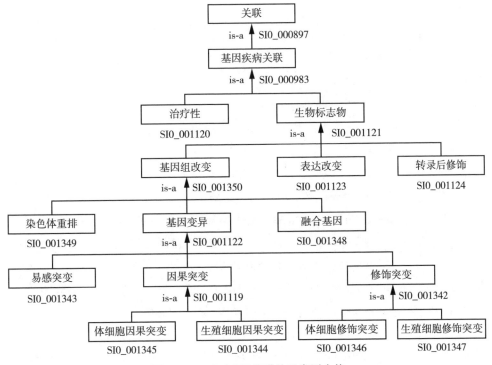

图1-6 DisGeNET关联关系类型本体

引自：The DisGeNET Association Type Ontology.https://disgenet.com/About#assoctypeont.

（1）基因-疾病关联包括14种子类：表达改变（altered expression）、生物标志物（biomarker）、因果突变（causalmutation）、染色体重排（chromosomal rearrangement）、融合基因（fusion gene）、基因组变异（genomic alterations）、种系致病突变（germline causal mutation）、种系修饰突变（germline modifying mutation）、修饰突变（modifying mutation）、转译后修饰（posttranslational modification）、体细胞修饰突变（somatic modifying mutation）、体细胞因果突变（somatic causal mutation）、易感性突变（susceptibility mutation）和治疗作用（therapeutic）。各个子类的含义详见表1-8。

（2）变异-疾病关系包括3种子类：因果突变（causal mutation）、易感性突变（susceptibility mutation）和遗传变异（genetic variation）。其中，因果突变关系表示已知存在导致该疾病的等位基因变异或突变。易感性突变关系表示生殖细胞中的基因突变倾向于疾病的发展，这对疾病的表现是必要的，但还不够明确。遗传变异关系表示序列变异（突变）与疾病表型有关，但仍然没有证据表明变异会导致疾病。

表1-8　DisGeNET的基因-疾病关联关系类型

类型	内涵
表达改变	表示基因表达的改变与疾病表型有关
生物标志物	表示基因是疾病的生物标志物
因果突变	表示已知存在导致该疾病的等位基因变异或突变
染色体重排	表示基因包含在与疾病特定表现相关的染色体重排中
融合基因	表示两个不同基因之间的融合与疾病有关
基因组变异	表示基因组改变与疾病表型相关的基因有关
种系致病突变	表示已知有种系等位基因变异或突变会导致这种疾病，并且可能会遗传给后代
种系修饰突变	表示种系基因突变会改变疾病的临床表现，并可能遗传给后代
修饰突变	表示已知基因突变会改变疾病的临床表现
转译后修饰	表示通过转译后修饰（蛋白质的甲基化或磷酸化）改变蛋白质的功能与疾病表型有关
体细胞修饰突变	表示体细胞基因突变会改变疾病的临床表现，但可能不会遗传给后代
体细胞致病突变	表示已知存在导致疾病的体细胞等位基因变异或突变，但它们可能不会遗传给后代
易感性突变	表示生殖细胞中的基因突变易导致疾病的发生，这是疾病症状的必要的非充分条件
治疗作用	表示基因/蛋白质在疾病的改善中具有治疗作用

引自：DisGeNET ontology for the GDAs. https://disgenet.com/About#assoctypeont.

（三）知识体量

当前版本的DisGeNET（v7.0）包含99 057 987个三元组，覆盖21 671个基因和30 170种疾病、症状及临床或异常人类表型的1 134 942种GDA覆盖194 515种变异和14 155种疾病、症状和表型的369 554种VDA。各个知识实体类型及关系的数据来源分布详见表1-9、表1-10。

表1-9　基因、疾病及基因−疾病关系的数据源分布　　　　　单位：个

数据源	基因	疾病	关系	证据
CGI	315	200	1557	1557
CLINGEN	634	447	1260	7858
GEN_ENGLAND	3967	6046	11 215	18 542
CTD-human	8247	8246	67 471	84 380
ORPHANET	3356	3266	6398	8322
PSYGENET	1393	105	3296	6728
UNIPROT	3894	3935	5728	17 564
CURATED	9703	11 181	84 038	137 822
HPO	4281	7591	164 198	164 198
CLINVAP	4467	9247	26 002	85 646
GWASDB	4862	450	11 172	14 663
GWASCAT	10 403	948	40 443	56 795
INFERRED	13 258	14 843	233 738	313 885
CTD_mouse	70	292	475	518
CTD_rat	21	29	48	48
MGD	1776	2085	4598	8569
RGD	2143	1168	11 667	13 062
ANIMAL MODELS	3334	3171	16 660	22 171
LHGDN	5935	1793	31 427	52 794
BEFREE	18 839	17 993	846 474	2 700 332
LITERATURE	18 898	18 171	858 354	2 738 700
ALL	21 671	30 170	1 134 942	3 178 358

引自：Distribution of genes, diseases, and GDAs by source.https://disgenet.com/About#gdaStatistics.

表 1-10　变体、疾病和变体－疾病关系数据源分布　　　　单位：个

数据源	变体	疾病	关系	证据
CLINVAR	72 686	9354	117 979	213 927
GWASDB	32 660	479	47 942	55 715
GWASCAT	61 338	1026	89 454	101 157
UNIPROT	22 448	3697	23 296	182 304
CURATED	168 051	10 413	261 227	542 672
BEFREE	38 206	6397	114 628	186 739
LITERATURE	38 206	6397	114 628	186 739
All	194 515	14 155	369 554	727 366

引自：Distribution of variants, diseases, and VDAs by source.https://disgenet.com/About#gdaStatistics.

五、生物医学知识图谱

（一）简介

BioKG是一个面向人工智能赋能、数据驱动的生物医学研究场景的多领域、大规模生物医学知识图谱，旨在应对生物医学研究中科学出版物和数据的快速增长，通过整合生物医学领域大规模异构数据来促进精准高效的信息检索和自动化知识发现。BioKG利用在LitCoin NLP 挑战赛中获胜的信息，提取管道基于PubMed摘要信息自动构建而成，同时为了提高覆盖知识的全面性，BioKG整合了40个公共数据库的关系数据和从高通量基因组学数据推断出的关系信息，在药物靶点识别和药物再利用方面效果显著。BioKG通过云平台（https：//www.biokde.com）为用户提供访问路径。

（二）图谱规模

BioKG基于3400万篇PubMed摘要、40个公共数据库的关系数据及相关公共基因组学数据集信息，提供疾病、药物、基因、解剖部位、生物过程、细胞系、细胞组分、化合物、DNA突变、分子功能、药理作用、物种、通路共13种生物医学知识实体类型和关联、结合、比较、转换、共同治疗、药物相互作用、正相关、负相关等52种关系类型，共包括10 686 927个生物医学领域实体和30 758 640种关系。

六、药物知识图谱

（一）简介

药物知识图谱（OREGANO）是一个面向药物重新利用场景的涵盖药物、蛋白质、基因和疾病等在内的整体知识图谱，以便为使用机器学习/深度学习算法识别可能的可重新定位分子。不同于类似的药物知识图谱，OREGANO加强了对天然化合物（中草药和植物疗法）的整合。OREGANO的基本结构详见图1-7。

（二）图谱规模

当前版本OREGANO由11种医学实体类型和19种语义关系组成，包含88 970个实体、824 231个关系，具体分布详见表1-11和表1-12。OREGANO中的实体类型和语义关系数据主要来自于靶点、表型、中草药、药物4类信息数据源，如提供靶点相关信息的DrugBank、提供药物信息及其副作用的SIDER、提

表1-11　OREGANO医学实体类型及数量分布

实体类型	实体数量/个
化合物	32 116
靶点	14 602
基因	13 363
疾病	8934
ATC	3280
药效	171
活性	78
适应证	2080
副作用	5364
路径	2128
表型	6854
合计	88 970

引自：BOUDIN M, DIALLO G, DRANCÉ M, et al. The OREGANO knowledge graph for computational drug repurposing [J]. Sci Data, 2023, 10（1）: 871.

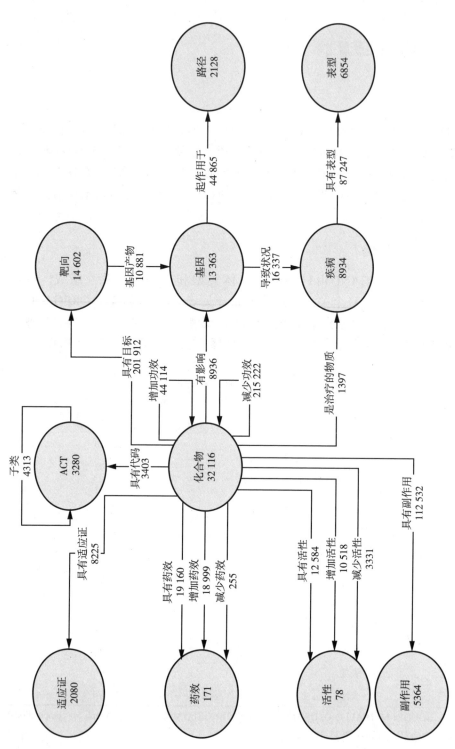

图 1-7　OREGANO 的基本结构

引自：BOUDIN M, DIALLO G, DRANCÉ M, et al. The OREGANO knowledge graph for computational drug repurposing [J]. Sci Data, 2023, 10（1）：871.

供蛋白质信息的UniProt、提供生物作用机制信息的Reactome、提供基因突变和药物反应知识的PharmGKB、提供表型相关信息的HPO、提供中药相关信息的NPASS、提供药物相关信息的ATC、提供标准医学术语的UMLS、提供罕见病信息的Orphanet等数据库资源。

表1-12　OREGANO 医学实体关系类型及数量分布

关系类型	关系数量/个
has_target	201 912
has_indication	8225
has_side_effect	112 532
has_phenotype*	87 247
is_affecting	8936
is_substance_that_treats*	1397
gene_product_of*	10 881
acts_within*	44 865
causes_condition*	16 337
has_activity	12 584
increases_activity	10 518
decreases_activity	3331
has_effect	19 160
increases_effect	18 999
decreases_effect	255
increases_efficacy	44 114
decreases_efficacy	215 222
has_code	3403
subclass_of	4313
合计	824 231

注：*表示来自关系本体中的关系类型。

引自：BOUDIN M, DIALLO G, DRANCÉ M, et al. The OREGANO knowledge graph for computational drug repurposing [J]. Sci Data, 2023, 10（1）: 871.

七、精准医学知识图谱

（一）简介

精准医学知识图谱（PrimeKG）是一个面向精准医学分析应用场景的多尺度、多维度疾病知识图谱，整合了20个高质量资源、生物数据库和本体，包含疾病、药物、基因等10类生物医学实体类型，与其他相似知识图谱相比，PrimeKG包含了适应证、禁忌证、超药品说明书用药等医学实体类型，能够为基于人工智能的药物影响疾病的相关分析提供支撑。PrimeKG通过Harvard Dataverse（https：//doi.org/10.7910/DVN/IXA7BM）提供访问路径，基本结构详见图1-8。

（二）图谱规模

PrimeKG包括生物过程、蛋白质、疾病、表型、解剖结构、分子功能、药物、细胞组分、通路、暴露共10类生物医学实体类型，药物-药物、蛋白质-蛋白质、疾病-表型（正相关）、生物过程-蛋白质、细胞组分-蛋白质、疾病-蛋白质、分子功能-蛋白质等30种语义关系。基于20个高质量的公开生物医学数据资源，获得129 375个生物医学实体和8 100 498种生物医学实体关系，各个生物医学实体类型及其相互关系类型分布详见表1-13和表1-14。

表1-13　PrimeKG生物医学实体类型及数量分布

类型	数量	占比/%	数据来源
生物过程（biological process）	28 642	22.1	CTD，Entrez Gene，Gene Ontology
蛋白质（protein）	27 671	21.4	Bgee，CTD，DisGeNET，DrugBank，Entrez Gene，Human Phenotype Ontology，Human PPI Network，Reactome，UMLS
疾病（disease）	17 080	13.2	CTD，DisGeNET，Disease Ontology，Drug Central，Human Phenotype Ontology，Mayo Clinic，MONDO Disease Ontology，Orphanet
表型（phenotype）	15 311	11.8	DisGeNET，Human Phenotype Ontology，SIDER
解剖结构（anatomy）	14 035	10.8	Bgee，UBERON
分子功能（molecular function）	11 169	8.6	CTD，Entrez Gene，Gene Ontology
药物（drug）	7957	6.2	DrugBank，Drug Central，SIDER
细胞组分（cellular component）	4176	3.2	CTD，Entrez Gene，Gene Ontology
通路（pathway）	2516	1.9	Reactome
暴露（exposure）	818	0.6	CTD
合计	129375	100.0	20个主要数据源

引自：CHANDAK P，HUANG K，ZITNIK M. Building a knowledge graph to enable precision medicine [J]. Sci Data, 2023, 10（1）：67.

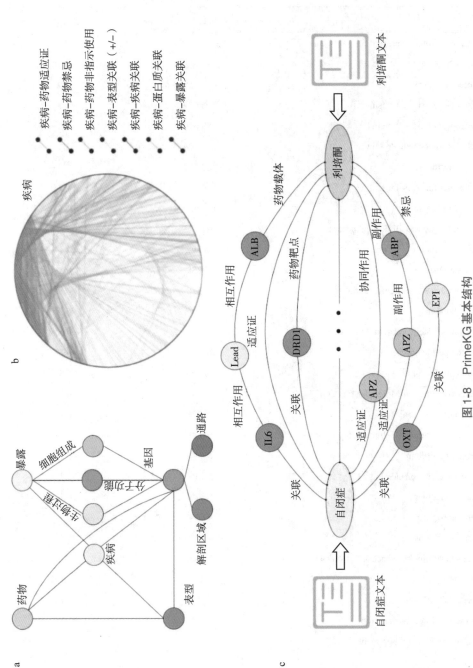

图 1-8　PrimeKG 基本结构

引自：CHANDAK P, HUANG K, ZITNIK M. Building a knowledge graph to enable precision medicine [J]. Sci Data, 2023, 10（1）：67.

表 1-14 PrimeKG 生物医学实体关系类型及数量分布

类型	数量/个	占比/%
Anatomy-Protein（present）	3 036 406	37.5
Drug-Drug	2 672 628	33.0
Protein-Protein	642 150	7.9
Disease-Phenotype（positive）	300 634	3.7
Biological process-Protein	289 610	3.6
Cellular component-Protein	166 804	2.1
Disease-Protein	160 822	2.0
Molecular function-Protein	139 060	1.7
Drug-Phenotype	129 568	1.6
Biological process-Biological process	105 772	1.3
Pathway-Protein	85 292	1.1
Disease-Disease	64 388	0.8
Drug-Disease（contraindication）	61 350	0.8
Drug-Protein	51 306	0.6
Anatomy-Protein（absent）	39 774	0.5
Phenotype-Phenotype	37 472	0.5
Anatomy-Anatomy	28 064	0.3
Molecular function-Molecular function	27 148	0.3
Drug-Disease（indication）	18 776	0.2
Cellular component-Cellular component	9 690	0.1
Phenotype-Protein	6 660	0.1
Drug-Disease（off-label use）	5 136	0.1
Pathway-Pathway	5 070	0.1
Exposure-Disease	4 608	0.1
Exposure-Exposure	4 140	0.1
Exposure-Biological process	3 250	＜0.1
Exposure-Protein	2 424	＜0.1
Disease-Phenotype（negative）	2 386	＜0.1
Exposure-Molecular function	90	＜0.1
Exposure-Cellular component	20	＜0.1
合计	8 100 498	100.0

引自：CHANDAK P, HUANG K, ZITNIK M. Building a knowledge graph to enable precision medicine [J]. Sci Data, 2023, 10（1）: 67.

第三节　小　　结

本章对医学知识图谱的基本内涵、特征、类型、应用价值和典型案例等进行了分析，从体系结构和图谱规模两个方面梳理了国内外医学领域综合性和专业性的知识图谱类型。研究发现，随着人工智能、大数据等新型信息技术在医学领域的深入应用，医学知识图谱的相关概念也发生着嬗变，如医学知识图谱的内涵越来越丰富，医学知识图谱呈现出多层次细粒度的知识表示、高质量的知识获取、相对复杂的知识应用等特征，为医学认知智能的临床辅助诊疗、多组学分析及药物发现等多场景应用发挥了重要作用，同时在通用医学和专业医学领域涌现出多种高质量的医学知识图谱，如生物医学知识图谱、脑科学网络组知识图谱、疾病基因组学知识图谱、精准医学知识图谱、药物知识图谱等。面向未来，在以大语言模型为代表的医学人工智能技术的广泛应用背景下，自动化的医学知识资源治理、高质量的医学知识抽取、宽口径的医学知识覆盖、跨领域的知识迁移泛化等将成为医学知识图谱研发与落地亟需解决的问题。

参 考 文 献

［1］国家市场监督管理总局，国家标准化管理委员会．人工智能 知识图谱技术框架［GB/T 42131—2022］．2022.

［2］中国电子技术标准化研究院．知识图谱与大模型融合实践研究报告（2023年版）．2023.

［3］SINGHAL A．Introducing the knowledge graph：things，not strings［EB/OL］．［2024-03-06］．https：//blog.google/products/search/introducing-knowledge-graph-things-not/.

［4］肖仰华，徐波，林欣，等．知识图谱：概念与技术［M］．北京：电子工业出版社，2020.

［5］陈华钧．知识图谱导论［M］．北京：电子工业出版社，2023.

［6］YANG C，CUI H J，LU J Y，et al．A review on knowledge graphs for healthcare：resources，applications，and promises［J］．（2024-07-30）https：//doi.org/10.48550/arXiv.2306.04802.

［7］ABU-SALIH B，AL-QURISHI M，ALWESHAH M，et al．Healthcare knowledge graph construction：a systematic review of the state-of-the-art，open issues，and opportunities［J］．J Big Data，2023，10（1）：81.

［8］王辰．做"大医学、大卫生、大健康"的倡行者——王辰院士在协和医学院2022届毕业典礼上的讲话［J］．中国医学人文，2022，8（8）：5-8.

［9］YANG K，WANG N，LIU G，et al．Heterogeneous network embedding for identifying symptom candidate genes［J］．J Am Med Inform Assoc，2018，25（11）：1452-1459.

［10］WU Q，WANG Z，LI C，et al. Protein functional properties prediction in sparsely-label PPI networks through regularized non-negative matrix factorization［J］. BMC Syst Biol，2015，9（Suppl 1）：S1-S9.

［11］WANG H，HUANG H，DING C，et al. Predicting protein-protein interactions from multimodal biological data sources via nonnegative matrix tri-factorization［J］. J Comput Biol，2013，20（4）：344-358.

［12］SHEN Z，ZHANG Y H，HAN K，et al. MiRNA-disease association prediction with collaborative matrix factorization［J］. Complexity，2017（1）：24989579.

［13］WANG M，LIU M，LIU J，et al. Safe Medicine Recommendation via Medical Knowledge Graph Embedding［J/OL］. https：//doi.org/10.48550/arXiv.1710.05980.

［14］WANG S，CHANG X，LI X，et al. Diagnosis code assignment using sparsity-based disease correlation embedding［J］. IEEE T Knowl Data En，2016，28（12）：3191-3202.

［15］ZHAO C，JIANG J C，GUAN Y. EMR-based medical knowledge representation and inference via Markov random fields and distributed representation learning［J］. Aritif Intell Med，2018，87：49-59.

［16］牟梓君. 小儿脑瘫中医诊疗知识图谱构建及其隐形知识显性化研究［D］. 北京：中国中医科学院，2021.

［17］IBRAHIM A，ACHILLE F，OKTIE H，et al. Large-scale structural and textual similarity-based mining of knowledge graph to predict drug-drug interactions［J］. J Web Semantics，2017，44：104-117.

［18］DAI W，LIU X，GAO Y，et al. Matrix factorization-based prediction of novel drug indications by integrating genomic space［J］. Comput Math Methods Med，2015（1）：275045.

［19］HIMMELSTEIN D S，LIZEE A，HESSLER C，et al. Systematic integration of biomedical knowledge prioritizes drugs for repurposing［J］. Elife，2017，6：e26726.

［20］NICHOLSON D N，GREENE C S. Constructing knowledge graphs and their biomedical applications［J］. Comput Struct Biotechnol，2020，18：1414-1428.

［21］YU S，YUAN Z，XIA J，et al. BIOS：an algorithmically generated biomedical knowledge graph［J/OL］.（2022-03-18）https：//doi.org/10.48550/arXiv.2203.09975.

［22］Linked Brain Data［EB/OL］.［2024-01-18］. http：//www.linked-brain-data.org/treeVisual.jsp?link＝link2.

［23］BrainKnow［EB/OL］.［2024-01-18］. http：//www.linked-brain-data.org/connectome.jsp?link＝link3.

［24］"汇知"医学知识图谱［EB/OL］.［2024-01-19］. http：//wiki.omaha.org.cn/pages/viewpage.action?pageId＝31424939.

［25］DisGeNET［EB/OL］.［2024-01-20］. https：//www.disgenet.org/.

［26］PIÑERO J，RAMÍREZ-ANGUITA J M，SAÜCH-PITARCH J，et al. The DisGeNET knowledge platform for disease genomics：2019 update［J］. Nucleic Acids Res，2020，48（D1）：D845-D855.

［27］PIÑERO J，SAÜCH J，SANZ F，et al．The DisGeNET cytoscape app：exploring and visu-
alizing disease genomics data［J］．Comput Struct Biotechnol J，2021，19：2960-2967．

［28］ZHANG Y，SUI X，PAN F，et al．BioKG：a comprehensive，large-scale biomedical
knowledge graph for AI-powered，data-driven biomedical research［J］．bioRxiv［Preprint］．
2023．

［29］BOUDIN M，DIALLO G，DRANCÉ M，et al．The OREGANO knowledge graph for com-
putational drug repurposing［J］．Sci Data，2023，10（1）：871．

［30］Oregano［EB/OL］．［2024-01-22］．https：//gitub.u-bordeaux.fr/erias/oregano．

［31］CHANDAK P，HUANG K，ZITNIK M．Building a knowledge graph to enable precision
medicine［J］．Sci Data，2023，10（1）：67．

第二章

医学知识组织体系

作为医疗健康信息化进程中至关重要的环节，医学知识组织体系通过解决医学术语内涵不清、语义表达不明和逻辑混乱等问题，在一定范围内实现了医学术语和概念的统一，促进医疗信息资源的互联互通和共享。随着医学健康术语标准化工作的推进，国内外标准化组织、科研院所等高度重视医学知识组织体系的建设，积极推进医学术语标准的编制和优化，发布了疾病、药物、基因、蛋白质等领域医学知识组织体系，如《美国国立医学图书馆医学主题词表》（medical subject headings，MeSH）、《美国国立医学图书馆分类体系》（NLM classification）、《中国图书馆分类法·医学专业分类表》（Chinese tibrary classification medicine，health）、《中文医学主题词表》（Chinese medical subject heading，CMeSH）、《观测指标标识符逻辑命名与编码系统》（logical observation identifiers names and codes，LOINC）、《一体化医学语言系统》（unified medical language system，UMLS）等。为了系统探索数字健康环境下医学知识组织体系基本概况，本章从内容编制和组织结构两个方面，重点分析国内外应用广泛且权威的主题词表、分类法、本体三类医学知识组织体系，以期为医学健康数据标准化建设工作的深入推进提供借鉴。

第一节　医学知识分类法

一、中国图书馆分类法·医学专业分类表

（一）简介

《中国图书馆分类法·医学专业分类表》由《中国图书馆分类法》（简称《中图法》）编委会、中国医学科学院医学信息研究所/图书馆编辑出版，是中国目前医学图书馆和信息机构广为使用的兼具权威性和专业性的医学文献分类体系，简

称《医学专业分类表》。现行的《医学专业分类表》是2010年出版的第5版，在内容编制上遵循《中图法》编制原则，不仅系统地总结我国分类法的编制经验，而且还吸取了国外分类法的编制理论和技术，以医学知识、科学技术和医学文献出版的实际为基础，有机统一医学专业分类表的科学性、实用性和工具性，在贯彻《中图法》连续性和稳定性的前提下充分反映学科专业发展带来的类目及类目体系的变化，兼顾文献排架需要和分类检索工具及分类检索系统的需求，保持较好的结构性并力求简明、易懂、易记、易用、易于扩充。《医学专业分类表》与CMeSH整合发布，通过网络提供在线检索和浏览服务（http：//cmesh.imicams.ac.cn/index.action?action = index&noMsg = 1），目前不支持镜像版本地化部署。

（二）体系结构

1. **宏观结构** 《医学专业分类表》的宏观结构是指其各个组成部分及其之间的组织方法、相互关系和作用方式。《医学专业分类表》分布在《中图法》自然科学部类中的"R医药、卫生"类目下，主要包括基本类目表（简表）、主表（详表）、附表（辅助表）和索引四部分。

（1）基本类目表（简表）：基本类目表由基本大类及进一步区分出来的二、三级类目所组成，是分类法的类目体系框架，其作用是帮助用户了解分类法的概貌，专业文献情报单位可用于非专业文献的粗分类，实行粗排架的单位也可以基于基本类目表编制排架分类号。《医学专业分类表》的简表部分面向现代医学科学及相关学科发展趋势，同时考虑中国传统医学的重要地位，将医学专业分类划分为17个基本类目，包括R1预防医学、卫生学（preventive medicine，hygiene），R2中国医学（traditional Chinese medicine），R3基础医学（base medicine），R4临床医学（clinical medicine），R5内科学（internal medicine），R6外科学（surgery），R71妇产科学（obstetrics and gynecology），R72儿科学（pediatrics），R73肿瘤学（oncology），R74神经病学与精神病学（neurology and psychiatry），R75皮肤病学与性病学（dermatology and venereology），R76耳鼻咽喉科学（otorhinolaryngology），R77眼科学（ophthalmology），R78口腔科学（oral sciences），R79外国民族医学（foreign ethnomedicine），R8特种医学（special medicine），R9药学（pharmaceutics）。

（2）主表（详表）：主表是各级类目组成的一览表，是文献分类标引的依据，按照功能划分为术语（类名）系统、标引系统和注释系统三部分。《医学专业分类表》详表部分对简表提供的17个基本类目所包含的详细类目进行编制，当前有共计5040个详细类目项。

（3）附表（辅助表）：由《中图法》的8个通用复分表组成，是主表类目进行总论复分、地区复分、时代复分、民族和种族复分、通用时间地点和环境人员复分的依据，包括总论复分表、世界地区表、中国地区表、国际时代表、中国时代表、世界种族与民族表、中国民族表、通用时间与地点表。

（4）索引：《医学专业分类表》（网络版）依据分类树进行医学专业分类类目的索引，支持按照分类名、分类号、注释、全字段检索项进行类目的模糊查询和精确查询。

2. 微观结构　《医学专业分类表》的微观结构是指分类表中的具体类目（主表、复分表）的描述结构。《中图法》（印刷版）刊载的医学专业类目由分类号、分类名称、分类级别、注释和参照组成，《医学专业分类表》（网络版）提供的医学专业类目由分类号、分类名、类目注释、优先主题词、普通主题词和分类树6个维度的内容，并与CMeSH中的主题词实现跨库关联。

（1）分类号：分类号是类目的标记符号，决定类目在分类体系中的位置，可以作为组织文献排架的排架标识、分类检索系统的检索标识，如类目"病原微生物分类与鉴定"的分类号是R372。

（2）分类名称：分类名称是类目的名称，用描述文献情报内容的术语直接或间接表达类目的含义和内容范围，如"病原微生物分类与鉴定"。

（3）类目级别：类目级别是类目在《医学专业分类表》中的级别类型，代表该类目在分类体系中的等级划分层次，显示类目间的等级关系。

（4）注释和参照：注释和参照是对类目含义、内容范围、分类方法、与其他类目关系等进行的说明。如对于类目"临床医学的其他分支学科"类目的注释为"全科医学（家庭医学）、循证医学等入此"。

二、美国国立医学图书馆分类体系

（一）简介

美国国立医学图书馆分类体系（national library of medicine classification, NLMC）是用于医学及相关学科领域知识组织和分类的体系，适用于任何规模或格式的文献馆藏，由美国国立医学图书馆编制和维护，通过印本（1951—1999）、在线版本（2002年至今）、PDF电子版本（2006年至今）及海报版本等形式出版发行。其中，在线版本自2017年以来每年更新两次，PDF电子版本自2006年以来每年更新一次，海报版本自2005年以来不定期更新，现在供用户在线使用的是2023年夏季发布的版本。

（二）体系结构

在线版本的NLMC包括主表（详表）和索引两个主要部分。

1. 主表（详表）　NLMC由36个简表组成，每一个简表代表一类医学领域学科种类，具体包括临床前科学（QS-QZ）、一般健康与医学（W-WB）、特定环境中的医学（WC-WD）、身体系统（WE-WL）、专业领域（WM-WY）、历史（WZ；19世纪）。上述6个医学领域分类体系包括的具体类目详见附录表1。

2. 索引（Index）　NLMC通过字母顺序排列的方式对其单个类目体系进行索引，索引收录了医学概念分类号、非医学概念LCC编号、医学主题词（MeSH）等内容，每年更新一次以保持与MeSH的一致性。NLMC索引不显示类目之间层级关系，不提供注释，但可实现NLMC、LCC与MeSH之间的关联，为医学图书馆分类编目提供便利。

3. 复分表　NLMC设置地理复分表（简称G表），用于特定类别资料的地区或辖区划分，G表提供按照字母顺序和地理位置进行排架。G表包括九个地理区域、国际机构专类（international agencies）、历史地理位置专类（historical geographic locations）、过时的G表分类法（obsolete table G notations）等内容。其中，国际机构专类是对经常出版与医学有关材料的国际机构进行复分，历史地理位置专类是对没有被先行复分表所包含的过去地区，过时的G表分类法是用于记录复分中G表中已经撤销的类目。

4. 类目结构　NLMC的类目结构包括分类号、分类名称、注释与参照三部分内容。

（三）NLMC与LCC之间的关系

1. NLMC使用LCC提供的非医学主题通用表　具体包括：B-哲学、心理学、宗教；G-地理、人类学；H-社会科学；J-政治学；L-教育；Q-科学；SF-动物文化；Z-文献学、图书馆学。

2. NLMC有限制地使用LCC分类体系　具体包括：D-E历史（主要用于战争），K-定律（很少使用），QD-化学（使用DU或DV进行生物化学或药理学），QH-自然历史、生物学（理论）（生物医学方面使用QU等），QK-植物学（药用植物使用QV 766-770、草药使用WB925），QP-仅限于野生动物，T-技术（使用QT进行生物医学工程），U-军事科学（仅用于行政方面），V-海军科学（仅用于行政方面）。

第二节　医学主题词表

一、美国国立医学图书馆医学主题词表

（一）简介

美国国立医学图书馆医学主题词表（medical subject headings，MeSH）是美国国立医学图书馆研发的受控词汇表，用于索引、编目和检索生物医学健康相关信息和文献。MeSH提供了一种一致的方式来查找术语不同但概念相同的内容，以分层结构组织其描述，主要用于MEDLINE、PubMed及和其他 NLM 数据库中的主题描述，MeSH由各个领域的学科专家负责修改与更新。该词表的中译本由中国医学科学院医学信息研究所/图书馆翻译出版，并通过CMeSH提供网络在线检索和浏览服务。

（二）体系结构

MeSH由主题词表、副主题词表、树形结构表及增补概念表构成。其中，主题词表是MeSH的主体，副主题词表用于对主题词某些方面进行限定，树形结构表是按照学科属性对MeSH主题词的组织方式，增补概念表是对主题词表的扩充并建立与主题词之间的映射。

1. 主题词表　MeSH主题词表（main headings）又称MeSH叙词表（descriptors），主要收录经过严格规范的名词性科学术语，在MeSH词汇表中发挥着核心作用，并作为索引和检索的基本单位，包括主要主题词（main headings）、文献类型主题词（publication characteristics）、地理主题词（geographics）和特征词（check tags）4个类型。其中，主要主题词是指表达医学主题内容的规范性优选术语；文献类型主题词是指描述文献类型特征的术语，如综述、评论、临床试验等；地理主题词是指用于描述国家、地区、洲等地理位置名称的术语，如美国、加拿大、北京等；特征词是指用于描述主题某些普遍特征的术语，如男性、女性等。

2. 副主题词表　MeSH的副主题词（subheadings）又称限定词（qualifiers），用于对主题词做进一步限定，通过与主题词组合应用于检索和编目中。目前MeSH共有78个限定词，提供按照树层结构、主题类别和范围说明3种形式的展

示方式。其中，副主题词树层结构将78个限定词划分为26个大类；主题类别按照76个MeSH主题类别进行副主题词常见组配范围划分；范围说明按照78个副主题词的名称、缩写、简称及使用范围进行展示，详见附录表2。

3．树形结构表　MeSH的树形结构表（tree view）将MeSH的主题词按照词义范畴和学科属性归入16个一级大类，如A类为解剖学术语，B类为有机体，C类为疾病，D类为药物和化学品，E类为分析、诊疗技术及设备，F类为心理学和精神病学，G类为现象和过程等。每个大类按照分类逻辑进一步细分为若干子类别，在每一个子类别中，主题词按照层次结构基于一般到具体的逻辑进行排列，最深有13个层次结构级别，每个主题词均有对应的树形结构号，由字母和数字组成。同时，为了使用户在使用MeSH时找到最具体和最合适的主题词，MeSH对其收录的主题词均在树形结构表中出现至少一次。

（三）主题词描述结构

MeSH从多个维度对其收录的主题词和副主题词进行描述，比如关于主题词的描述维度包括详细信息、副主题词、MeSH树结构和概念，对主题词相关的款目词信息、标引信息、注释信息、参照信息和管理信息等信息类型进行描述和展示。

二、中文医学主题词表

（一）简介

中文医学主题词表（Chinese medical subject headings，CMeSH）由中国医学科学院医学信息研究所研发和出版，主要收录美国国立医学图书馆《医学主题词表》中译本和《中国图书馆分类法·医学专业分类表》两方面的内容，实现与《中国图书馆分类法·医学专业分类表》映射关联，与《中国中医药学主题词表》集成。其中，美国国立医学图书馆《医学主题词表》中译本由中国医学科学院医学信息研究所/图书馆翻译出版，《中国图书馆分类法·医学专业分类表》由《中国图书馆分类法》编委会、中国医学科学院医学信息研究所/图书馆编辑出版。

（二）体系结构

CMeSH体系结构由中英文主题词表、副主题词表、特征词表三部分组成。

1．主题词表　CMeSH主题词表建立在整合汇总美国国立医学图书馆《医学主题词表》中译本和《中国中医药学主题词表》两个词表信息基础上，提供词条信息的中英文对照，并实现了与《中国图书馆分类法·医学专业分类表》类目之间的映射关联。

2. 副主题词表　CMeSH副主题词表收录了美国国立医学图书馆《医学主题词表》中的76个副主题词，《中国中医药学主题词表》中的10个副主题词，共计86个副主题词，并按照中英文对照的方式进行组织。

3. 特征词表　CMeSH特征词表收录包括人类、男性等在内的55个特征词，按照中英文对照的方式进行组织展示，并实现与《中国图书馆分类法·医学专业分类表》类目之间的映射关联。

（三）主题词描述结构

CMeSH中的款目信息描述结构与MeSH大致相同，以主题词属性信息为例，包括中文主题词、英文主题词、款目词、树状结构号、标引注释、范畴注释、可组副主题词、其他参见、历史注释、MeSH ID、分类号/分类名、主题树等属性信息，实现了相关主题词之间的相互关联，可帮助用户全面了解该主题词的内涵和使用方法。CMeSH主题词属性信息内涵详见附录表3。

第三节　医　学　本　体

一、一体化医学语言系统

（一）简介

一体化医学语言系统（unified medical language system，UMLS）是由美国国立医学图书馆研发和维护的统一医学语言系统工程，其目标是通过整合与分发医学术语、分类、编码标准及相关资源，提高生物医学信息系统和服务的互操作性与效率。UMLS通过Web浏览、本地安装和Web服务APIs三种方式提供服务，其中，用户可以通过超级叙词表浏览界面（metathesaurus browser）检索UMLS的概念信息，包括概念、语义类型和同义术语；通过语义网络浏览界面检索语义网络名称、定义和层次结构。

（二）体系结构

UMLS由超级叙词表（Metathesaurus）、语义网络（semantic network）和专家词典与词汇工具（specialist lexicon and lexical tools）三部分构成。

1. 超级叙词表 在词表定位上，UMLS的超级叙词表是一个大体量、多用途、多语言的词汇数据库，包括生物医学健康相关概念、同义词及它们之间的关系等内容。Metathesaurus是专为系统开发人员而设计的，由各种词库、分类、代码集、受控术语表构成，可用于患者护理、卫生服务收费、公共卫生统计、生物医学文献索引和编目、基础/临床/卫生服务研究。

在词表范围和内容上，Metathesaurus并不是NLM重新编制的综合型生物医学本体，而是对所有来源词表的整合与扩展，基于来源词表内容进行概念的遴选与更新，保留概念在其来源词表中的涵义、概念名称和语义关系以适应不同任务场景需求，并以单一通用格式进行存储。当两个不同来源词表对不同概念使用相同名称时，Metathesaurus将保留两个不同涵义并指明各个涵义的来源词表；当相同概念出现在不同来源词表的不同层级结构时，Metathesaurus将保留所有层级结构；当两个相同概念在不同来源词表中的关系相互冲突时，Metathesaurus将此两种冲突关系全都保留；即使来自一些来源表的概念或关系可能比较特异，且缺乏表面正确性，Metathesaurus也会保留这些数据。

在词表组织上，Metathesaurus按照概念或意义组织编排，将同一概念的不同名称（同义词、不同的词形、不同的语言等）链接起来，并提供不同概念之间的关联关系，与UMLS中的语义网络和专家词典实现关联。Metathesaurus在保留来源词汇表中的标识符的基础上，为其收录的概念和概念名称分配唯一标识符（CUI、SUI、AUI、LUI）。Metathesaurus中的概念结构包括概念名称、概念名称标识符、概念名称的关键特性（如语言、来源词表、名称类型）等内容。①概念及概念标识符（CUI）。Metathesaurus中一个概念（concept）代表一种涵义（meaning），可用许多不同的概念名称进行表示。Metathesaurus的重要任务是明确来源词表中每个名词的确切涵义，链接不同来源词表中具有相同涵义的所有名称，为每个概念都分配一个永久唯一标识符（concept unique identifier，CUI）。②来源术语及标识符（AUI）。Metathesaurus来源词表中的每个概念名称或字符串被成为来源术语，每一个来源术语均被分配一个永久的来源术语唯一标识符（atom unique identifier，AUI）。③概念名称字符串及标识符（SUI）。Metathesaurus概念名称字符串是指概念的术语表示形式，超级叙词表中每个概念名称字符串都被赋予一个永久字符串唯一标识符，字符串、大小写或标点符号的任何变体、语言（如英语和西班牙语）中的相同字符串对于每种语言都是一个单独的字符串，具有单独的SUI。④原形化术语及标识符（LUI）。对于其中的英文条目，Metathesaurus都进行词汇原形化处理，如名词复数转化为单数、动词变化形式转化成动词原形等，其目的是将同一术语的各种词汇变体形式链接到一起，并给每一个原形化术语都分配一个永久唯一的词汇标识符（LUI），相同原形的多个SUI都被链接到一个LUI。

2. 语义网络　UMLS的语义网络包括语义类型和语义关系两部分，其目的是对UMLS超级叙词表中的所有概念提供一致分类，并在这些概念之间提供一组有用的关系。

（1）语义类型：语义类型是一组涵盖广泛领域词汇的范畴类目，如生物体、解剖结构、生物功能、化学品、事件、物理对象等，为UMLS的Metathesaurus中表示的所有概念提供一致的分类，共有127种。

（2）语义关系：语义关系是语义类型之间存在的有用且重要的关系集合，共有54种，包括等级关系（is_a）和相关关系（associated_with）两大类型。其中相关关系包括物理上相关（physically_related_to）、空间上相关（spatially_related_to）、功能上相关（functionally_related_to）、时间上相关（temporally_related_to）和概念上相关（conceptually_related_to）5种类型。对于每一种语义关系从关系名称、定义、属性（唯一标识符、树号、使用说明）、子类、关系（互逆关系、继承关系、反向继承关系）。

3. 专家词典和词汇工具　专家词典（specialist lexicon）是生物医学和通用英语的大型句法词典，旨在为专家自然语言处理系统（specialist natural language processing system，NLP）提供所需的词汇信息，目标是建成包含众多生物医学术语的通用英语词典，收录了来自多个权威来源的常用英语单词和生物医学词汇，包括但不限于MEDLINE引文记录、道兰图解医学辞典（Dorland's illustrated medical dictionary）、美国传统词典（American heritage word frequency）、朗文当代英语辞典（Longman's dictionary of contemporary english）及WordNet等。在词条结构上，专家词典中的每个记录条目包括词汇的基本形式、词类、变化规则、拼写变化等。自1994年以来，该词典已作为UMLS重要知识资源进行发布，2024年发布包括UTF-8、XML、ASCII格式的新版本。

专家词汇工具（specialist lexical tools）是一组基于专家词典和词汇处理规则的JAVA程序，旨在帮助用户管理生物医学文本中的词汇变化，主要功能涵盖检索词汇屈折变体、非屈折形式、拼写变体、衍生变体、同义词、反义词、有效变体、规范化、UTF-8到ASCII转换、小写字母、缩写和首字母缩略词等，2024版的工具集包括词汇变体生成器（lexical variants generation，Lvg）、原形化工具（Norm、LuiNorm）、词索引生成器（wordInd）、ASCII转化工具（ToAscii）等，共提供了超过64个工作流组建和37个选项。

二、疾病本体

（一）简介

疾病本体（disease ontology，DO）是用语义网本体语言表示的人类疾病综合分类，展示疾病之间关系（病因学、解剖学等），包含描述性疾病特征或因素，并与其他疾病词汇实现交叉映射，旨在提供一个整合与人类疾病、疾病特征和机制相关的生物医学数据的开源本体，为加强疾病信息生态系统提供多尺度生物医学数据整合和分析的参考框架。DO具有形式上正确（本体意义上）、语义上可计算的结构，并通过与SNOMED、ICD-9、ICD-10、MeSH、UMLS等广泛使用的权威术语词表建立语义映射来整合疾病和医学词汇。DO对于已发布的数据内容每月进行一次更新，提供网页浏览（https：//disease-ontology.org/do）和API（https：//www.disease-ontology.org/api/metadata/）两种数据获取方式。

（二）体系结构

1. 语义类型　DO本体将疾病术语分为8个大类，分别为传染病（disease by infectious agent）、解剖实体疾病（disease of anatomical entity）、细胞增生疾病（disease of cellular proliferation）、精神健康疾病（disease of mental health）、代谢性疾病（disease of metabolism）、遗传性疾病（genetic disease）、生理疾病（physical disorder）、综合征（syndrome）。

2. 语义关系　DO本体提供的语义关系包括等级结构关系"is_a"、与其他词表的映射关系"Xrefs"、同义词关系"Synonyms"，同时在其关于术语定义的文本中也包含其他一些表明疾病发生原因、部位、症状、影响、媒介等的关系，如关于"3-M syndrome"的定义文本"A syndrome characterized by dwarfism, facial dysmorphia and skeletal abnormalities"中，含有"3-M syndrome"与"dwarfism""facial dysmorphia""skeletal abnormalities"症状之间的关系。

3. 术语结构　DO本体中术语的描述元数据包括DO术语ID（DOID）、术语名称（name）、术语定义（definition）、术语ID连接（xrefs）、子集（subsets）、同义词（synonyms）、关系（relationships）。其中，Xrefs元数据下展示了DO本体中的ID与GARD、MESH、OMIM、ORDO、SNOMEDCT、UMLS等术语表中对应的术语ID进行跨库关联展示。

三、RxNorm

（一）简介

RxNorm是临床药物标准化命名体系，由美国国立医学图书馆研发与维护，是美国联邦政府临床医学信息电子交换系统中的指定标准之一，目的是使采用不同药品命名法的各个系统能在一个适当的抽象层面实现数据的有效共享。主要收录美国境内的处方药和部分非处方药（nonprescription formulations）的名称，主要包括临床药品（clinical drug，为给/由患者服用的具有治疗目的的药品）和药品包（包含多个药品的集合，或按照一定顺序投递的药品）及给药装置，但治疗性放射性药物、散装粉末、对比剂、食品、膳食补充剂及医疗器械（如绷带、拐杖）不在RxNorm收录范围之内。RxNorm的临床药物标准名称与UMLS超级叙词表中不同受控词汇表及商业可用的药物信息源中出现的不同药物名称相关联，旨在促进存储或处理临床药物数据系统之间的互操作。

（二）体系结构

1. 数据源　2023版RxNorm收录了14个来源于国际权威药物统计机构、美国国立联邦机构、大型医药公司、商业数据企业机构和组织的临床药物相关词表中的术语信息，详见附录表4。RxNorm从上述药品数据源获得药品名称，分析和处理数据，并按照标准格式输出数据到RxNorm文件，实现多来源药品信息的汇聚与融合。

（1）把来源数据组合成同义词集合（称为概念）：将不同数据源中意义相同但表述形式不同的药品名称按照一定的抽象层次进行组合成同义词集合（称为概念），如对于不同描述Naproxen Tab 250 MG、Naproxen 250mg tablet（product）、NAPROXEN@250 mg@ORAL@TABLET、Naproxen 250 MILLIGRAM In 1 TABLET ORAL TABLET、NAPROXEN 250MG TAB，UD［VA Product］，RxNorm则将这些同义词归为一个概念。

（2）为每一个概念创建一个RxNorm规范名称（如果此概念在范围内且明确）：RxNorm 源词汇表中大约60%的药物名称采用SAB＝RxNorm中提供的RxNorm规范化名称进行命名，另有约40%的源词汇药物名称由于不在SAB＝RxNorm词表收录范围内或名称过于模糊而未分配RxNorm规范化名称，最常见名称类型是医疗器械、食品和酶，标准化名称按照"通用药物的成分、剂量、剂型"的形式进行表示，如"萘普生250 MG 口服片剂［prosaid］"。

（3）为每个概念分配一个 RxNorm 概念唯一标识符（RXCUI），为每个原词分配一个 RxNorm 原子词唯一标识符（RXAUI）。

（4）继承来源数据的关系和属性：RxNorm 继承来源数据中的关系和属性信息，如国际药品编码（National Drug Codes，NDCs）、市场分类信息等。

（5）创建相关 RxNorm 名称和关系：在创建标准化的药品名称时，如果这些更通用的名称及包含这些名称的概念不存在，RxNorm 则会创建标准名称相关的其他名称（成分/精确成分/多种成分，成分＋剂量；成分＋剂型/成分＋剂型组），然后通过创建关系将这些概念链接在一起。例如，除了 RxNorm 给定的标准名称"萘普生 250 MG 口服片剂"外，还创建了"萘普生""萘普生 250 毫克""萘普生口服片剂""萘普生口服产品""萘普生丸"等不同名称形式，并使用相关关系链接这些名称，如"萘普生 250 毫克口服片剂"has_dose_form"口服片剂""萘普生"ingredient_of"萘普生 250 毫克""萘普生 250 毫克口服片剂"是"萘普生口服片剂""萘普生丸"has_ingredient"萘普生"。

2. 概念　为了支持临床药品系统之间的互操作，SAB＝RxNorm 选用"成分＋剂量＋剂型"的临床处方形式来表示临床药品。其中，对于药品，SAB＝RxNorm 在表述中包括商品名；对于药品包，SAB＝RxNorm 包括每种药物的数量。如通用名表示为"成分＋剂量＋剂型"，商品名表示为"成分＋剂量＋剂型［商品名］"，通用药物包名表示为 {#（成分＋剂量＋剂型）/#（成分＋剂量＋剂型）} 包，商品药物名表示为 {#（成分＋剂量＋剂型）/#（成分＋剂量＋剂型）} 包［商品名］。其中，成分一般使用美国采用的名称（USAN），并在完全标准化名称中使用剂量物质基础，如"华法林钠 1MG 口服片剂"中的"华法林钠 VS 华法林"；剂量一般以活性成分为基础，活性成分可以是药物的精确成分（盐或酯）或基础成分，并使用"毫克/毫升"作为计量单位；剂型则使用 HL7 健康数据标准中的剂型术语；商品名称通常是包装上的品牌名称，如 Zoloft、Tylenol Cold Relief 和 Advair 115/21，如果包装上的名称包括成分或剂量意外的信息，SAB＝RxNorm 则删除这些额外信息，如使用 Lamisil 而不是 Lamisil AT、Spiriva 而不是 Spiriva HandiHaler。

3. 术语类型　RxNorm 使用不同专指度上的术语类型来表示药品通用名和商品名，以满足应用层面对药品名称表示形式的多样化需求，如对于临床医师而言，处方形式的药品名称表示形式有助于医嘱的写作，而药品活性对于其做出临床决策（如药物相互作用或过敏反应检查）时较为有用；对于药剂师而言，当用药品商品名替代通用名时，药品商品名及商品名与通用名之间关系的药品商品名与通用名的关系是有用的。RxNorm 不仅在临床药物水平上（SCD）（成分＋剂量＋剂型）表示药物，还在成分水平上表示药物，如单成分（IN）、多成分

（MIN）、精确成分（PIN）、临床药物成分（SCDC）（成分＋剂量）、临床药物剂型（SCDF）（成分＋剂型）、药物包（多种临床药物或按特定顺序给药的临床药物），详见附录表5。

4. **术语关系**　SAB＝RxNorm通过102种定义好的关系集合来链接包含相同成分或剂型的不同术语类型，包括BN（8种）、IN（7种）、MIN（3种）、PIN（5种）、SCD（11种）、SBD（11种）、GPCK（3种）、BPCK（4种）、SCDC（5种）、SCDF（6种）、SCDFP（6种）、SCDG（5种）、SCDGP（3种）、SBDC（3种）、SBDF（6种）、SBDFP（3种）、SBDG（6种）、DF（7种）、DFG（3种），SAB＝RxNorm中的关系类型是双向的，并且术语类型之间的关系是相对固定的，详见附录表6。

5. **语义网络**　通过术语关系集合，包含相同成分或剂型的各种术语类型相互链接，构成了格式固定、彼此连接的概念图谱（SAB＝RxNorm graph），基于概念图谱用户可以从药品成分的一种术语出发检索到与该药品成分相关的其他术语类型信息。如图2-1和图2-2分别呈现了"西替利嗪（cetirizine）"和"醋酸亮丙瑞林（leuprolide acetate）药品包"相关的术语类型图谱。

6. **术语属性**　除了规范化的名称和关系之外，SAB＝RxNorm还包括属性，即与概念及原词有关的附加信息。SAB＝RxNorm中的术语属性来源包括以下三方面：①继承来源数据表中的概念之间的属性信息，如进行来源表中重要编码属性的继承和规范化。②根据需要添加属性信息，如剂量、多成分、精确成分、作用时间/次数、过期药品名称相关信息等。③整合NDF-RT中的药品临床属性，包括临床用途、药理属性、化学结构、使用禁忌、药物相互作用等。当前版本的SAB＝RxNorm属性信息详见附录表7。

四、LOINC

（一）简介

LOINC由美国雷根斯基夫研究所编制维护，是一套用于ASTME1238、HL7等医疗信息交换标准中标识实验室和临床检测项目的通用标识符，旨在促进临床医疗护理、结局管理、医疗索赔及研究等临床实验室结果的交换、汇聚、集成与共享。LOINC标识符分为实验室部分和临床部分，涵盖了血液学、血清学、生命体征、放射医学报告、肿瘤登记码等各类观测指标。在LOINC中，每个标准观测指标均有一个标准编码、标准命名/LOINC全称（fully-specified names）、简称（short name）、详称（long-common name）、同义词、注释等信息。LOINC坚持

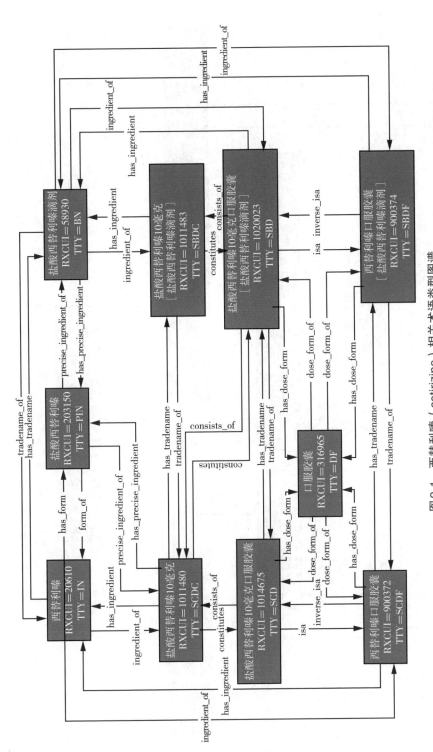

图 2-1 西替利嗪（cetirizine）相关术语类型图谱

引自：Relationships. https://www.nlm.nih.gov/research/umls/rxnorm/overview.html.

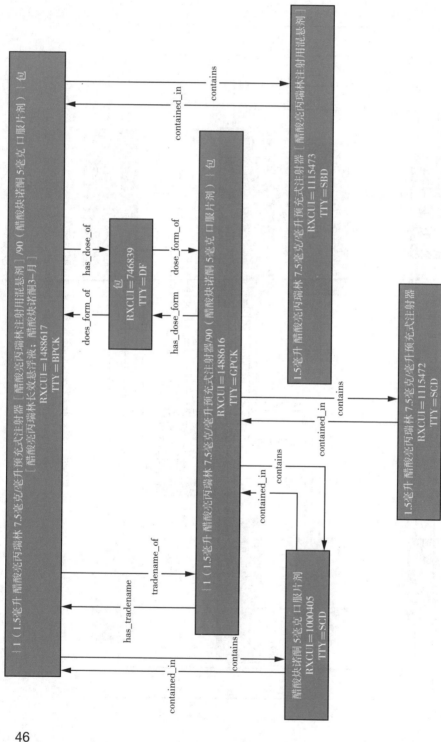

图 2-2 醋酸亮丙瑞林（leuprolide acetate）相关术语类型图谱

引自：Relationships. https://www.nlm.nih.gov/research/umls/rxnorm/overview.html.

免费开放政策，自1996年4月在互联网发布后，已被医院、医疗系统、临床实验室、电子健康档案开发者和软件开发商等广泛采用，在推动临床实验室结果电子信息交换标准化方面发挥着积极作用，是国际公认的医学信息标准之一。

（二）内容结构

LOINC收录与患者相关的各种化验、测量及观测指标，分为实验室与临床两大部分，2000年6月发布的LOINC增加了医嘱组（order sets/batteries）方面的首次尝试，包括了尿液分析（urinalysis）、基础代谢医嘱组（basic metabolic）等已经确定的观测指标组套。

1. **实验室部分** 收录临床实验实验室报告的所有观测指标，涉及化学（含治疗药物监测和毒理学）、血液学、血清学、血库、微生物学（包括寄生虫学和病毒学）、细胞学、手术病理学、生殖医学等专业领域，也包括兽医学中使用的大量术语，还收录了结果解释通常所需要的、往往与实验室观测指标一同报告的非实验性检测指标，如"宫颈涂片"有关的"月经周期阶段"或"雌激素使用"指标、"动脉血气分析"有关的"吸入氧"指标等。

2. **临床部分** LOINC数据库临床部分收录检测标本无须从患者体内去除的各种临床化验、测量及观测，包括血压、心率和呼吸频率、危重护理指标、心输入量、体型尺寸、体温、摄入与排出、心电图、心脏超声、产科超声、泌尿系统造影、胃内镜操作、肺呼吸机管理、急诊科报告、放射诊断报告等临床观测指标，也包括肿瘤登记指标、索赔信息附件（claims Attachment）和调查问卷（survey instruments）。

3. **组织结构** LOINC共有100 332个概念，其中实验室部分有60 661个概念，临床部分有26 462个概念，索赔信息附件部分有1157个概念，调查问卷部分有12 052个概念。

第四节 小 结

本章分析了数字健康环境下医学知识组织体系的基本概况，重点对国内外应用广泛的权威医学主题词表、医学分类法、医学本体进行梳理。伴随着医疗信息化进程的加速，国内外标准化组织和科研院所相继发布了多个应用广泛的医学知识组织体系，覆盖了疾病、药物、表型、解剖、基因、蛋白质等热点医学领域，在医学文献、医学数据、基础医学知识、临床医学知识、药物知识等不同类型医学知识的组织方面发挥了重要作用。未来，面向迅速发展的医学人工智能、大数据、多样化用户偏好、多模态大规模多尺度医学数据的发展趋势，构建"用户需求－场景感知－资源特征"的融合工程，变革关于医学知识组织对象、组织过程、技术手段及结果呈现的形态方式，实现多模态大规模多尺度医学数据系统与医学知识组织体系的深入融合，将成为医学知识组织体系演化发展的新生点。

参 考 文 献

［1］中国医学科学院医学信息研究所. 中文医学主题词表［EB/OL］.［2023-12-26］. http：// cmesh.imicams.ac.cn/index.action?action＝index&searchType＝word

［2］国家图书馆. 中国图书馆分类法［EB/OL］.［2023-12-26］. http：//clc.nlc.cn/ztfjj.jsp.

［3］国家图书馆《中国图书馆分类法》编辑委员会.《中国图书馆分类法》第五版使用手册［M］. 国家图书馆出版社，北京：国家图书馆出版社，2012.

［4］National Library of Medicine. Overview of the NLM® Classification［EB/OL］.［2023-12-26］. https：//www.nlm.nih.gov/tsd/cataloging/trainingcourses/classification/mod1_010.html.

［5］National Library of Medicine. Medical Subject Headings［EB/OL］.［2023-12-29］. https：// www.nlm.nih.gov/mesh/meshhome.html.

［6］National Library of Medicine. Unified Medical Language System（UMLS）［EB/OL］.（2023-12-29）. https：//www.nlm.nih.gov/research/umls/index.html?_gl＝1*1oc2bkl*_ga*MT-k3NjgyNDk1OS4xNjc3NTU0NDA1*_ga_7147EPK006*MTcwNDY5ODQ5Ni4yMTQuMS4x-NzA0Njk4NTM4LjAuMC4w*_ga_P1FPTH9PL4*MTcwNDY5ODQ5Ni4yMTMuMS4xN-zA0Njk4NTM4LjAuMC4w.

［7］University of Maryland School of Medicine，Institute for Genome Sciences. Disease Ontology Knowledgebase［EB/OL］.［2024-01-16］. https：//disease-ontology.org/about/.

［8］National Library of Medicine. RxNorm Overview［EB/OL］.［2024-01-16］. https：//www. nlm.nih.gov/research/umls/rxnorm/overview.html.

［9］Regenstrief Institute，Inc. Chinese Translations［EB/OL］.［2024-01-16］. https：//loinc.org/ international/chinese/.

［10］钱庆，陈先来. 医学知识组织［M］. 北京：人民卫生出版社，2022.

第三章

知识图谱构建及应用标准

　　随着知识图谱在医学领域应用程度的加深，在语义搜索、知识问答、临床决策支持、药物研发、公共卫生事件应对等场景下，联合使用多个医学知识图谱的需求越来越多。标准化程度高的知识图谱之间互通性好，可以更好地联合使用，从而降低应用成本，提升使用体验。医学知识图谱的标准化不仅是技术发展的需要，也是医学信息化的必然趋势。推动医学知识图谱标准化管理体系的建立，可以促进医学知识图谱标准化的实现，从而加快医学知识图谱技术高质量发展与应用。在当前的医疗健康信息化建设过程中，医学知识图谱的标准化对于提升数据质量、促进信息共享、加强医疗服务协同具有重要意义。

　　首先，医学知识图谱的标准化有助于提高数据的准确性和一致性。在多源异构的医疗数据中，通过统一的标准进行数据建模和整合，可以有效减少数据冗余和冲突，保证数据在不同的应用场景中能够被正确理解和使用。其次，标准化知识图谱的建立能够促进医疗健康领域内的信息共享。在不同医疗机构、不同医疗信息系统之间，通过遵循统一的标准，使数据和知识可以无障碍流通，为跨区域、跨专业的医疗协作提供支持。再次，医学知识图谱的标准化对于临床决策支持系统的发展至关重要。在临床决策中，医师需要快速准确地获取患者信息、疾病知识、药物作用等多方面的信息。标准化医学知识图谱可以为医师提供更为精准的决策支持，提高诊疗效率和质量。此外，药物研发领域也能从中显著受益。药物研发需要大量的基础医学知识、药理学知识及临床试验数据。通过标准化医学知识图谱的联合使用，可以加速新药的研究和开发过程，缩短研发周期，降低研发成本。在公共卫生事件应对方面，标准化医学知识图谱的应用可以提高疫情监测、风险评估、防控策略制定等环节的效率。特别是在疫情紧急的情况下，标准化的医学知识图谱能够迅速整合各类信息，为政府和公共卫生部门提供科学的决策依据。

　　医学知识图谱的标准化的实现，需要政府、学术界和产业界的共同努力。政府需要出台相应的政策和标准，提供支持和引导；学术界需要加强基础研究和标准制定；产业界则需根据标准开发应用产品，并在实践中不断完善和优化。通过这样的合作机制，可以推动医学知识图谱标准化管理体系的建立，进而加速医学知识图谱技术高质量的发展与应用。

第一节　知识图谱标准相关组织

一、万维网联盟

万维网联盟（world wide web consortium，W3C）是网络领域的国际标准化组织，致力于开发开放网络标准，确保网络的长期发展，实现"尽展网络无限潜能"的使命。W3C最初由Lee于1994年在美国麻省理工学院设立，是网络技术领域最具权威和影响力的国际中立性技术标准机构。到目前为止，W3C已发布了400多项影响深远的网络技术标准及实施指南，如广为业界采用的超文本标记语言（hypertext markup language，HTML）、可扩展标记语言（extensive markup language，XML），以及帮助残障人士有效获得网站内容的信息无障碍指南（web content accessibility guidelines，WCAG）等，有效促进了网络技术的互相兼容，对互联网技术的发展和应用起到了基础性和根本性的支撑作用。

在本体和知识图谱领域，W3C相关标准化工作主要集中在语义网（semantic web）领域，传统的网络由文档组成，W3C希望通过一组技术支撑"数据的网络"，将网络看作一个存储和管理数据的大型分布式数据库。语义网是构造这样数据网络的重要一环，可帮助人们创建数据并存储在网络上，创建相关的词汇表及数据的处理规则，具体包括XML、资源描述框架（resource description framework，RDF）、SPARQL协议和RDF查询语言（SPARQL protocol and RDF query language，SPARQL）、资源描述框架模式（resource cescription framework schema，RDFS）、网络本体语言（web ontology language，OWL）等系列标准，并形成了一系列知识图谱中知识表示关键技术标准，见图3-1。语义网知识描述技术栈涵盖了知识表示、知识查询、知识推理三部分标准。在知识表示方面，W3C理事会推荐了XML、RDF、RDFS、OWL四项主要技术标准；在检索和操作基于RDF存储知识图谱方面，W3C理事会推荐SPARQL要求与SPARQL语言标准；在规则和推理方面，W3C理事会推荐规则交换格式（rule interchange format，RIF）和语义网规则语言（semantic web rule language，SWRL）标准。

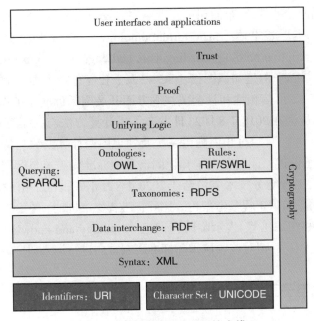

图3-1　万维网联盟语义网技术栈

二、国际标准化组织/国际电工委员会 第一联合技术委员会

国际标准化组织（international organization for standardization，ISO）成立于1974年，其前身是国家标准化协会国际联合会和联合国标准协调委员会。ISO是世界上最大的国际标准化机构，为非政府性国际组织，每个国家只能有一个团体被接纳为成员。国际电工委员会（international electrotechnical commission，IEC）成立于1906年，至2024年已有118年的历史。它是世界上成立最早的国际性电工标准化机构，负责有关电气工程和电子工程领域中的国际标准化工作。IEC的宗旨是促进电气、电子工程领域中标准化及有关问题的国际合作，增进国际间的相互了解。

国际标准化组织/国际电工委员会 第一联合技术委员会（ISO/IEC JTC 1）是信息技术领域的国际标准化委员会，已经在人工智能领域进行了二十多年的标准化研制工作，主要集中在人工智能词汇、计算机图像处理、云计算、大数据等人工智能关键技术领域。其工作对于推动全球信息技术的创新和发展起到了关键性作用，为行业发展提供了共同的语言和规范。

在本体和知识图谱领域，ISO/IEC JTC 1下设的子委员会（subcommittee，SC）数据管理与交换技术委员会SC 32和人工智能技术委员会SC 42发布了相关的信息技术标准。SC 32发布的相关标准主要涉及顶层本体（top-level ontologies，TLO），包括基本形式本体（basic formal ontology，BFO）和语言与认知工程描述性本体（descriptive ontology for linguistic and cognitive engineering，DOLCE），以顶层本体为基础来构建知识图谱。SC 42人工智能分技术委员会主要围绕基础标准、计算方法、可信赖性和社会关注等方面开展国际标准化工作。SC 42 人工智能分技术委员会在2018年8月23日发布了《计算方法与人工智能系统研究报告（第2版）》，并在其中对知识图谱系统及知识图谱计算方法与特点、知识图谱行业应用进行了论述，同时分析了知识图谱系统标准化需求与标准化可能存在的问题。SC 42人工智能分技术委员会于2020年8月正式批准了由我国提出的《信息技术 人工智能 知识工程参考架构》国际标准提案。同时，在SC 42第五工作组下成立了本体和知识工程/表示临时咨询组（ontology and knowledge engineering/representation AHG），拟对该领域国际标准研制方向进行深入研究并提交报告。

三、电气电子工程师学会

电气电子工程师学会（Institute of Electrical and Electronics Engineers，IEEE）是一个国际性的电子技术与信息科学工程师的协会，也是全球最大的非营利性专业技术学会。其下属的IEEE标准协会（IEEE Standards Association）是世界领先的标准制定机构，IEEE标准协会已日益成为新兴技术领域标准的核心来源，其标准制定内容涵盖信息技术、通信、电力和能源等多个领域。

在知识图谱领域，IEEE于2022年9月21日发布了IEEE 2807标准《知识图谱架构》（framework of knowledge graphs），该标准规定了知识图谱关键术语、知识图谱概念模型及知识图谱供应方、知识图谱集成方、知识图谱用户、知识图谱生态合作伙伴等利益相关方的输入、输出、主要活动与性能指标要求等。IEEE于2023年6月正式宣布成立IEEE知识工程标准委员会（C/KESC-Knowledge Engineering Standards Committee），负责指导、管理和监督IEEE知识工程标准的立项、研制、评审、发布、宣贯及相关应用实践过程。IEEE/C/KESC将联合全球产业力量，夯实协作基础，不断推动知识表示、知识建模、知识获取、知识存储、知识计算、知识管理、知识维护、知识应用等知识全生命周期相关标准的研制，提高我国与国际知识工程标准的联动性，为知识工程产业健康有序发展起到指导、规范、引领和保障作用。此外，已立项P2807.1《知识图谱技术要求及测试评估规范》、P2807.2《金融服务领域知识图谱应用指南》、P2807.5《面向临床诊疗的知识图谱指南》等IEEE标准。

四、美国国家标准技术研究院

美国国家标准技术研究院（National Institute of Standards and Technology，NIST）作为美国商务部下属的一个重要机构，在科学研究和标准制定方面扮演着重要角色。它通过开展物理、生物和工程等多领域的基础及应用研究，为美国乃至全球的科技进步和产业发展提供了重要的技术支持和服务。

在自然语言处理（NLP）领域，NIST同样做出了开创性的贡献。消息理解会议（MUC）便是其中的一个典范。MUC系列会议自1989年首次召开以来，推动了信息抽取技术的发展，使从文本中自动识别和提取结构化信息成为可能。信息抽取技术包括实体识别、关系抽取、事件抽取等多个子任务，它们是构建知识图谱、实现语义搜索和增强智能服务的基础。随着MUC会议的不断发展，到了第七届（MUC-7）之后，NIST认识到评测需求的变化，并推出了自动内容抽取（ACE）评测。ACE评测从1999年开始策划，2000年正式展开，它不仅继承了MUC的成果，还进一步扩大和深化了评测的范围和标准。尤其是ACE中的关系识别和检测任务，定义了一个详尽的关系类别体系，这个体系对于识别和抽取文本中实体间的语义关系至关重要。ACE-2008评测进一步扩大了实体关系的类别，包含了7大类和18个子类，这为评测系统的能力拓展提供了更为丰富的维度。从2004年起，事件抽取成为了ACE评测的一个重点，这反映了在实际应用中，事件抽取的重要性日益凸显，对于理解文本中描述的事件及其相关元素（如事件参与者、时间、地点等）有着至关重要的作用。NIST通过这些评测会议和组织活动，不断推动信息抽取和自然语言处理技术的进步，也为全球信息检索、文本挖掘和人工智能领域的发展做出了重要贡献。

五、全国信息技术标准化技术委员会

全国信息技术标准化技术委员会（以下简称信标委），原全国计算机与信息处理标准化技术委员会，成立于1983年，是在国家标准化管理委员会及工业和信息化部的共同领导下，从事全国信息技术领域标准化工作的技术组织，对口ISO/IEC JTC 1（除ISO/IEC JTC 1/SC 27）。信标委的工作范围是信息技术领域的标准化，涉及信息采集、表示、处理、传输、交换、描述、管理、组织、存储、检索及其技术，系统与产品的设计、研制、管理、测试及相关工具的开发等标准化工作。

针对人工智能知识图谱等技术，信标委在相关国际标准的基础上发布的《信

息技术 词汇 第28部分：人工智能基本概念与专家系统》《信息技术 词汇 第31部分：人工智能机器学习》《信息技术 大数据 术语》3项基础国家标准，主要定义了知识工程、知识表示、知识获取、本体等部分知识图谱领域专业术语。除了信标委发布的相关标准，中国电子技术标准化研究院发布了《知识图谱选型与事实指南》《知识图谱互联互通白皮书》，对知识图谱应用系统的建设、知识图谱互联互通参考模型、知识图谱互操作等方面进行标准规范。由国家市场监督管理总局、国家标准化管理委员会发布的GB/T 42131—2022《人工智能 知识图谱技术框架》规定了相关术语与定义，同时对知识图谱概念模型、技术框架进行标准规定，发布了对知识图谱供应方、集成方、用户及生态合作伙伴的输入、输出与活动的标准，这也成为IEEE 2807标准的基础。

第二节　知识图谱架构标准

知识图谱架构是对知识图谱领域所包含的技术、规范、产品及系统工具进行系统性描述的高层概念模型，是对知识图谱相关技术组件范围和相关关系的整体性界定。知识图谱架构标准的制定有助于帮助组织机构、知识图谱基础设施开发商（如云服务开发者、工程师等）更好地理解知识图谱模式架构，同时提供高效的开发工具，有助于垂直行业提取并形成大规模标准知识库，衍生更多知识图谱应用。

《知识图谱标准化白皮书（2019版）》是由中国电子技术标准化研究院联合21家知识图谱领域相关开发商、系统集成商、用户企业、科研院所、高校进行编写的。根据当前知识图谱技术发展情况及在多个领域的成功实践，该白皮书从哲学层面、政策层面、产业层面、行业层面、技术层面、工具层面、支撑技术等多个层面对知识图谱的实际需求、关键技术、面临的问题与挑战、标准化需求、展望与建议等进行了梳理，涉及智慧金融、智慧医疗、智能制造、智慧教育、智慧政务、智慧司法、智慧交通等十五个领域，并初步提出了知识图谱技术架构和标准体系框架等，以期对未来知识图谱在更多行业的推广应用及标准研制提供支撑。其中，对知识图谱标准体系结构进行描述，包括A 基础共性、B 数字基础设施、C 关键技术、D 产品/服务、E 行业应用、F 运维/安全六部分，主要反映标准体系各部分的组成关系，见图3-2。

智慧医疗是利用先进的物联网与移动通信技术、大数据及人工智能等新一代IT技术，实现医疗信息系统与医疗过程的智能化辅助与自动化处理，医疗业务流程的数字化运作，患者与医务人员、医疗机构、医疗设备之间的良好互动。围

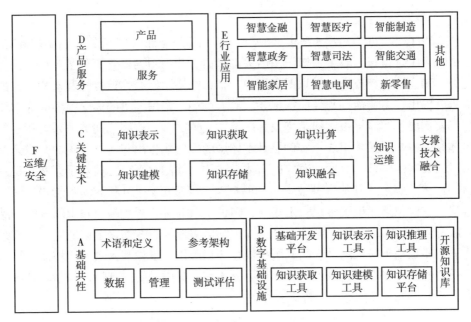

图3-2　知识图谱标准体系结构图
引自：中国电子技术标准化研究院.知识图谱标准化白皮书.2019

绕医疗核心知识库，智慧医疗应用包括医疗过程智能辅助、患者智慧服务、医学科研、医学教学。《知识图谱标准化白皮书》梳理了当前知识图谱在医疗过程智能辅助中的应用场景，包括安全合理用药辅助、临床辅助决策、安全用药等；知识图谱在患者智慧服务中的主要应用场景包括医疗知识服务与智能助理、智能分诊导诊、辅助问诊等；知识图谱在医学科研中的应用场景包括医疗文献辅助阅读与洞察、医疗信息搜索引擎、辅助药物研发等；知识图谱在医学教学中的应用场景包括辅助教学、医学教学资源语义化聚合、学习者画像模型构建、个性化推荐等。

国家标准GB/T 42131—2022《人工智能 知识图谱技术框架》发布于2022年12月30日，由TC28（全国信息技术标准化技术委员会）归口，TC28SC42（全国信息技术标准化技术委员会人工智能分会）执行，主管部门为国家标准化管理委员会。该标准由中国电子技术标准化研究院联合75家家企事业单位、高校和研究院所共同编制。该标准描述了从构建到使用知识图谱涉及的各类利益相关方和各类技术活动的技术框架。其中提出四类知识图谱相关活动，包括知识图谱的构建、基于知识图谱的产品或服务开发、知识图谱的使用、知识图谱开发和使用的支持。上述四类活动分别由四类参与者执行，包括知识图谱供应方、知识图谱集成方、知识图谱用户、知识图谱生态合作伙伴，并对各方的输入、输出和主要活动进行明确。

IEEE标准 2807-2022《framework of knowledge graphs》（知识图谱架构标准）于2022年9月发布，规定了知识图谱关键术语、知识图谱概念模型及知识图谱供应方、知识图谱集成方、知识图谱用户、知识图谱生态合作伙伴等利益相关方的输入、输出、主要活动与性能指标要求等。其中，知识图谱的概念模型分为本体层和实例层，本体层由实体类型及其属性、实体类型与规则之间的关系类型等与本体相关的知识元素组成。实例层是本体层的实例化，由与实体相关的知识元素组成，如实体类型及其属性对应的实体、实体之间的关系等。而对于涉及知识图谱的构建、应用及其他各种技术活动的框架，大致可分为4种活动：①知识图谱构建，主要包括知识表示、知识建模、知识获取等。②开发基于知识图谱的产品或服务，包括需求分析、系统设计、知识图谱集成等。③知识图谱的应用，该组活动主要是基于知识图谱产品或服务进行知识应用、维护与提供。④辅助支持知识图谱的开发与应用，该组活动则是为上述活动提供必要的支持，如基础设施提供、数据提供、安全保障、咨询和评估。

第三节　知识图谱构建标准

行业标准YD/T 4044—2022《基于人工智能的知识图谱构建技术要求》由中国通信标准化协会归口上报，主管部门为工业和信息化部，主要起草单位为中国信息通信研究院、南京新一代人工智能研究院有限公司、蚂蚁科技集团股份有限公司等。为知识图谱的构建过程中，各种形式的有效信息能得到更全面、高效的获取和保存，以及更有效的展示，多单位协同制定了该基于人工智能的知识图谱构建标准。该标准对知识图谱构建过程中的知识收集、知识建模、知识获取、知识融合、知识评估、知识推理和知识储存阶段应具备的能力进行描述，对应满足的技术要求、功能要求和非功能要求进行标准化，适用于指导科技企业、用户机构、第三方机构等，可用于对基于人工智能的知识图谱系统进行设计、开发和测试等环节。

《医疗领域知识图谱构建能力认证技术规范》由中国电子技术标准化研究院牵头，联合北京塞西认证有限责任公司等多家企事业单位进行编制，于2022年11月发布。该规范围绕医疗领域知识图谱构建平台特点，明确数据准备、知识获取、知识建模、知识存储、知识融合等方面所需具备的重点功能和性能要求，为中国电子技术标准化研究院发起的知识图谱产品认证工作提供技术标准。

一、知识图谱表示标准

（一）资源描述框架

资源描述框架（resource description framework，RDF）是描述结构信息的一种形式化语言。RDF的发展始于20世纪90年代，第一个官方规范由W3C在1999年发表，RDF的初始目标是让应用程序能够在网络上交互数据。随着语义万维网的构想被扩展到对语义信息的表示，RDF成为语义万维网实现的关键技术之一，也是语义信息描述的有效手段。RDF提出了一个简单的二元关系模型来表示事物之间的语义关系，即使用三元组集合的方式来描述事物和关系。RDFS在RDF的基础上定义了类（class）、属性（property）及关系（relation）来描述资源，并且通过属性的定义域（domain）和值域（range）来约束资源。RDFS在数据层的基础上引入了模式层，通过模式层定义约束规则，数据层则是在这种规则下的一种实例填充。RDF是知识图谱开放和发布的最主要的格式之一，面向RDF的三元组数据库在存储知识图谱三元组时有格式上的优势，其可以支持RDF的标准查询语言SPARQL。

在生物医学领域，Bio2RDF利用语义网络技术建立并提供生命科学领域最大的链接数据网络。将公共生物信息学数据库（如KEGG、PDB、MGI、HGNC和NCBI等）的数据以RDF格式通过一个唯一的URL（http：//bio2rdf.org/namespace：id）来提供。Bio2RDF项目成功地将语义网络技术应用于公共可用的数据库，通过创建RDF文档的知识命名空间，并使用标准化URI将其链接起来。MeSH提供了一个生物医学词汇的关联数据表示MeSH RDF，还提供了RDF N-Triples格式的可下载文件、SPARQL查询编辑器和用于检索MeSH数据的RESTful接口。

（二）网络本体语言

网络本体语言（web ontology language，OWL）是对RDFS关于描述资源词汇的一个扩展，由W3C于2002年7月31日发布。OWL中添加了预定义词汇，具备更好的语义表达能力。OWL基于RDF构建，以XML形式编写。OWL2是OWL的更新版本，旧版本也称作OWL1，OWL2定义了一些子语言包括OWL2 QL、OWL2 EL、OWL2 RL，通过限制语法使用，使子语言更方便地实现、服务于不同应用。在OWL中可以声明资源的等价性，属性的传递性、互反性、函数性、对称性等，满足进一步的语义表达和语义推理需求。借助本体编辑器，用户可对OWL本体文件进行浏览、编辑等操作。目前已经有多种本体编辑器，如Protégé、

Fluent Editor和TopBraid Composer等。

在生物医学领域，OWL作为标准的本体表示语言，是许多生物医学本体首选的数据表达方式。如基因本体（gene ontology，GO），疾病本体（disease ontology，DO），表型本体（human phenotype ontology，HPO），国内构建的精准医学本体（precision medicine ontology，PMO）等。

（三）基本形式化本体

基本形式化本体（basic formal ontology，BFO）是由Barry Smith等开发的一个形式化的本体框架，于2020年3月由ISO正式发布。其包含了一系列不同力度的子本体，其顶层类是持续体（continuants）和发生体（occurrents），并在类与类、本体与本体之间定义了关系的一种描述世界的分类架构，以支持科研数据整合的顶层本体。依托于开放生物医学本体仓储（open biological and biomedical ontologies foundry，OBO Foundry）的发展，目前以BFO作为顶层框架的本体已经超过300个，尤其是在生命医学领域已得到广泛应用。

二、知识图谱数据标注规范

在知识图谱构建过程中，深度学习等机器学习技术在知识获取、知识融合、知识表示和知识计算等重要环节应用广泛。当前以深度学习为代表的人工智能方法得到快速发展，大规模数据集的构建和计算能力的提升起到了重要作用，然而，大多数计算模型严重依赖于大规模高质量的学习样本。数据标注是构建高质量数据集的重要环节，数据标注的规范化、标准化不仅是标准体系的重要方面，也决定了参考标准的准确性和可靠性。定义相关问题数据标注规范，可以降低数据标注的难度并提高数据集的可复用性，并对数据集质量和产品质量产生重要影响。

在数据标注标准方面，国家标准GB/T 42755—2023《人工智能 面向机器学习的数据标注规程》规定了人工智能领域面向机器学习的数据标注框架流程，指导数据标注及与之相关的研究、开发和应用等，主要内容包括标注任务前期准备、标注任务执行和标注结果输出。

在医药领域，国家药品监督管理局于2022年发布了行业标准YY/T 1833.3—2022《人工智能医疗器械 质量要求和评价 第3部分：数据标注通用要求》，其对人工智能医疗器械在数据标注环节的质量进行了规定，并对评价方法进行了规范。全文涵盖数据标注环节相关术语、标注任务说明文档、数据标注的质量特性、标注与质控流程、标注工具及评价方法等多部分内容，对于人工智能医疗器械产品的数据标注工作具有重要指导意义，将对于行业的规范化发展发挥显著促进作用。

在医学实体标注规范方面，第十九届中国计算语言学大会中张欢等参考了UMLS中定义的语义类型，提出面向医学文本信息处理的医学实体标注规范。规范中涵盖了疾病、临床表现、医疗程序、医疗设备等9种医学实体及基于规范构建医学实体标注语料库，对标注规范的描述体系、分类原则、混淆处理、语料标注过程及医学实体自动标注基线实验等相关问题进行了描述。

在医学知识标注体系设计与系统构建方面，马鹤桐等提出了医学知识标注体系设计及医学知识标注系统构建范式，从标注体系设计、系统业务需求、用户分析和功能设计等方面，分析了医学知识标注体系的实现方法，并从综合系统流程化标准需求、语义映射需求、标注可视化综合需求、人员管理需求等方面进行了详细描述，为医学知识标注的推广提供了参考，并提供交互友好的医学知识标注平台。

三、知识图谱互联互通标准

由于不同领域、不同机构、不同国家之间的数据格式、标准、语义等方面存在差异，知识图谱之间的互联互通面临着很大的挑战。在医学领域，知识图谱的互联互通显得更为必要。由于医学知识存在更新快、数据量大、知识分散、知识多样、关联性大等特点。以一家甚至几家之力，难以在短时间内完成多领域医学知识的描绘。医学知识图谱的互联互通可以将不同类型的医学知识进行链接、映射，从而实现医学知识图谱的快速构建，推进知识图谱在医学领域的应用落地。

在医学知识图谱共享方面，国外基于W3C的RDF/OWL标准已经进行诸多实践，通过定义统一的资源描述框架，实现了大量生物医学数据的互联互通。万维网之父，也是语义网的创始人，Tim Berners Lee一直呼吁建立互联的数据，号召人们开放共享原始数据，让整个世界成为一个互通互联的世界。Tim Berners-Lee为了鼓励人们开放共享数据，制定了链接数据的五星规则，数据每加一颗星，就更容易被获取和利用，增强了数据的互联互通，见表3-1。

开放生物医学本体仓储（open biological and biomedical ontologies foundry，OBO Foundry），官方网站由美国加州大学伯克利生物信息学开放资源项目组建立和维护。OBO Foundry旨在建立一套适合生物医学领域、可互操作的参考本体的构建规则，实现跨生物学和医学研究领域间的语义整合，提供本体浏览、下载、详情介绍等功能。OBO Foundry倡议开发一套管理和规范生物医学本体开发的共

表 3-1 链接数据五星规则

等级	定义
一星	以开放的协议提供到互联网上（不论什么格式），称为开放数据
二星	能够被机器识别的结构化数据（如 Excel，而不是表格的扫描图片）
三星	非专有格式（如 csv 代替 Excel）
四星	加上以上要求，使用开放标准（RDF 和 SPARQL）描述实体，让人们能够根据表述就能确定你所要表达的内容
五星	满足以上所有要求，并且能够将你的数据与其他人的数据链接起来，提供上下文

享规则。包括开放程度、通用格式、唯一标识符、版本控制、本体范围、文本定义、本体关系、文档记录、用户使用反馈等 20 个方面。申请进入 OBO Foundry 的本体须满足这些规则要求，并通过质量控制和专家审核，申请成功后，OBO Foundry 会为本体提供一套新的 OBO Foundry 的 ID 命名空间。

《知识图谱互联互通白皮书》于 2023 年 7 月发布，牵头单位为中国电子技术标准化研究院及知识图谱产业推进方阵、全国信标委人工智能分委会知识图谱工作组，由 51 家企事业单位、高校和研究院所共同编制。该白皮书从知识图谱互联互通的背景、概念、任务、约束、应用场景、实践案例等方面进行全面的介绍，并提出知识图谱互联互通的统一架构、表示框架、本体模型注册流程及融合和知识计算的流程，为知识图谱的互联互通进一步提供解决方案和标准框架。

其中，"九、智慧医疗：共享平台实践案例"章节对医学领域知识图谱和本体的互联互通方案进行总结，包括完全开放共享平台和部分开放共享平台两种。其中，完全开放共享平台主要包括本体仓储系统、知识图谱集成平台及独立共享平台。该章还总结了当前医学领域知识图谱和本体互联互通的成效、优势和缺点。"十、智慧医疗：智能医保审核实践案例"章节提出互联互通的医保知识图谱方案，将分散的医疗知识整合到标准的医保知识架构，保留知识的时效和地域机构适配信息，并以此为基础完善和更新形成规范化的医保审核知识体系。该章联通医保审核知识和患者真实的诊疗画像，挖掘患者诊疗过程中不合理、不合规的问题，帮助医疗机构提升医疗服务的质量，辅助医保部门及时、准确、全面地监管医疗机构医保报销行为，提升医保基金使用的效率，为医保部门减少不合理支出。"十一、智慧医疗：基于知识图谱的医药智能知识平台"章节构建了基于知识图谱的医药互联互通知识管理平台，基于知识图谱互联互通的智能问答机器人可处理 75% 以上的问题，用户搜索到最终答案时间减少，准确率提升，知识运维成本降低。

四、知识图谱评价标准

依托GB/T 42131—2022《人工智能 知识图谱技术框架》等系列国家标准和团体标准，中国电子技术标准化研究院联合北京赛西认证公司等40余家单位编制了《知识图谱构建平台认证技术规范》《知识图谱应用平台认证技术规范》等基础知识图谱产品认证技术规范，并编制了《医疗领域知识图谱构建能力认证技术规范》《医疗领域知识图谱应用能力认证技术规范》等领域知识图谱认证技术规范，共设置300余项测评指标。这些规范对医疗领域知识图谱构建平台的医疗领域数据准备能力、知识获取能力、知识建模能力、知识存储能力、知识融合能力、可视化能力、知识计算能力、知识溯源能力和知识演化能力进行了标准化评估。此外，这些规范还对医疗领域知识图谱应用平台的安全性、可靠性、响应性、可移植性和场景应用等进行了标准化评估。

2023年4月，由中国医学科学院医学信息研究所主持研发的"MedKaaS-医学科技信息知识服务平台"参加了中国电子技术标准化研究院发起的知识图谱产品认证工作，并顺利通过基础及医疗领域知识图谱构建平台和应用平台认证。MedKaaS为首个通过此项双认证的医学知识图谱平台。

第四节　知识图谱应用标准

一、知识图谱查询标准

在基于知识图谱的语义搜索、知识问答等应用场景中，SPARQL是较常使用的查询技术。SPARQL是为RDF开发的一种查询语言和数据获取协议，由W3C于2008年发布，并于2013年更新为1.1版本。SPARQL是一种强大的查询语言，它不仅适用于简单的数据检索，还能执行复杂的逻辑操作和数据分析任务。由于其能够处理复杂的查询，因此，在知识图谱的构建、优化及信息提取中起着至关重要的作用。SPARQL允许用户执行各种查询操作，如从存储的数据中检索信息，根据查询结果创建新的数据结构，更新存储中的数据，从存储中移除数据，通常用于数据集成、数据挖掘、监控和警报、个性化推荐等场景。在知识问答系统中，SPARQL可以准确地定位知识图谱中特定的信息，为用户提供准确答案。SPARQL查询是基于图匹配的思想，利用SPARQL可以提取知识图谱中的实体和属性信息，也可以提取RDF子图，构造新的RDF子图。SPARQL查询通常由一个选择（select）、构造（construct）或修改（ask）子句，以及一个或多个where子句组成。常见的RDF三元组数据库包括：开源系统的Jena、RDF4J、RDF-3X和gStore，以及商业系统的Virtuoso、AllegroGraph、GraphDB和BlazeGraph等。

在医学科技评价领域，晏归来等构建面向医学科技评价的科研本体，进一步完善科技资源组织方式、揭示领域内部语义关系，利用SPARQL查询提高医学科技评价信息系统检索效率，更好地满足评价工作的实际需求。Galgonek等探讨了通过SPARQL访问现有的生物和化学关系数据库的方法。他们比较了几种不同SPARQL查询方法，讨论了基因、蛋白质、化合物和生物通路等数据库中常见的数据模型和查询模式，总结出使用SPARQL访问生物和化学关系数据库具有高效、灵活和可扩展性等优点，并指出面临的挑战如数据异构性、查询性能和安全性等问题。

二、知识图谱推理标准

在面向逻辑推理的知识图谱应用场景中，语义网规则语言（semantic web rule language，SWRL）具有较强的逻辑表达能力和推理能力，提供了一种高度可读性和可理解性的规则描述方式，将本体与SWRL相结合，通过推理来获得更多的未知信息。W3C定义的本体语言OWL的子语言OWL DL在表达能力上局限于描述逻辑，而规则却能够提供较强的逻辑表达能力，而OWL DL无法定义这样的关系，因在此背景下提出的SWRL。SWRL优势在于它是一种以本体为基础的规则语言，支持W3C本体语言OWL，具有较丰富的关系表达能力，同时SWRL将本体和规则相分离，用SWRL语言描述的规则可以很方便地被转化为现存的规则系统中的规则。基于本体和知识图谱的疾病治疗临床决策支持系统中，需要基于患者病情（患者数据）结合临床知识（一定规则）进行推理。因此，临床决策支持系统在实现过程中需要推理系统，借助本体内置的关系和SWRL等规则，对患者数据本体和医学知识本体的信息进行自动调取、连接，实现决策过程和决策行为，生成推理结论、给出治疗方案推荐。

陈布伟等基于SWRL规则进行了领域本体的完善，首先对SWRL格式的规则和OWL格式的本体和进行格式转换；再将转换后规则库和事实库导入Jess规则引擎进行推理得到新的推断事实库；最后将新的事实库转换成新的OWL格式领域本体。EI-Sappagh等构建一个糖尿病治疗本体，并定义SWRL规则和Pellet推理机，在Protégé工具中实现SWRL推理，提供定制化的治疗方案。万润之等收集、整理、挖掘小儿肺炎领域的相关知识和资料，构建中医药治疗小儿肺炎领域的本体，实现了指南和专家共识多个来源的知识整合和知识表达，构建SWRL诊疗规则，利用Jena实现知识库存储和查询，在此基础上辅助诊疗，初步实现了知识推理及小儿肺炎知识的可视化和知识检索、诊疗方案推荐。

三、知识图谱应用平台标准

针对医疗领域知识图谱应用平台能力，中国电子技术标准化研究院联合北京塞西认证有限责任公司等多家企事业单位编制了《医疗领域知识图谱应用平台认证技术规范》，于2022年11月发布。《医疗领域知识图谱应用平台认证技术规范》的发布是知识图谱在医疗领域发展的重要里程碑，它不仅为医疗知识图谱的应用提供了标准化路径，而且为相关产品和平台的设计、开发和评估提供了具体的指标和准则。这一规范的制定和发布，标志着中国在医疗领域知识图谱应用平台的能力认证方面迈出了坚实的一步。该技术规范全面覆盖了医疗知识图谱应用平台所需具备的功能性和性能要求，包括但不限于安全性、可靠性、响应性、可移植性等关键指标。这些指标的设定，旨在确保知识图谱应用平台能够在真实的医疗环境中稳定运行，同时保护患者数据的安全和隐私。

在安全性方面，平台宜对知识产权的要求进行满足。在可靠性方面，平台宜具备访问权限进行设置，处理典型的医疗数据和患者数据，识别常用医学实体等功能。在响应性方面，平台应能够快速响应用户请求，并对宕机后恢复时间进行要求。在可移植性方面，对平台的兼容性、可扩展性和易维护性进行要求。在场景应用方面，对临床诊疗服务、药物发现、临床科研、医保审查、数字健康处方和健康管理等不同场景的检测准则进行要求。

通过形成医疗领域知识图谱产品认证指标体系，该规范有助于统一行业对医疗知识图谱的理解和应用，促进医疗领域内的信息共享和协同工作。此外，认证体系的建立也有助于提升医疗知识图谱产品的市场信任度，为患者和医疗机构提供更加安全、高效、精准的医疗服务。随着知识图谱在医疗领域的不断推广和应用，相信这一技术规范将进一步夯实知识图谱的发展基础，推动医疗行业的数字化转型，提升医疗服务的整体质量和水平。

第五节　知识图谱与大模型融合标准

大模型是指参数数量大、结构复杂的深度学习模型，具备涌现能力、通用能力，并能够处理复杂的下游任务，如自然语言处理、图像识别等。知识图谱与大模型的融合应用作为建立机器认知智能的路径之一，是当前知识图谱与大模型技术发展的重要方向。《知识图谱与大模型融合实践研究报告》于2023年7月发布，由中国电子技术标准化研究院及知识图谱产业推进方阵、全国信标委人工智能分委会知识图谱工作组联合32家企事业单位、高校和研究院所共同编制。研究报告从知识图谱与大模型落地面临的瓶颈出发，分析了知识图谱与大模型的主要特征、知识图谱与大模型擅长的主要场景和核心基础能力，对比了知识图谱与大模型的优劣势，进而从技术演化层面、技术互补层面和知识库建设层面探讨了知识图谱与大模型融合的可行性及收益。同时，研究报告分析了知识图谱与大模型融合的技术路径及其关键技术，研究了知识图谱与大模型融合系统评测体系，对比了实际融合系统与大模型的性能测试结果。在结尾，通过梳理已有11个领域的实践案例，给出了技术挑战与发展展望。

该报告总结出，知识图谱与大模型融合的现有研究工作包括知识图谱赋能大模型、大模型赋能知识图谱，以及大模型和知识图谱协同。知识图谱赋能大模型：通过将知识图谱作为训练目标、模型输入、专门知识融合模块，增强大模型预训练效果；通过动态知识融合、检索增强的知识融合方法，增强大模型推理能力；通过基于知识图谱的探针、分析技术，增强大模型可解释性。大模型赋能知识图谱：通过将大模型作为编码器或者通过大模型的生成能力，增强知识图谱表征；将大模型作为解码器、生成器，作用于知识补全；利用大模型的生成能力，增强图谱构建，对图谱交互、图谱问答等任务提供支持和提升。大模型和知识图谱协同：将大模型与知识图谱进行统一表征，增强结果准确性；将大模型和知识图谱结合，运用于推理过程，弥合文本和结构信息之间的差距并提升推理可解释性。

在医学领域，知识图谱和大模型融合的应用正在逐渐增多，这不仅提高了医疗诊断和治疗的效率，也推动了医疗AI技术的发展。例如，通过将知识图谱与大模型结合，可以开发出辅助医师进行诊断的系统。利用深度学习技术训练的大模型可以解析患者的电子健康记录和临床报告，而知识图谱则可以帮助模型理解医学术语和疾病之间的关系，提高诊断的准确性和效率。在药物研发领域，通过构建包含药物、疾病、症状、基因等多方面信息的知识图谱，再结合大模型，可以快速分析药物与疾病之间的关联，预测药物副作用，加速新药的发现和验证过程。基于患者的遗传信息、生活习惯和疾病历史，结合知识图谱中的医疗大数据，大模型可以推荐个性化的治疗方案。这种融合应用有助于提高治疗效果，减少不必要的医疗成本。在医学影像诊断中，利用知识图谱整合影像学与病理学的相关信息，结合大模型如卷积神经网络进行图像分析，可以辅助医师更快地识别病变，提高诊断的准确性。知识图谱和大模型的融合也被应用于智能健康监测设备中，如智能手表和健康监测器。这些设备可以实时收集用户的健康数据，并通过大模型分析数据模式，知识图谱则可以帮助理解这些模式与潜在健康问题的关系，提供预警和建议。临床决策支持系统通过整合知识图谱和大模型，可以为医师提供治疗建议。大模型可以分析患者数据，而知识图谱则确保建议符合当前的最佳医疗实践和医学指南。这些案例表明，知识图谱和大模型的融合在医学领域具有广泛的应用潜力，不仅可以提高医疗服务的质量，还能促进医疗资源的合理利用。随着技术的不断进步，未来这种融合应用将更加普及和深入。

在临床试验情报平台案例中，利用知识图谱及大语言模型进行数据的关联分析及内容生成，为企业提供药物试验的潜在竞争情报，并关联临床试验结果，为试验设计提供循证参考。临床试验的入排标准设计和试验中心筛选环节周期缩短60%，实现遵循医学规范和医学知识的复用，进一步提高数据的价值和应用。在医学学术营销平台案例中，全球化医学Chatbot平台是一个为医药企业打造的面向外部医师、护士、药剂师等医学专业人士，基于知识图谱和大语言模型能力的可循证疾病用药智能问答产品。

第六节　小　　结

医学知识图谱的标准化不仅是技术发展的需要，也是提升医疗服务质量和效率的重要手段。在当前的医疗信息化进程中，知识图谱的标准化对于实现医疗资源的共享、促进医疗服务的个性化及提升医疗决策的科学性都具有至关重要的作用。当前，国内外知识图谱相关团队已经进行了一定的标准化工作。如W3C已发布了一系列关于知识表示和知识建模相关的标准，如SPARQL、RDF Schema、OWL等。OBO Foundry对生物医学本体语义描述标准进行了制定、执行与推广，实现跨生物学和医学研究领域间的语义整合。中国电子技术标准化研究院联合国内知识图谱领域相关开发商、系统集成商、用户企业、科研院所、高校围绕迫切标准化需求，逐步形成了国际标准、国家标准、团体标准协同推进的标准研制体系，有效支撑了我国当前产业的发展。

在医学知识图谱领域，知识图谱标准化还存在诸多挑战，如发布的行业标准数量较少、顶层语义描述框架缺乏、数据各自分散、整个行业尚缺乏对知识图谱的有效整合及互联互通的意识等，未实现对已有资源的最大化利用。同时，医学知识存在一致性要求高和质量参差不齐等特点，迫切需要建立一套我国医学知识图谱标准化的共识，使医学知识能够真正有效地被利用起来。此外，随着机器学习、多模态知识图谱、大语言模型等技术的发展，医学知识图谱与这些技术进行充分融合，提升了人工智能技术落地应用的可解释性，加快推动了我国机器认知智能相关技术的演进与发展，也带了大量标准化工作的需求。

在医学知识图谱标准的构建过程中，从行业层面来看，各利益相关方应互通有无、成果共享，促进已有成果的使用，避免重复工作，自下而上地促进国内医学知识图谱相关标准的建立，包括模式（Schema）标准、技术标准和其他相关标准等；从政府层面来看，应自上而下地积极推动医学知识图谱相关标准的研究和制定，并为行业发展提供相关支持，促进行业更健康快速。为了推动医学知识图谱标准化管理体系的建立，需要从以下几个方面着手。

1. 制定统一的标准和规范　需要在国家层面制定统一的标准和规范，包括但不限于医学概念的命名规范、关系的定义、数据的格式等，确保不同来源的知识图谱能够在一个共同的框架下进行融合和交流。

2. 构建标准化数据资源　依托现有的医疗大数据资源，构建标准化程度高的医学知识图谱数据资源，通过数据清洗、实体对齐和关系抽取等手段，提升数据质量。

3. 促进产学研医的深度融合　鼓励学术界、产业界和医疗机构深度合作，共同推进医学知识图谱的研发和应用，通过实际应用场景的反哺，不断优化和完善知识图谱标准。

4. 加强人才培养　知识图谱的构建和应用需要跨学科人才的支持，应该加强数据科学、人工智能和医学等领域复合型人才的培养，为医学知识图谱的发展提供人力资源保障。

5. 确保数据安全和隐私保护　在推进医学知识图谱标准化的同时，必须严格遵守相关的数据安全和隐私保护法律法规，确保患者信息的安全和隐私。

6. 推广应用和评估　通过试点项目，评估医学知识图谱标准化体系的实际效果，及时调整和优化，并在更大范围内推广应用成功的经验和模式。

推动医学知识图谱的标准化发展，不仅能够加快药物研发进程，提高临床决策支持的准确性和效率，还能够有效应对公共卫生事件，提升国家医疗健康体系的应对能力。在实现这一目标的过程中，政府的引导和支持、行业的积极参与、学术界的创新研究，以及医疗机构的实际应用都发挥着不可或缺的作用。通过构建开放合作的生态，我国的医学知识图谱技术将实现高质量发展，为人类健康事业做出更大的贡献。

参 考 文 献

［1］中国电子技术标准化研究院. 知识图谱标准化白皮书（2019）［EB/OL］.［2024-01-18］.

http://www.cesi.cn/201909/5589.html.

［2］中国电子技术标准化研究院. 知识图谱选型与实施指南［EB/OL］.［2024-01-18］. https://zhuanlan.zhihu.com/p/449948822.

［3］中国电子技术标准化研究院. 知识图谱互联互通白皮书［EB/OL］.［2024-01-18］. https://zhuanlan.zhihu.com/p/652213927.

［4］中国电子技术标准化研究院. 知识图谱与大模型融合实践研究报告.［EB/OL］.［2024-01-18］. https://zhuanlan.zhihu.com/p/663495778.

［5］浙江数字医疗卫生技术研究院. imit白皮书第二十二期：医学知识图谱：医学人工智能的基石［EB/OL］.［2024-01-18］. https://www.imit.org.cn/whiteBookInfo?num=002&id=380.

［6］W3C中国. 关于W3C中国［EB/OL］.［2024-01-18］. https://www.chinaw3c.org/about.html.

［7］Ontotext. What is Five-Star Linked Open Data?［EB/OL］.［2024-01-18］. https://www.ontotext.com/knowledgehub/fundamentals/five-star-linked-open-data/.

［8］全国信息技术标准化技术委员会. 知识图谱标准化发展简况［EB/OL］.［2024-01-18］. http://www.nits.org.cn/index/propaganda/view?nodeId=13.

［9］郝烨, 王浩, 李佳戈. 行业标准《人工智能医疗器械　质量要求和评价　第3部分：数据标注通用要求》解析［J］. 协和医学杂志, 2023, 14（6）: 1185-1188.

［10］ZHANG H, ZONG Y, CHANG B, et al. Medical Entity Annotation Standard for Medical Text Processing［A］//Proceedings of the 19th Chinese National Conference on Computational Linguistics［C］, 2020: 561-571.

［11］马鹤桐, 王序文, 沈柳, 等. 医学知识标注体系设计与系统构建［J］. 中国卫生标准管理, 2023, 14（21）: 1-4.

［12］JACKSON R, MATENTZOGLU N, OVERTON J A, et al. OBO Foundry in 2021: operationalizing open data principles to evaluate ontologies［J］. Database（Oxford）, 2021, 2021: baab069.

［13］HORROCKS I, PATEL-SCHNEIDER P F, BOLEY H, et al. SWRL: a semantic web rule language combining OWL and RuleML［J］. W3C Member Submission, 2004, 21（79）: 1-31.

［14］朱玲, 董燕, 杨峰. 基本形式化本体的研究进展［J］. 中国实验方剂学杂志, 2018, 24（2）: 208-212.

［15］朱彦, 郑捷, 李晓瑛, 等. 基本形式化本体及其中文版介绍［J］. 医学信息学杂志, 2021, 42（1）: 24-28, 60.

［16］BELLEAU F, NOLIN M A, TOURIGNY N, et al. Bio2RDF: towards a mashup to build bioinformatics knowledge systems［J］. J Biomed Inform, 2008, 41（5）: 706-716.

［17］ASHBURNER M, BALL C A, BLAKE J A, et al. Gene Ontology: tool for the unification of biology. The Gene Ontology Consortium［J］. Nat Genet, 2000, 25（1）: 25-29.

［18］SCHRIML L M, ARZE C, NADENDLA S, et al. Disease Ontology: a backbone for disease semantic integration［J］. Nucleic Acids Res, 2011, 40（D1）: D940-D946.

［19］ROBINSON P N, KÖHLER S, BAUER S, et al. The Human Phenotype Ontology: a tool for annotating and analyzing human hereditary disease［J］. Am J Hum Genet, 2008, 83（5）:

610-615.

［20］HOU L，WU M，KANG H Y，et al. PMO: a knowledge representation model towards precision medicine［J］. Math Biosci Eng，2020，17（4）: 4098-4114.

［21］EL-SAPPAGH S，KWAK D，ALI F，et al. DMTO: a realistic ontology for standard diabetes mellitus treatment［J］. J Biomed Semantics，2018，9（1）: 8.

［22］周祎灵，石清阳，陈向阳，等. 本体在糖尿病临床决策支持系统中的应用［J］. 四川大学学报（医学版），2023，54（1）: 208-216.

［23］晏归来. 面向医学科技评价的本体构建研究［D］. 北京：北京协和医学院，2020.

［24］万润之. 小儿肺炎中医诊疗本体知识库构建研究［D］. 长春：长春中医药大学，2023.

［25］GALGONEK J，VONDRÁŠEK J. A comparison of approaches to accessing existing biological and chemical relational databases via SPARQL［J］. J Cheminform，2023，15（1）: 61.

［26］陈布伟，李冠宇，张俊，等. 基于语义网规则语言的推理机制框架设计［J］. 计算机工程与设计，2010，31（4）: 847-849，853.

［27］浙江数字医疗卫生技术研究院. imit白皮书第二十四期发布：关于医疗领域规则表达的浅识［EB/OL］.［2024-01-18］. https://www.imit.org.cn/whiteBookInfo?num＝002&id＝450.

第四章

知识图谱构建技术

知识图谱以图结构的形式表达客观世界中的知识，旨在建模、识别、发现和推断事物、概念之间的复杂关系，是事物关系的可计算模型。构建完备、规范的知识图谱，为机器更好地理解和运用人类知识，进而实现认知智能提供了可能。知识图谱构建是一项系统性工程，涉及知识的表达、获取、存储、应用及自然语义处理等各项技术。本章将以知识要素为核心，围绕知识表示、获取、融合、推理、溯源5个关键环节，对知识图谱构建的整体技术体系进行系统阐述。

1. 知识表示与知识建模　为知识制定统一的数据架构（data schema），将获取到的知识按照统一的数据结构存储并形成知识库。

2. 知识获取　从不同来源、不同结构的数据中抽取知识（包括实体、关系及属性等信息）。

3. 知识融合　将不同来源的知识以统一的框架规范进行验证、消歧、加工等异构数据整合工作，为知识图谱更新、不同知识图谱间的互操作及合并提供可能。

4. 知识推理　基于构建完成的知识图谱进行查询、推理，进一步挖掘隐藏知识，实现知识图谱的完善和丰富。

5. 知识溯源　通过系统地分析和记录知识的产生、传播和应用过程，揭示知识之间的关联和演变，从而确保知识的准确性和可靠性。

第一节　知识表示与知识建模

知识图谱构建的第一项基础性工作是对现有领域知识进行有效表示和建模，以便计算机高效处理和利用知识。本节简要概述知识表示与建模的基本概念与常用方法。

一、知识表示

知识表示（knowledge representation，KR）是将现实世界中的各类知识表达成计算机可存储和计算的结构，是机器通往智能的基础，可使机器像人一样运用知识。简而言之，KR就是用易于计算机处理的方式来描述人脑知识的方法。合适的知识表示方法对于知识图谱构建及深度利用极为重要。知识表示方法的发展大致分为3个阶段：①基于符号逻辑的知识表示。②面向互联网的资源描述框架三元组表示。③基于连续向量的知识表示。

（一）基于符号逻辑的知识表示

传统人工智能领域的知识表示方法以符号表示为主，研发者尝试用计算机符号逻辑表示人脑中的知识逻辑，如一阶谓词逻辑、框架表示法、语义网络等。符号表示法的优点是呈现显式知识，易于解释，逻辑约束性强，缺点是不易刻画隐式知识，推理不易扩展。

1. 谓词逻辑（predicate logic） 谓词逻辑使用逻辑符号表示实体、关系和命题，通过逻辑推理进行知识推理，包括一阶谓词逻辑（first order logic）和更高阶的逻辑系统。假设需要表达医学知识："如果患者有头痛和发烧，那么他可能患有流感。"则其一阶谓词逻辑表示如下。

定义以下谓词：

has symptom（patient，symptom）：表示患者具有某种症状。

has disease（patient，disease）：表示患者患有某种疾病。

则命题可以表示为一阶谓词逻辑公式：

$\forall x\,(has\ symptom\,(x,\ headache)\,\wedge\,has\ symptom\,(x,\ fever) \rightarrow has\ disease\,(x,\ influenza))$

该谓词逻辑公式的意义是：对于所有患者 x，如果 x 同时有头痛和发烧这两个症状，那么 x 可能患有流感。这里使用了逻辑与（$\wedge$）和逻辑蕴含（$\rightarrow$）来表示症状与疾病之间的逻辑关系。

通过以上谓词逻辑表示，就可以利用计算机进行医学知识的存储、推理和查询。例如，给定一个患者病历，可以自动推理出该患者可能患有的疾病。由此可见，一阶谓词逻辑可以表示精确知识，有严格的形式定义和推理规则，但无法表示不确定性知识，推理复杂度较高，效率较低。

2. 描述逻辑（description logic） 描述逻辑是一种专门用于知识表示和推理的形式逻辑，旨在精确描述概念和关系。一个描述逻辑系统通常包含4个部分：①表示概念和关系的构造集。②定义了知识领域的结构的一系列公理集 TBox（terminology box）。③有关对象实例断言的集合 ABox（assertional box）。④在 TBox 和 ABox 上的推理机制。

以上面的医学知识表达为例，用描述逻辑表示如下。

定义以下概念和角色：

症状（symptom）：表示一个医学症状的概念。

患者（patient）：表示一个患者的概念。

有症状（has symptom）：表示患者具有某种症状的关系。

描述逻辑表达式可以写为：

患者（x）∧ 有症状（x，头痛）∧ 有症状（x，发烧）⊃ 患有流感（x）

该表达式使用逻辑与（∧）和逻辑蕴含（⊃）来表示症状与疾病之间的逻辑关系。与谓词逻辑相比，描述逻辑在表达能力上进行了限制，只允许使用特定类型的构造来定义概念和角色（关系），以保持可计算性。而良好的可计算性可以保证其推理问题是可判定的，即存在有效的算法可以解决所有推理问题，而谓词逻辑的推理问题通常是不可判定的。相比之下，描述逻辑强调对概念和关系的结构化表达，有一套专门的语法和语义，而谓词逻辑则更侧重于命题和事实的表达，更加通用，没有专门的语法限制。

综上，描述逻辑通过限制表达能力以获得良好的计算性质，这使其特别适合于构建知识表示系统，并支持自动推理和查询。而谓词逻辑则更加通用，适用于需要更强表达能力的场景。

3. 语义网络（semantic network） 语义网络是Quilan M Ross提出的表达人类知识的模型，是一种包含节点和弧段的有向图结构。有向图中的每个节点代表概念或实体，通常由一个名称或标识符来表示，如"患者""头痛""发热"等；而弧段（边）表示概念之间的语义关系，如"有症状""可能患有"等。其中弧段具有方向性，表示关系的方向不能随意变换。在语义网络表示中，最基本的语义单元叫做语义基元，可以用三元组（triple）表示（节点1，关系，节点2）。一个语义基元对应的部分网络结构是基本网元，将多个语义基元用相应的语义联系关联到一起就形成了语义网络。图4-1展示了一个简单的语义网络基本网元示例。

在这个示例中定义了以下基本网元。

中心节点：代表主要的概念或实体，如"患者"。

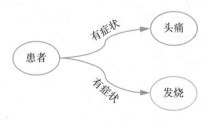

图4-1 一个基本网元示例

关系链接：连接中心节点和其他相关概念，例如"有症状"。

相关概念节点：表示与中心节点相关的其他概念，如"头痛""发热"。

4. 框架系统（frame system） 框架系统通过定义框架（frame）和框架元素（frameset）来模拟人类对世界的理解和认知。其中，框架是一个组织知识的结构，包含了与某个概念相关的各种信息，框架元素是框架的一个实例，包含了与框架相关的具体信息，每个框架元素都有多个属性槽（Slot），用于描述框架实例的特征，可以是数值、文本、类别等多种类型，在槽中填入具体值，即可构成一个描述具体事物的框架，见图4-2。框架表示法适用于表达结构性知识、行为（动作）等，将相关框架进行连接，形成框架网络，即可表示一个框架到另一个框架的转换、变化、推理等行为。

〈框架名〉

槽名A	侧面名A_1	值A11,值A_{12},…
	侧面名A_2	值A21,值A_{22},…
槽名B	侧面名B_1	值B11,值B_{12},…
	侧面名B_2	值B21,值B_{22},…

约束条件
    约束条件1
    约束条件2

图4-2 框架的一般结构

引自：陈华钧.知识图谱导论［M］.北京：电子工业出版社，2021

5. 属性图（property graph） 属性图是一种用于表示和存储复杂数据模型的结构，结合了图论和网络数据结构的优点，是图数据库Neo4J实现的图结构表示模型，允许灵活地表示实体之间的关系和属性。属性图是由顶点（vertex，也称节点node）、边（edge，也称关系relationship）、标签（label）、关系类型和属性（property）组成的有向图，节点上包含属性，属性可以以任何键值形式存在。

属性图的灵活性和表达能力强，在查询计算方面具有较大优势。通过构建和应用属性图，便于理解和分析医学领域的复杂数据，提高疾病诊断和治疗的准确性和效率。假设研究某种遗传性疾病，如囊性纤维化（cystic fibrosis，CF），以及与之相关的药物和基因，则其属性图创建包括如下几点。

（1）节点：首先创建3种类型的节点，疾病节点（CF）、药物节点（如抗生素、CFTR调节剂等）、基因节点（如CFTR基因）。

（2）边：表示节点之间的关系。例如，CF疾病节点与CFTR基因节点之间的边，表示CF疾病与CFTR基因的关联；CF疾病节点与药物节点之间的边表示该药物用于治疗CF。

（3）属性：节点和边都可以有属性。例如，药物节点可以有属性"剂量""副作用"等。通过分析属性图中的基因型和表现型数据，有助于研究者更好地理解CF的遗传机制、疾病发展过程，以及与CF相关的其他基因或疾病，也可以预测CF患者可能出现的相关疾病或并发症，从而提前采取预防措施。

药物研发人员可以通过属性图来识别潜在的药物靶点，分析不同药物对CF患者的疗效，以及预测药物可能产生的副作用。医师可以使用属性图来分析患者的基因信息，制定更合适的治疗方案。例如，如果患者携带特定的CFTR基因突变，医师可以选择更适合该突变类型的药物。

（二）面向互联网的资源描述框架三元组表示

万维网联盟（W3C）面向万维网智能化能力拓展需要，提出了语义网（Semantic Web）概念，也称为Web 3.0。由于早期的HTML和XML语言无法适应语义网对于知识表示的要求，为更好表示语义网的知识体系，W3C提出了新的资源描述框架三元组表示的标准语言RDF、RDFS和OWL。

1. RDF　提供了一个数据模型（Data Model）和一组语法规则来表示知识，其中数据以三元组（triple）的形式存在，每个三元组由主语（subject）、谓语（predicate）和宾语（object）组成，即形式上表示为SPO三元组，也称为一条语句（statement），见图4-3。其中，主语通常是一个URI（统一资源标识符），代表一个资源；谓语也是一个URI，表示主语和宾语之间的关系；宾语可以是另一个URI、一个字符串或一个数字，表示谓语描述的主语的状态或属性。

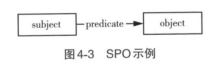

图4-3　SPO示例

RDF图是由多个三元组组成的可扩展的集合，可以包含任意数量的三元组，这些三元组描述了资源之间的关系，可提供语义上的表达能力，表达复杂的知识结构，从而实现计算机对知识的有效处理和利用。RDF主要通过序列化方法进行创建，包括RDF/XML、N-Triples、Turtle、RDFa、JSON-LD等。表4-1展示了一个简单的定义了医学概念和关系的RDF文档。

- :disease：表示疾病类。
- :symptom：表示症状类。
- :patient：表示患者类。
- :has symptom：表示患者与症状之间的关系。
- :flu：表示流感，是一种疾病。

•: headache：表示头痛，是一种症状。

•: fever：表示发烧，是一种症状。

创建了两个患者实例: patient1 和: patient2，并指定了其所具有的症状。通过该方式对具体医学问题实例进行表示，以支持计算机进行基于RDF的推理和查询。

表 4-1　RDF 文档示例

```
@prefix: <http: //example.com/medical/> .
@prefix owl: <http: //www.w3.org/2002/07/owl#> .

: Disease rdf: type owl: Class ;
    rdfs: label "Disease" ;
    rdfs: comment "A medical condition or disorder" .

: Symptom rdf: type owl: Class ;
    rdfs: label "Symptom" ;
    rdfs: comment "A sign or indication of a medical condition" .

: Patient rdf: type owl: Class ;
    rdfs: label "Patient" ;
    rdfs: comment "A person receiving medical care" .

: hasSymptom rdf: type owl: ObjectProperty ;
    rdfs: label "hasSymptom" ;
    rdfs: comment "A relationship between a patient and a symptom" .

: flu rdf: type: Disease ;
    rdfs: label "Flu" ;
    rdfs: comment "Influenza, a viral respiratory infection" .

: headache rdf: type: Symptom ;
    rdfs: label "Headache" ;
    rdfs: comment "A pain in the head" .

: fever rdf: type: Symptom ;
    rdfs: label "Fever" ;
    rdfs: comment "An increase in body temperature" .

: patient1 rdf: type: Patient ;
    : hasSymptom: flu .

: patient2 rdf: type: Patient ;
    : hasSymptom: headache ;
    : hasSymptom: fever .
```

2. RDFS（RDF schema）　RDFS是一种用于定义RDF图中的类（class）、属性（property）和个体（individual）语义的框架。RDFS扩展了RDF，提供了更强的表达能力，允许定义类、属性的范围和域及属性的传递性等。通过RDFS，可以定义和解释RDF图中的概念和关系，从而使RDF图更加结构化和语义化，也更加易于理解和推理。

然而RDFS也存在一些局限性。首先，RDFS在表达能力上来说相对较弱，不支持复杂的约束，如基数约束（cardinality constraints）或属性聚合（property aggregation）。RDFS不提供对数据类型的严格约束，在某些情况下，属性值可能不遵循预期的数据类型，从而导致语义不一致和推理错误。其次，RDFS的语法较为复杂，非技术用户难以理解和使用，也可能导致开发人员难以正确实现和维护RDFS本体。再次，RDFS的推理能力有限，不能支持复杂的推理任务，如分类（classification）或角色（role）推理，因此，RDFS本体可能无法捕捉到某些复杂的关系和约束。最后，由于RDFS的复杂性和表达能力限制，不同RDFS本体之间的互操作性可能会受到挑战，以至于影响基于多个RDFS本体的系统之间的协作和集成。

尽管存在这些缺陷，RDFS仍然是构建和共享本体知识的基础框架之一，必要时也可以通过其他机制（如扩展RDFS本体、使用OWL或手动维护语义一致性）来弥补这些局限性。

3. OWL　本体（ontology）最早是一个哲学术语，后来作为知识表示的研究对象被引入计算机领域。鉴于RDF＋RDFS的表达能力是有限的，在实际应用中需要定义更为复杂的概念，刻画更为复杂的概念关系，W3C开发了OWL（网络本体语言），一种用于定义和实例化网络本体的知识表示语言，旨在提供一种用于描述网络内容的语义的方法。

OWL建立在RDF框架的基础上，增加了更多的语义表达构件，也可以看作是RDF Schema的扩展。OWL有3个子语言，分别是OWL Lite、OWL DL（description logic）和OWL Full。其中，OWL Lite是OWL的一个简化版本，用于提供给只需要一个分类层次和简单约束的用户。OWL Lite足够用于简单的任务，如为特定的域创建一个词汇表。OWL DL是OWL的核心部分，提供了最强的表达能力，同时也保持了计算的可行性和可判定性，OWL DL旨在支持那些需要最强表达能力和确保推理系统性能的应用。OWL Full是最为强大的OWL子语言，允许RDF的全部灵活性，但牺牲了推理的可判定性，适用于需要RDF的强大表达能力和OWL丰富语义的应用。

OWL提供一组预定义的词汇和构造器，使用户能够描述资源的类、属性和关系，及其之间的逻辑约束，而计算机能够理解和推理这些描述，从而提高网络内容检索的准确性和效率。利用这些语义表达构件，可以完成更加复杂的本体逻辑推理。例如，通过多个类组合定义更加复杂的类；刻画关系的一对多、多对一、多对多等关系基数（cardinality）约束；定义常用的全称量词和存在量词；定义互反关系、传递关系、自反关系、函数关系等更加复杂的关系语义等。

表4-2所示为OWL语言基本语法表，限于篇幅本节不展开介绍OWL完整语法，感兴趣者可以参阅OWL官方白皮书。

表4-2　OWL语言基本语法表

构造算子	语法	语义	示例
原子概念	A	$A^I \subseteq \triangle^I$	Human
原子关系	R	$R^I \subseteq \triangle^I \times \triangle^I$	has_child
		对概念C、D和关系（role）R	
合取	$C \cap D$	$C^I \cap D^I$	*Human ∩ Male*
析取	$C \cup D$	$C^I \cup D^I$	*Doctor ∪ Lawyer*
非	$\neg C$	$\triangle^I \backslash C$	*¬Male*
存在量词	$\exists R, C$	$\{x \mid \exists y.<x, y> \in R^I \wedge y \in C^I\}$	*∃ has_child.Male*
全称量词	$\forall R, C$	$\{x \mid \forall y.<x, y> \in R^I \Rightarrow y \in C^I\}$	*∀ has_child.Doctor*

（三）基于连续向量的知识表示

随着深度学习和表示学习兴起，基于连续向量的知识表示成为一个重要发展方向。向量表示法是一种使用数学中的向量来表示实体（如单词、概念、实体）及其之间关系的方法。通过提供丰富的语义表示，极大地增强了机器理解和处理语言的能力，在自然语言处理、机器学习、数据科学等领域中非常流行，是现代人工智能系统的核心组成部分。

向量表示法的优势在于向量空间中的连续性使实体之间的相似性和距离可计算，因此，便于进行数学运算。其次，连续向量表示可以泛化到未见过的实体组合和关系，有助于处理开放域的问题，将推理过程转化为向量、矩阵或张量之间的高效率计算，易于处理隐式知识，适合大规模数据处理，但缺点是丢失了可解释性。经典的连续向量知识表示技术有分布式表示、神经网络语言模型、知识图谱嵌入、上下文表示、图神经网络和张量分解等，本节主要介绍平移距离模型和语义匹配模型两类方法。

1. 基于平移距离模型的向量表示　知识图谱中实体和关系的向量表示学习

主要受到主谓宾三元组结构的向量化表示启发。平移距离模型将向量化后的知识图谱三元组合理性衡量问题，转化为头实体和尾实体的距离计算问题，利用基于距离的评分函数对实体之间的距离进行计算，进而评估事实的合理性。

Bordes等提出了*TransE*模型，将知识库中的关系看作实体间的某种平移向量，其思想是给定一个三元组（h, r, t），其中h（*head*）代表主语，r（*relation*）代表关系谓词，t（*tail*）代表宾语，见图4-4。其中，肥胖（obesity）和吸烟（smoking）分别是疾病实体高血压（hypertension）和冠状动脉疾病（coronary artery disease）的高危风险因素，如果该三元组所代表的事实是客观存在的，则h、r、t的向量表示应满足加法关系h＋r＝t。对每一个三元组可以定义一个评分函数$f_r(h, t)$，并对所有三元组累加计算损失函数L，通过迭代优化目标，使真实存在的三元组得分尽可能高，反之亦然，最后学习到的绝大部分实体和关系的向量表示都满足h＋r＝t假设。该模型虽然简单，但在处理大规模知识图谱中大部分简单三元组关系上有不错的效果。

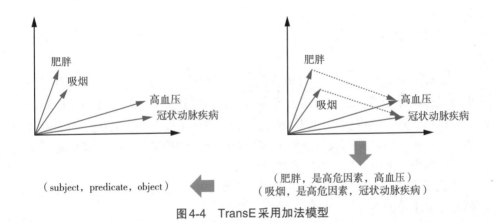

（subject，predicate，object）

（肥胖，是高危因素，高血压）
（吸烟，是高危因素，冠状动脉疾病）

图4-4　TransE采用加法模型

2. **基于语义匹配模型的向量表示**　语义匹配模型利用基于相似性的评分函数，通过匹配实体的潜在语义和向量空间表示中包含的关系对事实的可信性进行度量。代表性的模型是DistMult，采用矩阵乘法表示关系，并将关系矩阵限制为对角矩阵，即$M_r = diag(r)$，见图4-5。如果一个三元组（h, r, t）存在，则向量h乘以矩阵r，应接近t的向量表示。模型的优化目标就是让真实存在的三元组得分尽可能高，而不存在的三元组得分尽可能低。采用简单的梯度下降优化方法，如随机初始化所有实体和关系的向量表示，然后迭代优化向量中的参数，若优化目标可收敛，则学习到的绝大部分实体和关系的向量表示满足h＋r＝t的假设。其中，负样本（不存在的三元组）可通过随机替换真实三元组的头尾实体进行构建，新生成的三元组大部分是不存在的，可作为负样本。该模型的不足是只能处理对称的关系，不适用于所有图谱情况，有研究者继续提出ComplEx等模型，以增强处理复杂语义关系的能力。

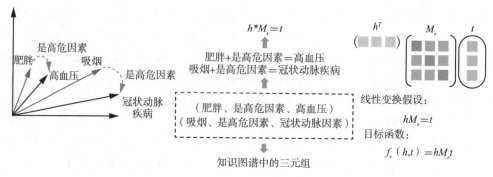

图4-5　DisMult采用矩阵乘法表示关系

二、知识建模

知识建模是指建立计算机可解释的知识模型的过程，即围绕领域应用属性、知识特点、实际需求，基于特定模式进行业务抽象和业务建模。知识图谱中的知识建模是指将现实世界中的知识结构化地表示为一个图结构，其中图的节点代表实体，边代表实体之间的关系或者实体与属性值之间的关联。通过知识建模可以明确定义知识图谱的结构、内容及数据组织形式。

知识建模是一个迭代和持续的过程，需要不断地进行评估和优化。开展知识建模的一般步骤如下：

1. **确定领域和范围**　选择一个特定的领域，如医药、金融、电子商务等，明确知识图谱需要覆盖的主题和知识点。

2. **收集需求和目标**　与领域专家、最终用户和管理层等利益相关者沟通需求和期望的基础上，进一步确定知识图谱要实现的具体目标和应用场景。

3. **定义本体结构**　本体是知识图谱的框架，通常包括实体定义、关系定义、属性定义和关系类型定义等。

4. **选择建模语言和工具**　选择合适的本体语言，如OWL、RDF Schema等，并使用本体编辑器或建模工具，如Protégé、Neptune等，来构建和可视化本体。

5. **数据源分析**　识别可用于构建知识图谱的数据源，如文本、数据库、API等，并对数据的质量、完整性和可靠性进行评估。

6. **构建数据模型** 开展基于本体结构的数据模型设计，包括实体、关系和属性如何存储，确定如何将原始数据映射到知识图谱的结构中。

7. **建立知识获取策略** 确定如何从原始数据中抽取实体、关系和属性，开发算法或使用现有工具进行实体识别和链接，确定如何从文本中抽取或推断关系等。

8. **评审和迭代** 邀请领域专家对本体和数据模型进行评审，并根据反馈进行模型的迭代和优化。

9. **规划实施** 选择合适的技术栈来实现知识图谱，包括存储、索引和查询技术，并估算构建和维护知识图谱所需的时间和资源。

10. **制定维护计划** 包括制定知识图谱的更新和维护策略，确保知识的时效性和准确性，建立质量控制流程，监控知识图谱的质量。

以本体为例的知识建模有助于明确领域知识，提供一种结构化和形式化的表示方法，可分为本体层和实例层，知识的本体建模表示方式可分为自顶向下和自底向上两种策略。

1. **自顶向下（top-down）的数据建模方法** 首先设计知识图谱数据模式（data schema），再据此开展有针对性的数据抽取，适用于数据相对集中、知识结构相对确定的垂直领域行业知识图谱构建。

2. **自底向上（bottom-up）的数据建模方法** 首先收集和整理数据，再根据数据内容总结、归纳其特点，提炼框架，逐步形成确定的数据模式，适用于海量数据、内容繁杂且架构不清晰的公共领域通用知识图谱。

本体构建涉及到创建一个形式化的共享的概念化模型，该模型包含了对特定领域知识的明确表述。构建本体一方面用于限定知识图谱所描述的知识范畴，另一方面帮助实施者确定知识抽取的范围、推理规则、构造查询等。本体构建工程通常是手工完成的，且需要多次迭代。首先，需确定本体的领域和范围等基本问题，如本体针对的领域、用途，描述信息类型，本体使用和维护者等；其次，考虑重用现有本体，精炼、扩充、修改现有的本体；确定领域中的核心概念（重要术语），包括建模过程中所必需的实体、属性、关系，确保创建的本体不偏离领域；进一步建立概念的层次结构，定义类和类的继承，分析继承结构中的兄弟类、新类或属性值的取舍等；定义属性和关系，定义类之后还要定义其概念和概念间的内部联系，包括内部属性和外部属性，其中内部属性具有通用性，用于连接一个概念和一个值；外部属性也称为关系，常用于连接概念间的实例；定义属性的限制，如属性的基数、属性的类型、属性的定义域和值域；最后，开展本体实例化，为类创建实例，添加个体作为该类的实例后，同时为实例的属性赋值。关于本体构建的具体方法可参阅后续章节。

第二节 知识获取

传统知识工程主要通过人工表达、获取和运用知识，自上而下构建知识库，往往覆盖面有限，且很难统一对知识的认知。由于人类知识本身的复杂性，通过机器自动获取全部人类知识十分困难，因此，知识图谱中的知识获取更加注重知识规模，且获取内容较明确，包括实体、关系、属性、概念、事件等。

知识图谱的数据来源包括非结构化文本、多模态数据、结构化数据或半结构化数据，需应用不同技术手段进行处理。通常基于已有结构化数据完成冷启动，再进一步利用文本、图片等数据完成图谱补全。本节主要介绍从文本获取知识图谱数据要素，包括实体识别、关系抽取、属性补全、概念抽取和事件抽取等方面。

一、实体识别

自然语言处理领域将表达文本语义信息的基本元素（如人名、地名、机构名等）称为命名实体（named entity）。实体识别任务是文本语义理解的基础，也是知识图谱构建的重要基础技术之一，其主要目标是从文本字符序列中自动识别代表实体的边界，并判断其类别。实体识别算法的发展历程可以大致分为以下几个阶段：

（一）基于规则的方法

早期的实体识别方法包括基于词典匹配或规则匹配的方法，主要依赖于手工编写的规则和启发式方法，通过定义简单明确的正则表达式来描述实体的构成规则，通常基于语法和词汇特征，如正则表达式、词典匹配等。其优点是抽取准确，缺点是需要丰富的语言学知识，依赖于专家人工定义规则，且维护大量模板耗时耗力，难以适应新领域或新语言。

（二）基于统计的方法

随着机器学习技术的发展，基于统计的实体识别方法逐渐流行，将实体识别转化为分类问题［即对每个字/词进行（实体）标签分类］或序列标注问题（即综合考虑整个句子序列的信息和标签，使联合概率或条件概率最大化），该类算法需要人工筛选有用特征用于构建分类模型或序列标注模型，即所谓基于特征工程的学习方法，常用算法包括隐马尔可夫模型（HMM）、条件随机场（CRF）和最大熵模型（MEM）等，可以从标注的数据中学习到实体的分布特征，从而实现自动化的实体识别，相比基于规则的方法更具灵活性和普适性。

（三）基于深度学习的方法

随着深度神经网络研究快速发展，基于深度学习的实体识别方法得到广泛应用，其优势在于可通过神经网络自动产生实体识别所需特征。卷积神经网络（CNN）、递归神经网络（RNN）、长短期记忆网络（LSTM）和门控循环单元（GRU）等模型能够学习到文本中的复杂特征，用于实体识别任务后显著提高了实体识别的准确率。

图4-6中的BiLSTM-CRF模型主要由Embedding层（包括词向量，字向量及一些额外特征）、双向LSTM层，以及CRF层构成。该模型继承了深度学习方法的优势，无需特征工程，使用词向量以及字符向量就可以达到很好的效果，其实体识别性能超过了当时基于特征工程的CRF模型，如加入高质量的词典特征，则可以进一步提高性能。

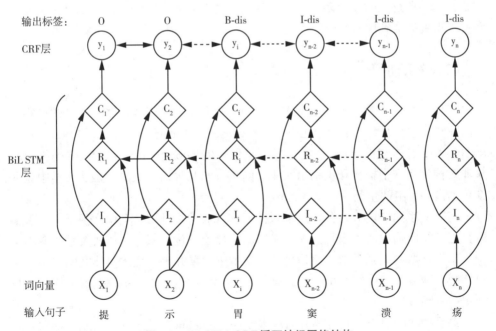

图4-6 BiLSTM-CRF循环神经网络结构

（四）基于预训练语言模型的方法

当前不断发展的大规模预训练语言模型通过在大规模文本语料库上进行预训练，能够学习到丰富的语言表示，从而捕获文本中隐藏的语义特征。例如，Google提出的预训练语言模型BERT（bidirectional encoder representations from transformers），Open AI提出的GPT（generative pre-trained transformer）系列模型等。而基于预训练语言模型的实体识别方法，通常只需要少量的标注数据即可达到或超过传统方法的性能。例如，郭瑞等提出了一种基于RoBERTa和对抗训练的中文医疗命名实体识别模型（AT-RBC），首先使用RoBERTa-wwm-ext-large预训练模型得到输入文本的初始向量表示，然后在初始向量表示上添加扰动来生成对抗样本，最后将初始向量表示和对抗样本一同输入到双向长短期记忆网络和条件随机场中，得到最终的预测结果。研究结果表明，该模型在CCKS 2019数据集上的F1值达到了88.96%，在Resume数据集上的F1值达到了97.14%。

实体识别算法的发展历程体现了从手工特征工程到自动化特征学习的转变，以及从特定任务学习到通用语言理解的演进。为了进一步提高实体识别的性能，研究者们还探索了集成学习方法、多任务学习方法，以及跨领域、跨语言的实体识别技术，通过同时学习多个相关任务，或者结合多个模型的预测结果，从而提高实体识别的准确性和鲁棒性。

二、关系抽取

实体关系定义为两个或多个实体间的某种联系，用于描述客观存在的事物之间的关联关系，通常表示为三元组 $(\text{实}\text{体}1,\text{关}\text{系},\text{实}\text{体}2)$。实体关系抽取（Relation Extraction，RE）是指自动从非结构化文本中检测和识别出实体之间具有的某种语义关系，是从文本中获取知识图谱三元组的重要手段。

实体关系抽取可分为预定义关系抽取和开放关系抽取。其中，预定义关系抽取是指系统所抽取的关系是预先定义好的，如上下位关系。开放式关系抽取不会预先定义抽取的关系类别，而是自动从文本中发现并提取描述实体之间关系的字符序列。随着文本内容数量的持续增长，从非结构化文本中手动提取结构化信息变得愈发困难。

关系抽取的研究范式主要分为流水线式（pipeline）关系抽取、联合抽取及基于预训练模型的抽取方法。其中，传统的流水线式方法关系抽取分为两个阶段：命名实体识别（named entity recognition，NER）和关系分类，首先使用命名实体识别工具识别文本中的实体，然后利用监督学习算法对实体对进行关系分类，该类方法的优点是可以明确建模实体和关系信息，缺点是容易累积错误，无法很好捕获实体识别和关系抽取之间的内在关系。联合关系抽取方法则同时进行实体识别和关系分类，可以捕获实体和关系之间的相互影响，主要包括基于span的方法、Seq2Seq方法和基于序列标注的方法，其优点是可以避免错误累积，缺点是模型更加复杂和具有挑战性。

近年来，深度神经网络（deep neural network，DNN）在RE领域取得了显著进展，而大规模预训练语言模型的快速发展，也将RE的最新性能提升到了一个新的水平。基于预训练语言模型的关系抽取方法通过预训练获得丰富的语义知识，通过微调进行下游关系抽取任务，优点是可以有效捕捉实体之间的上下文信息和语义关系，提高关系抽取性能，缺点是预训练语言模型需要大量标注数据。Zhao等对基于深度学习的关系抽取模型进行了梳理，见图4-7，分别从文本表示、上下文编码及三元组预测等角度进行分类，并给出每类模型的代表方法。

Somin Wadhwa等提出一个综合大语言模型（LLM）、思维链提示（Chain of Thought，CoT）和微调技术的关系抽取框架，旨在利用LLM强大的语言理解能力，通过CoT提示来引导模型关注关系推理的过程，并利用微调技术来优化模型在特定关系抽取任务上的性能。其中，基于Transformer架构的LLMs（如BERT或GPT）被作为基础模型来理解和编码输入文本，以捕捉文本中的深层语义和上下文信息，进而识别文本中的实体及其之间的相互作用。而思维链CoT提示策略则鼓励模型在生成答案之前先展示其解题过程，在关系抽取任务中，模型不仅要预测关系，还要展示如何根据输入文本中的信息得出该关系。例如，模型可能会先识别出文本中的两个实体，然后分析二者之间的上下文信息，最后推断出二者之间的关系。微调是在预训练模型的基础上，在特定任务上进行进一步训练来优化模型性能的技术。在该关系抽取框架中，同样利用微调技术在标注好的关系抽取数据集上进行训练，从而优化LLM的参数，使模型能够学习到更准确的关系分类边界，从而更好地适应特定的关系抽取任务。实验结果表明，该框架在多个公开数据集上都取得了优异的性能，验证了基于大语言模型的关系抽取范式的有效性。

三、属性补全

现实中的知识图谱往往面临着事实缺失、三元组属性不完整等问题。一个实体需要通过若干属性的取值实现对事物的多维度描述。属性补全旨在对实体拥有的属性及属性值进行补全，从而提高知识图谱的完整性和准确性。

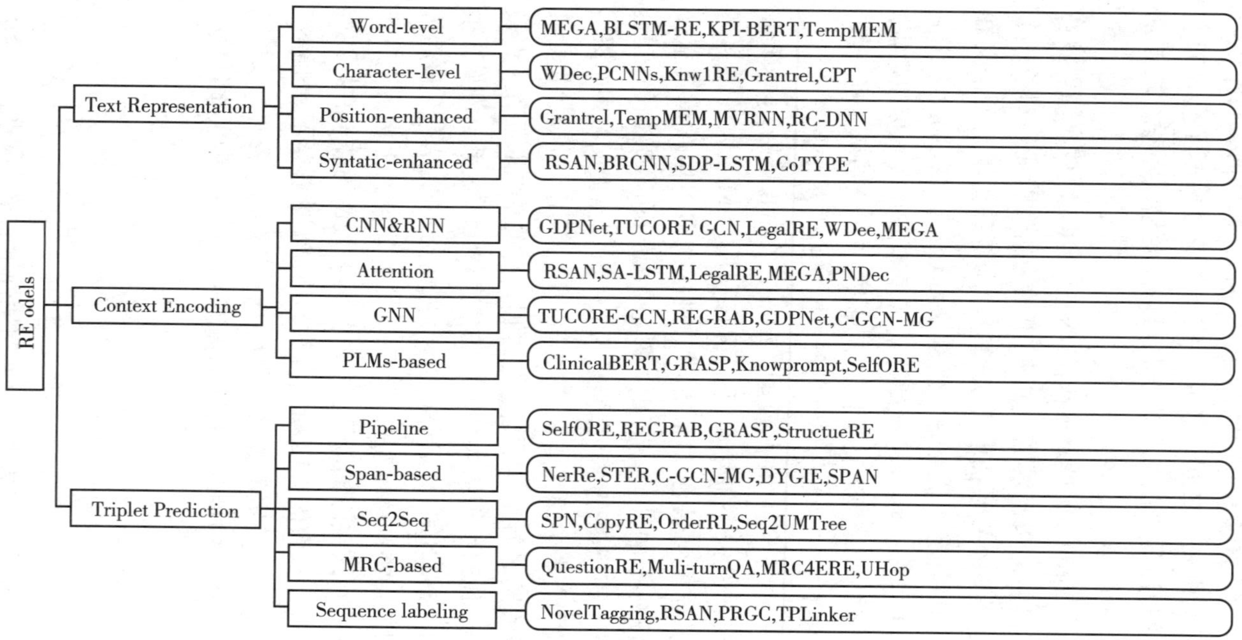

图 4-7 主流的关系抽取模型及相关代表性方法

引自：ZHAO XIAOYAN, DENG YANG, YANG MIN, et al.A Comprehensive Survey on Deep Learning for Relation Extraction：Recent Advances and New Frontiers. ［J］2023,（1）：2306.02051.

传统的属性补全方法分为抽取式和生成式两类。前者主要通过抽取输入文本中的字词，组成预测的属性值，一般通过CNN、Transformer等神经网络模型建模文本表示，并基于序列标注进行属性获取。而生成式补全方法则直接生成属性值，通常基于端到端的序列生成模型实现属性值的获取。由此看出，抽取式属性补全方法只能抽取在输入文本中出现过的属性值，准确性较高且具有一定可解释性。生成式补全方法可以预测未在输入文本中出现的属性值，但偏向预测高频出现的属性，且缺乏可解释性。

近年来，随着深度学习技术的发展，基于神经网络的知识图谱属性补全方法取得了显著的进展。例如，图卷积网络（graph convolutional network，GCN）、图注意力网络（graph attention network，GAT）等神经网络结构被广泛应用于知识图谱属性补全任务中。这些方法可以学习到更加复杂和抽象的实体和属性关系，从而提高属性补全的准确性和效率。佘琪星等探讨了基于贝叶斯网络的实体属性补全方法。贝叶斯网络是一种概率图模型，可以用于表示实体属性之间的依赖关系，该方法通过分析实体属性之间的依赖关系和实体与上位词概念的依赖关系，自动地为实体添加属性，从而提高属性覆盖率。此外，领域知识图谱通常包含大量的专业术语和特定领域的概念，在领域知识图谱中预测缺失的实体关系或属性信息尤为重要。陈伯谦等提出了一种融合概念和属性信息的领域知识图谱补全方法，旨在利用领域知识图谱的模式层和属性信息来提高知识图谱补全的准确性。其中，模式层定义了实体类型和关系类型的结构，属性信息提供了实体的具体特征，通常以键值对的形式存在，对于理解实体之间的关系至关重要。为了提供更丰富的语义信息，提出引入概念信息，代表了实体类型的高层抽象，能够帮助模型更好地理解实体之间的复杂关系。该方法通过融合属性信息，可以更准确地预测实体之间的关系，特别是在处理具有相似属性的实体时。实验结果表明，该方法在知识图谱补全任务上具有较好的性能，特别是在处理具有复杂关系的领域知识图谱。

四、概念抽取

概念抽取（concept extraction）是识别实体所属的高层抽象概念的任务。概念是人类认知过程中，将所感知事物的共同本质特点抽象出来，加以概括的表达，即对实体的抽象和概括，如"检查""药物""疾病"等。概念知识通常包含概念与概念之间的subClassOf关系、概念与实体之间的is_a关系等。

概念抽取是一个复杂的过程，需要综合运用多种技术和方法。传统概念抽取方法有基于本体的方法、基于聚类的方法，以及基于深度学习的方法等。其中，基于本体的方法主要利用预定义的本体来识别概念，本体是关于概念的正式规范，定义了概念之间的层次结构和关系。基于聚类的方法旨在通过无监督学习算法将具有相似特征的实体聚合成概念，如利用文本聚类算法将描述相似实体的文本聚集成一个概念。随着深度学习技术的发展，基于深度学习的方法在知识图谱概念抽取中取得了显著的进展，并逐渐成为主流方法，其主要思路是利用深度神经网络学习实体的表示，并通过相似性度量来识别概念，如利用自编码器（autoencoder）或transformer模型来学习实体的低维表示，并通过聚类或分类来识别概念。

Yuan等提出了一个名为MRC-CE的概念抽取框架，旨在从实体的描述性文本中大规模提取多粒度的概念，以丰富现有知识图谱中的概念覆盖。具体而言，MRC-CE采用基于BERT的机器阅读理解模型，结合指针网络（pointer network），从文本中提取候选的多粒度概念，并利用随机森林和基于规则的剪枝方法对候选概念进行筛选，以提高模型的精确率和召回率。在英汉双语知识图谱上的实验结果显示，MRC-CE在提取概念数量、提取细粒度概念能力等方面优于其他模型，为知识图谱补全做出了贡献。研究展示了将MRC-CE应用于CN-DBpedia和美团平台，成功提取了大量新概念，进一步证明了该框架的有效性。

综上，概念知识是人类从感性认识上升到理性认识过程中，对事物的共同本质特点的抽象表达，概念抽取有助于提升机器的自然语言理解能力，从而促进知识问答、搜索、推荐等广泛的应用效果。

五、事件抽取

事件是促使事物状态和关系改变的条件，是更为复杂的、动态的、结构化的知识。在知识图谱领域，事件是发生在某个特定的时间点或时间段、某个特定的地域范围内，由一个或者多个角色参与的一个或者多个动作组成的事情或者状态的改变。一个事件通常至少包含一个触发词，同时抽取多个要素，如事件发生的时间、地点、涉及的对象等。

事件知识学习，旨在将非结构化文本中自然语言所表达的事件以结构化的形式呈现。目前知识图谱领域多是描述实体及实体之间的关系，缺乏对事件知识的描述。事件抽取是获取事件知识的主要任务。在医学领域，事件抽取任务的目标是从非结构化的医疗文本中识别出关键事件信息，并将其转换为结构化的知识表示，以辅助临床决策和医学研究。例如，疾病诊断事件抽取旨在从病历记录中抽取疾病诊断信息，包括疾病名称、确诊时间、诊断依据等；手术事件抽取旨在识别病历文本中的手术事件，包括手术名称、手术时间、主刀医师等；药物使用事件抽取旨在从病历中抽取药物使用情况，包括药物名称、用法用量、用药时间等；检查结果事件抽取旨在识别病历中的检查结果事件，包括检查项目、检查结果、异常指标等；治疗过程事件抽取旨在抽取病历中的治疗过程信息，包括治疗方案、治疗周期、治疗效果等；并发症事件抽取旨在识别病历中的并发症事件，包括并发症名称、发生时间、症状描述等；症状描述事件抽取则旨在抽取病历中的症状描述信息，包括症状名称、出现时间、持续时间等。表4-3是一个具体的手术事件抽取的例子，在该例中，手术事件抽取从原始文本中识别出了手术的名称、时间、主刀医师、时长及术后恢复情况等关键信息，这些信息对于后续的病历分析、临床决策支持和个性化治疗建议等具有重要意义。

表4-3　手术事件抽取示例

手术事件抽取	
原始文本	"患者于2023年1月3日接受了腹腔镜胆囊切除术，手术由王医师主刀，手术时长约2小时，术后恢复良好"
手术名称	腹腔镜胆囊切除术
手术时间	2023年1月3日
主刀医师	王医师
手术时长	约2小时
术后恢复情况	良好

事件抽取的过程可以看作一组三元组的联合抽取过程。由于事件结构远比实体关系三元组复杂，与关系抽取任务相比，事件抽取更加困难和复杂。给定一个事件的描述文本，事件抽取应预测出带有特定事件类型的触发词及具有指定角色的事件要素，一般分为事件的发现和分类、事件要素的提取等阶段。

事件抽取的方法主要包括：①基于规则和模式匹配的事件抽取方法，主要通过手动设计的规则和模式匹配文本中的事件信息，其优势在于可以精确地提取出事件信息，但由于规则设计较为繁琐，扩展性较差，无法覆盖所有的事件描述。②基于统计学习的事件抽取方法通过机器学习训练分类器或序列标注模型，如SVM、随机森林、LSTM、CRF等，可自动识别文本中的事件信息，扩展性好，准确率较高，但需要大量标注数据，训练数据不足时效果会受到很大影响。③基于深度学习的方法通过深度神经网络模型（如CNN、RNN、transformer等）自动学习文本特征进行事件抽取，处理复杂的文本效果较好，但需要大量的训练数据和计算资源。④近来基于预训练语言模型的方法在语义理解和事件抽取任务中取得了较好的进展，此类方法主要利用BERT、XLNet等预训练语言模型提取文本特征以获取语义信息，进行事件抽取的效果较好，但同样需要大量计算资源。

Chen等提出了一种基于ChatGPT和提示学习的生成式中文事件提取方法，旨在解决现有事件提取任务的数据稀缺问题，并增强模型对事件语义的理解，从而提升在数据增强和输入构建方面的性能。该研究构建了基于ChatGPT的生成式事件提取模型CPEE，利用ChatGPT生成事件提取的标注语料，以解决标注数据稀缺的问题，并通过监督学习在下游任务上微调预训练的BART模型，以增强模型对事件提取任务的理解。同时构建生成式输入模板，明确引入实体标记和事件知识，以充分利用预训练语言模型的语义知识。在DuEE1.0和Title2Event两个中文数据集上进行实验，结果显示，CPEE模型相比基于阅读理解和序列标注的现有模型取得了更高的提取准确率。ChatGPT生成的标注数据集可以提高模型在事件提取任务上的适应性，而语义注释有效传递了预训练语言模型的语义知识。随着ChatGPT生成的事件提取标注语料规模的增加，不同模型在事件提取任务上的性能持续提升，为事件提取任务提供了一种有实用价值的数据增强方案。

第三节 知 识 融 合

知识图谱包含描述具体事实的实例层和表达抽象知识的本体层。实例层一般包含海量的事实知识以表达具体的实体对象及对象之间的关系。本体层是概念的集合，是描述客观世界的抽象模型，包含抽象的知识，如概念、公理等，是同一领域内不同主体直接进行交流的语义基础。在实际应用中，知识图谱可由任何机构和个人自由构建，故其背后的数据来源广泛、质量参差不齐，此外，由于知识会随着时间不断演化和不同领域之间的差异性等问题，导致不同图谱之间存在多样性和异构性。其中，不同本体分布性和主观性有显著差异，即本体异构性。而相同的知识实例可能包含大量不同的实体名称，引起大量共指问题，即为实例的异构性。如何有效解决本体和实例的异构性，对于提升知识图谱应用中的数据操作效率、实现高效信息交互具有现实意义。

研究表明，解决知识图谱异构性的关键途径是知识融合。知识融合旨在通过映射的方式建立异构的实例或本体之间的关联，进而实现不同知识图谱之间的互联互通，本质上是对不同图谱之间重叠的知识进行集成与合并。例如，对于存在多个不同的实体指称真实世界中的相同事物的情况，知识融合能够重用已有的知识，集成为一致、简洁、统一的形式，进而提升不同知识图谱应用间交互的操作性。

知识融合技术主要分为两个层次：本体层匹配和实例层匹配。其中，本体层包含等价类、子属性、子类及等价属性等，由于语言、数据结构等不同造成的差异，不同的知识图谱对相同属性存在不同的称谓，知识融合需要寻找本体之间的映射规则，消除本体异构，实现异构本体之间的互操作。本体匹配（ontology matching）也称为本体映射（ontology mapping）、本体对齐（ontology alignment）。实例层包含等价实例，相同的实体可能存在别名、缩写等指代称谓，知识融合需要对齐不同图谱中相同的实体，也称实体对齐（entity alignment）、实体消解（entity resolution）。

一、本体匹配

本体匹配旨在发现源本体和目标本体之间映射单元的集合，即建立来自异构本体之间的匹配关系。具体来说，本体匹配的目标是发现一个三元组 $T(O, O', M)$，包含一个源本体 O、一个目标本体 O' 和一个映射单元集合 M。其中，$m \in M$ 表示一个基本映射单元。本体匹配从技术路线上可分为基于术语匹配法和基于结构匹配法。

（一）基于术语匹配的本体融合

基于术语匹配的本体融合，核心思想是通过比较本体的标签，名称等文本相似度，实现本体对齐。基于术语匹配的方法中，字符串匹配是一种常用的技术。通过规范化字符串，考虑文本中的大小写、空白、连接符和标点，以提高匹配的准确性。采用相似度度量方法，如最小编辑距离、汉明距离和 Jaccard 系数等，这些方法在处理短文本相似度方面表现出色。此外，采用 TF-IDF 来评估字或词对文档的重要程度，有助于更准确地确定匹配项。

（二）基于结构特征的本体融合

基于本体结构匹配，利用不同本体包含的结构信息补充术语匹配的不足，进而有效提升本体匹配效果。其核心思想是基于本体结构图中包含的概念、属性信息，补充文本信息的不足。本体结构匹配又可以分为间接结构匹配和直接结构匹配，前者在术语匹配中考虑结构信息，如相邻、属性、上下文等；后者采用图匹配算法，但计算复杂度很高，通常采用相似度传播方法的变体模型。

针对现有的本体匹配方法存在语义信息和结构信息利用不足的问题，Wang 提出一种融合文本语义和图结构信息的本体匹配框架 LaKERMap，采用自监督学习概念表示，利用两个transformer编码器分别对三元组和路径进行编码，并设计了多个训练目标，包括三元组对比学习、关系分类、路径对比学习和路径掩码预测，以学习概念之间的上下文信息和结构化表示。在推理过程中，LaKERMap利用预训练模型预测候选概念，并基于知识图谱嵌入对关系进行编码，进而选择最终的映射。实验结果表明，LaKERMap在准确率和推理速度方面均优于现有主流本体匹配系统，在提高本体匹配效果方面具有显著作用。

二、实体对齐

在实际应用中，知识图谱的实例规模远远大于本体规模，基于实例层（实体）的知识融合方法可以将不同图谱间的实例层实体进行合并，从而将不同来源的知识关联起来，形成大而全的知识图谱，为后续下游任务提供更丰富全面的知识。

实体对齐的问题定义与本体匹配类似，更侧重于知识图谱的实例对象融合，其目标是从描述真实世界对象的两个不同的知识图谱中识别和链接相同或相似的等价实体对。等价实体对是指描述客观世界中同一事物但来自不同知识图谱的两个实体，如图4-8中的"新冠病毒感染"与"19型冠状病毒病"。

实体对齐技术可抽象为以下数学问题：定义知识图谱 $G = (E, R, A, T^R, T^A)$，其中 E 为实体集合，R 为关系集合，A 为数值化的属性集合，$T^A = E \times A$ 为实体和属性集合，$T^R = E \times R \times E$ 为包含三元组 (h, r, t) 的集合，其中 h 为头部实体，r 为关系指向，t 为尾部实体。在给定两个需要融合的知识图谱 $G_1 = (E_1, R_1, A_1, T_1^R, T_1^A)$ 和 $G_2 = (E_2, R_2, A_2, T_2^R, T_2^A)$ 条件下，同时假设知识图谱 G_1 中有一小部分实体

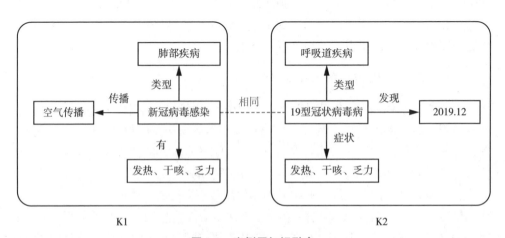

图4-8　实例层知识融合

与知识图谱 G_2 对应，仅仅只是命名有少许差异，由此，实体对齐技术可描述为找到集合 $C = \{(e_i, e_j)|e_i \equiv e_j, e \in E_1, e_j \in E_2\}$。

实体对齐通常分为传统方法和基于表示学习的方法。传统的实体对齐方法又可分为基于等价关系推理和基于相似度的方法。前者是一种基于符号推理的方法，主要基于 same as 进行等价关系推理，等价映射声明了概念之间和关系之间的对应，异构本体的等价成分之间在互操作过程中可以直接相互替代。后者通过计算实体的特征衡量实体之间的相似度，如利用实体标签信息（实体名称、描述等）构建特征或人工构建实体类别特征等，进而基于启发式的方法，利用编辑距离、Jaccard 相似系数等算法评估实体之间的相似度。基于规则的方法预先定义一套规则来匹配实体，这些规则可以是基于属性值的相等性、相似性或者是一些逻辑组合。例如，如果两个实体的名称和出生日期都相同，则二者很可能为同一实体。此外，还有基于聚类的方法将属性相似的实体聚集成簇，认为属于同一簇的实体可能是相同的。

以上传统实体对齐方法各有优缺点，通常需要根据具体的应用场景和数据特点选择合适的方法。近年来，基于深度表示学习的实体对齐方法在处理大规模和复杂数据时表现出色，逐渐成为研究热点。基于深度表示学习的实体对齐方法主要通过神经网络等深度学习技术来学习实体和关系的低维表示（也称为嵌入，embedding），然后在这些低维空间中比较不同知识图谱中实体的表示，以判断其是否对应于现实世界中的同一对象。常用方法有半监督学习策略，先选择一部分等效实体作为对齐种子集合，学习目标为对齐全部隐含的等效实体。这类问题需要考虑两个方面的约束，即一致性约束和互斥性约束。具体而言，一致性约束要求等效实体须具有相似的特征，互斥性约束要求一个知识图谱中的实体只能与另一个知识图谱中的实体对齐。前文所述的翻译模型（translation-based models），如 TransE、TransH、TransR/CTransR 等，将关系视为实体间的翻译，并将实体与关系映射为不同空间的多种表示，进一步实现实体之间的对齐。也有研究利用图神经网络（Graph Neural Network，GNN）直接适配知识图谱固有的图形结构。一般利用图注意力网络或图卷积网络作为嵌入对齐模型，学习实体在图中的表示，将实体及其之间的关系表示为图结构，可以更好地捕捉局部结构信息，将邻域实体嵌入进行融合，从而使实体嵌入具备邻域信息，然后利用图匹配算法寻找不同图中相似的子图，从而实现实体对齐。

一般而言，基于表示学习的实体对齐方法包含 3 个模块：嵌入模块、对齐模块和推理模块。其中，嵌入模块旨在生成嵌入向量表示。其输入为图谱结构、关系谓词、属性谓词和属性值，用于生成实体嵌入、关系嵌入和属性嵌入。其中，图谱结构信息是最基本且最重要的输入，其他类型的信息（关系谓词、属性谓词和属性值）通常以自然语言短文本的形式表示，包含丰富的语义信息，有助于实体对齐。对齐模块旨在将图谱A和图谱B各自生成的嵌入向量统一到同一个向量空间中，以便识别对齐的实体。这是实体对齐面临的主要挑战。实体对齐技术一般使用一组人工标注的等价实体对作为训练集来训练对齐模块，人工标注的等价实体对被称为种子实体对。推理模块旨在判断图谱A和图谱B中的一对实体是否对齐。一般而言，可以根据对齐模块获得的嵌入向量，对图谱A中的每一个实体使用最近邻搜索算法来计算图谱B中与之相似度最高的实体，组成一个对齐实体对。常用的相似性度量包括余弦相似性、欧几里得距离等。

实体对齐还需要考虑以下几个关键问题：

1. 属性对齐　在不同知识图谱中，相同实体的属性可能具有不同的表示形式，需要通过属性匹配来提高对齐的准确性。例如，DeepAlign模型结合了深度学习和传统基于属性的方法，通过联合训练实体和关系的表示来提高对齐性能。

2. 迭代优化　实体对齐是一个迭代的过程，通过不断的训练和评估，可以逐步提高对齐的质量。有研究者提出基于迭代训练的实体对齐方法ITransE，在两个异构知识图谱之间基于少量对齐实体种子，采取不断迭代方式实现大规模的实体对齐。

3. 跨语言对齐　对于多语言知识图谱而言，还需要解决语言差异带来的挑战。MTransE模型针对多语言知识图谱的对齐问题提出了一种多语言翻译模型，该模型假设每种语言中的相同实体在向量空间的表示非常接近，可基于TransE知识表示学习模型优化向量平移目标，再基于两个线性转换优化目标约束不同知识图谱的实体表示。针对需要对齐的实体，只进行跨语言转换并搜索向量空间中最近的向量，该向量对应的实体即为对齐实体。

目前已有研究者发布了一些实体对齐的开源框架，如OpenEA、EAKit、Dedupe等。其中OpenEA是一个基于表示学习的知识图谱实体对齐开源软件库，利用Python和Tensorflow开发，集成了多种基于表示学习的实体对齐方法，架构灵活便于集成现有的各种特征嵌入模型。EAKit是一个轻量级的基于PyTorch的实体对齐框架，支持自定义模块开发。Dedupe是一个Python库，主要用于结构化数据的模糊匹配、重复数据删除和实体对齐。Dedupe使用机器学习方法，通过比较数据样本的相似度进行聚类，从而实现去重目的，用于多种数据类型，并允许用户根据不同字段的重要性分配不同的权重。以上开源框架各有特点，适用于不同的应用场景和需求，如OpenEA更侧重于基于表示学习的知识图谱实体对齐，而Dedupe则更适用于结构化数据的实体对齐和去重任务，可以根据具体需求选择适合的工具来进行实体对齐。

三、多模态知识融合

多模态知识融合可以为决策提供更多的信息，由于不同模态的特征向量通常位于不同子空间中，即异质性差距，阻碍了多模态数据信息的综合利用。深度学习中的多模态融合技术是模型在完成分析和识别任务时处理不同形式的数据的过程。多模态融合主要包括模态表示、融合、转换和对齐等方法和技术。

将异构特征投影到公共子空间，其中具有相似语义的多模态数据将由相似向量表示。多模态融合技术的主要目标是缩小语义子空间中的分布差距，同时保持模态特定语义的完整性。最近，多模态融合在计算机视觉、自然语言处理和语音识别等多种应用中取得的突出性成果，已引起学术界和工业界的广泛关注。

多模态融合架构分为三类：联合架构、协作架构和编解码架构。其中，联合架构是将单模态表示投影到一个共享语义子空间中，以便融合多模态特征，其关键是实现特征"联合"，最简单方法是直接连接，即"加"联合方法；协同架构包括跨模态相似模型和典型相关分析，以寻求协调子空间中模态间的关联关系；编解码器架构主要由编码器和解码器两部分组成，其目标是将一个模态映射到另一个模态的中间表示，即编码器将源模态映射到向量 v 中，解码器基于向量 v 将生成一个新的目标模态样本。

多模态协同框架是各种分离的单模态在某些约束下实现相互协同的方法。由于不同模态包含的信息不一样，协同方法有利于保持各单模态独有的特征和排他性。协同架构在跨模态学习中已经得到广泛应用，主流的协同方法是基于交叉模态相似性方法，该方法旨在通过直接测量向量与不同模态的距离来学习一个公共子空间。

多模态融合方法主要分为模型无关的方法和基于模型的方法，前者不直接依赖于特定的深度学习方法，后者利用深度学习模型显式地解决多模态融合问题，如基于核的方法、图像模型方法和神经网络方法等。模型无关的融合方法可以分为早期融合（即基于特征的）、晚期融合（即基于决策的）和混合融合。

早期融合在提取特征后立即集成特征（通常只需连接各模态特征的表示），晚期融合在每种模式输出结果（如输出分类或回归结果）之后才执行集成，混合融合结合了早期融合方法和单模态预测器的输出。对于早期融合方法，为了缓解各模态中原始数据间的不一致性问题，可以先从每种模态中分别提取特征的表示，然后在特征级别进行融合，即特征融合。由于深度学习本质上会涉及从原始数据中学习特征的具体表示，往往在未抽取特征之前就需要进行融合，即数据融合。因此，特征层面和数据层面的融合都称为早期融合。

晚期融合也称决策级融合，深度学习模型先对不同的模态进行训练，再融合多个模型输出的结果，该方法的融合过程与特征无关，且来自多个模型的错误通常是不相关的。目前，晚期融合方法主要采用规则来确定不同模型输出结果的组合，即规则融合，如最大值融合、平均值融合、贝叶斯规则融合及集成学习等规则融合方法。混合融合结合了早期和晚期融合方法，在综合了二者优点的同时，也增加了模型的结构复杂度和训练难度。

多模态对齐方法是多模态融合关键技术之一，旨在从两个或多个模态中查找实例之间的对应关系，可分为显式对齐和隐式对齐。其中，显式对齐关注模态之间子组件的对齐问题，而隐式对齐则是在模型训练期间对数据进行潜在的对齐。对于显示对齐中的无监督方法，不同模态的实例之间没有用于直接对齐的监督标签。对于显示对齐方法中的有监督方法，是从无监督的序列对齐技术中得到启发，并通过增强模型的监督信息来获得更好的性能，在不降低性能的前提下，尽量减少监督信息，利用少量监督信息在跨模态实例之间进行对齐，即弱监督对齐。对于隐式对齐方法，常用的有图模型方法、神经网络模型等。其中，基于神经网络模型的跨模态隐式对齐，主要在模型训练期间引入对齐机制，如注意力机制，将解码器集中在各个模态的特定部分，与目标任务一起完成端到端的训练，实现跨模态信息的隐式对齐。

第四节　知　识　推　理

知识推理旨在从知识库中已有的实体关系数据出发，经过计算机推理，建立实体间的新关联，从而拓展和丰富知识网络。知识推理的对象不局限于实体间的关系，也可以是实体的属性值、本体的概念层次关系等。知识推理是知识图谱构建、完善及拓展的重要手段和关键环节，经过知识推理，能够从现有知识中发现新的知识，因此，对于知识计算具有重要作用，如知识分类、知识校验、知识链接预测与知识补全等。

知识图谱上可实现演绎、归纳、溯因、类比等各种形式的推理。知识图谱推理任务限定为基于图结构完成关系推理和事实预测，其目标是利用图谱中已存在的关联关系或事实来推断未知关系或事实。常用的知识图谱推理方法可分为基于符号逻辑的推理和基于表示学习的推理。其中，基于符号的推理可以从已有的知识图谱推理出新的实体间关系，用于建立新知识或者对知识图谱进行逻辑的冲突检测。基于表示学习的推理方法主要利用机器学习方法分析统计规律，从知识图谱中学习到新的实体间关系。

一、基于符号逻辑的知识推理

基于符号逻辑的知识图谱推理方法主要依赖于形式逻辑和推理规则来推导新的隐含知识或检测不一致性，具有较高的可解释性，并且能够处理复杂的逻辑关系。常用基于符号逻辑的知识图谱推理方法包括基于前文所述的逻辑形式系统，如一阶谓词逻辑推理、描述逻辑、产生式规则、模态逻辑等，如 HermiT 是用于 OWL 本体的经典描述逻辑推理器，RDFox 支持 Datalog 规则推理等。其中，模态逻辑是一种扩展了经典逻辑的符号系统，用于处理知识图谱中的可能性和必然性等概念。此外，情境逻辑是一种用于表示动态系统的逻辑，通过定义情境和动作来推理状态的变化，其中，情境表示世界的状态，动作表示导致状态变化的事件，情境逻辑适用于建模和推理系统的动态行为，如机器人路径规划、自动车辆导航和游戏智能等。

基于符号逻辑的推理方法在知识图谱的应用中扮演着重要角色，尤其是在需要高可解释性和精确推理的场景下，有助于从已有的知识中推导出新的知识，提高知识图谱的覆盖范围和智能水平。然而，该类方法的计算复杂度通常较高，对于知识表示的逻辑结构要求也比较高，因此，在处理大规模知识图谱时可能需要高效的推理引擎和优化策略。

二、基于表示学习的知识推理

近年来，随着深度学习的快速发展，知识图谱嵌入（KG embedding，KGE）在知识推理中取得显著进展。作为一种表示学习技术，KGE 旨在将实体和关系表示为向量（嵌入），通过具有语义的向量来表示实体和关系，进一步可以推断出隐含的和新的知识。例如，假设推理"呼吸困难"和"呼吸道吸入性损伤"之间是否存在"临床表现"，则将这 3 个实体对应的 embedding 在嵌入模型中做相应的算法即可。

KGE 方法通常由一个评分函数 $\varphi()$ 和一个损失函数组成，其中，评分函数 $\varphi()$ 定义了如何根据实体和关系嵌入计算真值，而损失函数旨在最大化正三元组的真值，同时最小化生成的负三元组的值。常用的 KGE 方法有基于平移距离的知识推理模型，如前文所述的 TransE 系列模型，以及基于语义匹配的知识推理模型，如 DisMult 模型等。KGE 技术可以用于查询三元组、推断新的三元组及发现三元组之间的不一致性。与基于符号逻辑的知识推理方法相比，KGE 方法能够进行归纳推理而无需预先定义的逻辑，处理不确定性和数据噪声，并且通过近似推理进行扩展。

KGE方法通过嵌入表示学习进行近似推理为知识图谱推理提供了一种高效且强大的手段，然而，其主要问题是无法有效嵌入复杂语义、容易忽略KG的本体模式，并且大多数方法构建的是黑盒模型，缺乏可解释性。

三、集成符号逻辑与表示学习的知识推理

如上所述，基于符号逻辑的推理具备可解释和可迁移的特性，而基于嵌入表示的推理可处理不确定性和数据噪声，并且能够预测不确定但似乎合理的知识。已有大量研究关注如何集成符号逻辑和表示学习方法以实现更鲁棒的KG推理。

Tang等提出了一个名为RulE（rule embedding）的知识图谱推理框架，其主要思想是学习每个逻辑规则的嵌入表示，并将其与实体和关系的嵌入一起加入同一空间进行联合训练，从而有效利用逻辑规则增强知识图谱推理，见图4-9。RulE框架主要由三部分组成，给定一个知识图谱，其中包含了三元组集合、自动抽取或人工定义的逻辑规则，然后，通过以下步骤对图谱中的实体、关系、规则进行联合嵌入式表示：①首先对实体和关系之间的关系，以及关系和逻辑规则之间的关系进行建模，以学习在同一连续空间中的联合实体、关系和规则嵌入。利用学习的规则嵌入（R）和关系嵌入（r），RulE可以输出权重（w），作为每个规则的置信度得分。②在软规则推理阶段，构造了一个基于规则置信度的软多热编码v，例如，对于三元组 (e_1, r_3, e_6)，只有 R_1 和 R_3 可以推断其实例化路径 $e_1 \rightarrow r_1 \rightarrow r_2 \rightarrow e_6$ 及 $e_1 \rightarrow r_7 \rightarrow r_8 \rightarrow e_6$ 的事实（分别为紫色和蓝色突出显示）。因此，v_1 的值是 w_1，v_3 是 w_3，其他未激活的规则的值是0，于是有所构造的软多热编码通过前馈神经网络（MLP）以输出基础规则得分。③最后，将第一阶段训练的实体和关系嵌入计算的KGE得分与第二阶段获得的基础规则得分相结合，对未知三元组进行推理。

（一）联合实体、关系、规则嵌入（Joint entity/relation/rule embedding）

给定三元组 $(h, r, t) \in K$ 及规则 $R \in L$，利用 $h, r, t, R \in C^k$ 分别代表其嵌入表示。其中 k 是复空间的维数（遵循RotatE）。类似于传统KGE，RulE利用评分函数编码每个三元组的可扩展性，并另外定义了逻辑规则的评分函数。基于两个评分函数，通过最大化现有三元组 K（零阶逻辑）和逻辑规则 L（一阶逻辑）的可扩展性，在同一空间中联合学习实体，关系和规则嵌入。

1. 实体和关系之间的关联建模　首先，采用简单实用的RotatE对三元组进

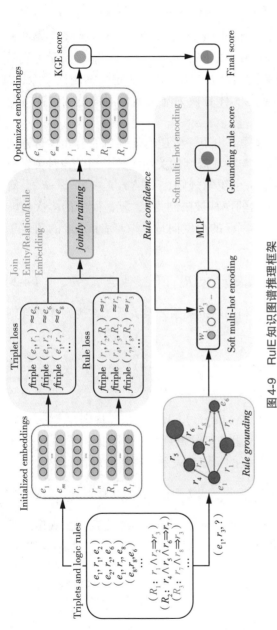

图 4-9　RulE 知识图谱推理框架

引自：TANG X, ZHU S, LIANG Y, et al. RulE: Knowledge Graph Reasoning with Rule Embedding [C] /Findings of the Association for Computational Linguistics ACL 2024. 2024: 4316-4335.

行建模，其负采样损失函数定义为：

$$L_t(h, r, t) = -log\sigma(\gamma_t - d(h, r, t)) - \sum_{(h', r, t') \in N} \frac{1}{|N|} log\sigma(d(h, r, t) - \gamma_t \quad （4-1）$$

其中 γ_t 是固定的三元组间隔（fixed triplet margin），即知识图谱嵌入模型在训练过程中保持固定的三元组真值和负样本之间的间隔，可以控制模型学习到的嵌入表示的相似性，从而优化模型的泛化能力。$d(h, r, t)$ 是定义的距离函数，N 是利用自对抗负采样方法将头实体或尾实体替换为随机实体而构造的负样本的集合。

2. 关系和逻辑规则之间的关联建模　由于一阶逻辑规则对所有实体普遍成立，无法将其与特定实体相关联，而只与构成规则的关系相关，因此，对关系与逻辑之间的关联建模策略如下：给定一个逻辑规则 R：$r_1 \wedge r_2 \wedge \cdots \wedge r_l \rightarrow r_{l+1}$，有 $r_{l+1} \approx (r_1 \circ r_2 \circ \cdots \circ r_l) \circ R$，由于 r 中每个元素的模都被限制为1，复平面中的多次旋转等价于相应角度的求和，定义 $g(r)$ 为关系 r 的角度向量（取 r 每个元素的角度）。则有距离函数：

$$d(r_1, \cdots, r_{l+1}, R) = \| \sum_{i=1}^{l} g(r_i) + g(R) - g(r_{l+1}) \| \quad （4-2）$$

采用与建模三元组相同的负采样，利用随机关系替换关系（在规则体或规则头部），逻辑规则的损失函数定义为：

$$L_r(r_1, \cdots, r_{l+1}, R) = -log\sigma(\gamma_r - d(r_1, \cdots, r_{l+1}, R))$$
$$-\sum_{(r_1, \cdots, r_{l+1}, R) \in M} \frac{1}{|M|} log\sigma(d(r_1, \cdots, r_{l+1}, R) - \gamma_r) \quad （4-3）$$

其中 γ_r 是固定的规则间隔（Fixed Rule Margin），M 是负采样规则样本集。

3. 联合训练　给定一个包含三元组 K 和逻辑规则 L 的图谱，通过对公式（4-1）和（4-3）进行联合优化，获得最终的实体、关系、规则嵌入表示。

$$L = \sum_{(h, r, t) \in K} L_t(h, r, t) + \alpha \sum_{(r_1, \cdots, r_{l+1}, R) \in L} L_r(r_1, \cdots, r_{l+1}, R) \quad （4-4）$$

其中，α 是平衡两种损失的超参数。规则损失还通过添加关系应当满足的附加约束来为三元组（KGE）损失提供正则化以增强 KGE 训练，使实体/关系嵌入更符合先前的规则。

（二）软规则推理

在软规则推理过程中，利用联合关系和规则嵌入来计算每条规则的置信度。与 KGE 计算三元组评分类似，逻辑规则 R：$r_1 \wedge r_2 \wedge \cdots \wedge r_l \rightarrow r_{l+1}$ 的置信评分计算如下：

$$w_i = \gamma_r - d(r_{i_1}, \cdots, r_{i_n}, R_i) \tag{4-5}$$

通过找到连接头和尾的所有路径来实现规则实例化（rule grounding），即将抽象的规则应用于具体的实体，以生成具体的预测。通常，一个三元组可以激活几个不同的规则，每个规则都有不同数量的支持（激活路径），见图4-9，对于三元组 (e_1, r_3, e_6)，可以通过规则 R_1 和 R_3 推断其实例化路径 $e_1 \rightarrow r_1 \rightarrow r_2 \rightarrow e_6$ 及 $e_1 \rightarrow r_7 \rightarrow r_8 \rightarrow e_6$，一种直接的方法是使用最大值［即 $\max(w_1, w_3)$］或求和（即 $w_1 + w_3$）作为三元组的基础规则得分。

然而，在实际应用中，以上方式可能无法捕获不同规则之间的依赖性，而且自动提取的规则可能包含大量的冗余或噪声，因此，采用前馈神经网络MLP来建模规则之间复杂的相互依赖关系。首先构造一个软多热点编码 $v \in R^L$，其中，v_i 是 R_i 的置信度和激活 R_i 的实例化路径的数目的乘积，即 $v_i = w_i \times |P(h, r, t, R_i)|$，$i \in 1, \cdots, L$，其中，$P(h, r, t, R_i)$ 是应用于当前三元组 (h, r, t) 的规则 R_i 的支持集。对于图4-9中的候选实体 e_6，有 v_1 值为 $w_1 \times 1$（实例化路径 $e_1 \rightarrow r_7 \rightarrow r_8 \rightarrow e_6$ 出现一次），v_3 值为 $w_3 \times 1$，其他未激活规则的值则为0。其次，基于软多热编码 v，应用MLP来计算基础规则评分。

$$s_g(h, r, t) = MLP(v) \tag{4-6}$$

对于查询 $(h, r, ?)$，将遍历所有候选项 t，所有候选项的实例化路径可以通过广度优先搜索（breadth first search，BFS）算法计算。获得所有候选答案的基础规则分数后，可进一步使用Softmax函数来计算真实答案的概率。最后，通过最大化训练三元组中真实答案的对数似然来训练MLP。

（三）推理

在推理阶段，可利用KGE评分与实例化规则评分的加权和来预测任何缺失的事实，其中，β 是平衡基于嵌入和基于规则的推理的权重的超参数：

$$s(h, r, t) = s_t(h, r, t) + \beta \cdot s_g(h, r, t') \tag{4-7}$$

综上所述，与常规的知识图谱嵌入（KGE）方法不同，RulE将先验逻辑规则信息注入到嵌入空间中，通过共同表示实体、关系和逻辑规则在统一嵌入空间中学习规则嵌入，丰富和规范了实体/关系嵌入，提高了KGE的泛化能力。同时基于学习到的规则嵌入计算每个规则的置信度，反映其与观测的三元组的一致性，实现软逻辑规则推理。实验结果表明，RulE有效地整合了嵌入和规则两种方法的优势，并在多个数据集上取得了良好的性能。

第五节 知 识 溯 源

知识溯源技术是一种旨在追踪知识来源、确定知识可靠性和验证知识正确性的技术。其主要目标是通过识别知识来源和传播路径，评估知识的可信度和准确性，从而为用户提供可靠和可信的知识。知识图谱溯源技术是一种追踪知识图谱中实体和关系来源的技术，旨在提高知识图谱的整体可信度。在知识图谱的构建过程中，知识溯源作为核心环节，不仅是确保知识准确性和完整性的关键步骤，更是连接知识节点、构建知识网络的重要桥梁，可以帮助用户评估图谱的可靠性和准确性，从而更好地利用知识图谱进行决策和解决问题，是构建可信知识服务的基础技术之一。

知识图谱溯源技术主要涉及实体、关系、属性等关键知识要素及其相关证据链的溯源和追踪，以及知识图谱的构建、更新及评估等过程性的可靠性分析等方面。

一、实体溯源

实体溯源（entity provenance）技术旨在追踪知识图谱中每个实体的来源，是一种记录数据实体来源和演化过程的技术，其目的在于帮助用户理解数据实体的可信度，确认数据来源和生成过程（包括原始数据、处理过程、转换操作等）、验证数据真实性、诊断数据错误，以及在数据错误时提供诊断和调试手段。

相比数据溯源技术记录整个数据集的来源和生成过程，而实体溯源则专注于单个数据实体的溯源信息，例如，确定一种特定疾病是否来自可靠的指南或权威的出版物。主流的具有较好扩展性的实体溯源模型包括图溯源模型和 RDF 溯源模型等，前者利用图数据模型来表示实体及其溯源信息，实体作为图的节点，溯源信息作为节点的边；后者基于 RDF 三元组存储实体及其溯源信息，实体和属性作为主体和客体，溯源信息作为关系。

目前已有一些支持实体溯源的开源系统发布，如 ProvStore、W3C PROV 等。实体溯源技术有助于评估图谱中实体的可靠性和准确性，对于确保数据质量、可信度和透明度具有重要意义，而面临的主要挑战为存储空间大、查询效率低、动态溯源复杂，以及模型选择困难等，因此，需要不断优化，以适应日益增长的数据量和复杂的数据处理流程。

二、关系溯源

关系溯源（relational provenance）技术旨在追踪知识图谱中每个关系的来源，是一种通过记录数据实体之间的关系来追踪溯源的技术，关系溯源技术的核心思想是建立数据实体之间的关系，并利用这些关系来追踪实体的溯源信息，记录实体的来源、演变过程和传播路径。关系溯源技术的主要应用包括数据集成、数据质量诊断、数据安全与合规、数据审计与可信度评估等。

关系溯源技术通常将实体之间的关系建模为一种图结构，其中，实体作为图的节点，关系作为节点之间的边，也称为溯源图。其中，边表示实体之间的关系，如数据流关系、转换关系、传播关系等。边可以包含各种属性，如关系的类型、权重、时间戳等。这些属性用于记录关系的详细信息和上下文信息，从而提供更丰富的溯源信息。然而由于图结构的复杂性，其实现过程也存在一些挑战，如边的属性定义和存储、溯源图的查询和分析、动态溯源等问题，需要进一步的研究和优化。主流的关系溯源模型包括图溯源模型、RDF溯源模型、属性溯源模型、传播溯源模型、转换溯源模型及数据流溯源模型等。以上模型各有特点，可根据实际应用需求选择合适的模型，以提供有效的关系溯源信息。

三、属性溯源

属性溯源（attribute provenance）技术旨在追踪知识图谱中每个属性的来源，是一种记录和追踪数据属性来源和演变过程的技术。其主要思想是为每个属性建立独立的溯源信息，包括原始数据的来源、属性的计算逻辑、转换过程、传播路径等。通过对每个属性附加额外的元数据，从而为用户提供对属性的可信度和质量的判断依据。

属性溯源主要方法包括：①属性元数据，为每个属性附加额外的元数据，记录属性的来源、计算逻辑、转换过程等，元数据可以存储在数据库、元数据仓库或其他存储系统中。②属性链，记录属性随时间变化的溯源信息，包括属性之间的转换关系和传播路径，有助于追踪属性的演变过程和传播逻辑。③属性溯源图，利用图数据模型来表示属性及其溯源信息，属性作为图的节点，溯源信息作为节点之间的边，有助于直观地表示属性之间的关系和传播路径。④属性溯源数据库，利用数据库来存储属性溯源信息，以支持对属性溯源信息的查询和分析。⑤属性溯源语言，利用RDF等特定语言来表示属性溯源信息，有助于标准化属性溯源信息的表示和交换。⑥属性溯源可视化，即利用图形化方式来展示属性的溯源信息，有助于用户直观地理解属性之间的关系、传播路径和演变过程等信息。

属性溯源技术通过对属性的详细追踪，为用户提供更深入的理解和信任。然而，该技术也面临种种挑战，如为每个属性附加元数据会带来额外的存储和计算开销，同时需要有效管理大量属性元数据，以确保其一致性和准确性，此外，也需要追踪属性随时间变化的溯源信息，以支持动态数据流分析。

四、证据链追踪

证据链追踪（evidence chain tracing）旨在定位知识图谱中每个实体的证据链，其核心思想是建立数据实体的证据链，即记录实体来源、处理过程和传播路径的完整信息，通常以元数据的形式附加到实体上，为用户提供对数据可信度和质量的判断依据。证据链追踪的关键技术与上述实体、关系、属性等信息溯源技术类似，涉及属性元数据记录、溯源图、溯源数据库、溯源可视化等主流方法，此外，需要一种通用的证据链追踪框架，以记录和管理实体溯源信息。

五、知识图谱构建、更新及评估溯源

知识图谱构建溯源旨在记录知识图谱中每个实体和关系的来源和构建过程，以确保知识图谱的质量和可信度。知识图谱构建溯源关键技术主要包括：①构建过程记录，记录知识图谱构建过程中的关键步骤，如数据源选择、信息提取、实体链接、关系抽取等，以及每一步使用的算法和参数。②数据源溯源，记录每个实体和关系的原始数据来源，包括数据集名称、数据采集时间、数据提供者等元数据信息。③实体链接溯源，记录不同数据源中相同实体的识别和链接过程，包括链接算法、链接结果等。④关系抽取溯源，记录实体之间关系的抽取过程，包括关系类型、抽取算法、置信度等信息。⑤溯源表示，即利用溯源图、溯源数据模型、溯源语言等方式表示知识图谱的构建溯源信息。⑥溯源查询与分析，支持用户查询和分析知识图谱的构建溯源信息，以提供数据质量诊断和调试支持。

知识图谱更新溯源旨在追踪知识图谱更新过程中的每个步骤，通过记录知识图谱更新过程中的关键信息，以确保更新后的知识图谱仍然保持高质量和可信度。知识图谱更新溯源的关键技术包括：①更新操作记录，记录知识图谱更新的关键操作，如添加新实体、修改关系、删除错误信息等，以及每一步使用的算法和参数。②更新数据溯源，记录更新所使用的数据来源，包括数据集名称、数据采集时间、数据提供者等元数据信息。③实体链接溯源，记录更新过程中新实体的识别和链接过程，包括链接算法、链接结果等。④关系抽取溯源，记录更新过程中实体之间关系的抽取过程，包括关系类型、抽取算法、置信度等信息。⑤质量评估溯源，记录更新后知识图谱的质量评估过程和结果，包括评估指标、评估算法、评估结果等。⑥更新效果分析，记录更新后知识图谱的效果分析，包括新增实体、修改关系、删除错误信息等对知识图谱质量的影响。⑦溯源表示，利用溯源图、溯源数据模型、溯源语言等方式表示知识图谱的更新溯源信息。⑧溯源查询与分析，支持用户查询和分析知识图谱的更新溯源信息。

　　知识图谱评估溯源旨在追踪知识图谱评估过程中的每个步骤，通过记录知识图谱评估过程中的关键信息，以确保评估结果的准确性和可信度。知识图谱评估溯源的关键技术包括：①评估目标设定，记录评估目标，包括评估指标、评估标准和评估范围。②评估数据溯源，记录评估所使用的数据来源，包括数据集名称、数据采集时间、数据提供者等元数据信息。③评估方法溯源，记录评估方法，包括评估算法、评估参数和评估步骤。④评估结果记录，记录评估结果，包括评估指标的得分、排名和评估报告。⑤质量分析溯源，记录评估结果的质量分析过程，包括分析方法、分析结果和分析报告等。

　　以上简要回顾了知识图谱溯源的主流理论方法和技术，作为一种记录和追踪知识来源和演变过程的方法，知识溯源技术在提高图谱质量和可信度方面具有重要作用，但同时也面临着一些挑战和不足。首先，随着数据规模的不断增长，知识溯源技术需要处理更多的数据，存储和计算的复杂性显著增加。其次，许多应用场景需要实时追踪数据实体和关系的变化，而现有知识溯源技术往往难以满足实时性和动态溯源需求。最后，知识溯源过程中涉及大量敏感数据，如何在保护数据安全和隐私的前提下实现溯源十分具有挑战性。此外，面向跨领域和跨学科的应用场景，需要进一步与其他交叉领域和学科相结合，不断优化知识溯源算法，并以交互友好的可视化方式提供更全面准确的溯源信息。

第六节　小　　结

　　知识图谱作为人工智能领域的重要组成部分，以其结构化的知识表示形式，描述了现实世界中的实体、概念及其相互关系，形成了聚合大量知识的结构化语义知识库。利用图结构建模、识别和推断事物间的复杂关联关系，为知识的快速获取和推理提供了有效手段。

　　本章主要围绕知识图谱构建技术进行了深入探讨，系统概述了知识表示、获取、融合、推理、溯源等关键环节。其中，知识表示是知识图谱构建的重要基石，合适的知识表示方法决定了知识获取和推理的形式和难度。知识获取则涵盖了实体识别、关系发现、属性补全、概念抽取，以及事件抽取等多层次多粒度的知识要素，是知识图谱构建的核心关键技术和数据基础。知识融合是解决知识图谱异构性的关键途径，特别是多模态知识融合对于迅速扩大知识图谱规模具有重要意义，因此，第三节从概念层的本体匹配、实例层的实体对齐，以及多模态融合等角度，对当前涉及的主流知识融合技术进行了概要性介绍。知识推理是人工智能领域最核心的目标和任务之一，而知识图谱构建的意义也是基于事物的描述性事实，去推断、归纳和预测未知的事实，第四节首先简要回顾了知识推理技术的两大流派，即基于符号逻辑的方法和基于表示学习的方法，二者各有优势与不足，因此，展开介绍了当前集成符号逻辑与表示学习的知识图谱推理方法，为有效提高知识推理的鲁棒性提供参考。最后，简述了当前知识图谱溯源的主要技术路线与应用挑战。

综上，本章通过全面介绍知识图谱构建技术的关键环节和技术要点，为后续垂直领域图谱的构建和应用提供了实践依据和参考。

参 考 文 献

［1］陈华钧. 知识图谱导论［M］. 北京：电子工业出版社，2021.

［2］邵浩，张开，李方圆，等. 从零构建知识图谱技术、方法与案例［M］. 北京：机械工业出版社，2021.

［3］国家标准化管理委员会. 信息技术 人工智能 知识图谱技术框架，标准号：GB/T 42131—2022.

［4］朱小燕，李晶，郝宇，等. 人工智能知识图谱前沿技术［M］. 北京：电子工业出版社，2020.

［5］张伟，陈华钧，张亦驰. 工业级知识图谱方法与实践［M］. 北京：电子工业出版社，2021.

［6］BORDES A, USUNIER N, GARCIA-DURAN A, et al. Translating embeddings for modeling multi-relational data［A］//In Proceedings of the 26th International Conference on Neural Information Processing Systems-Volume 2（NIPS'13）［C］, 2013: 2787-2795.

［7］YANG B, YIH W T, HE X, et al. Embedding entities and relations for learning and inference in knowledge bases［A］//In Proceedings of the International Conference on Learning Representations（ICLR）［C］, 2015.

［8］DEVLIN J, CHANG M W, LEE K, et al. BERT: pre-training of deep bidirectional transformers for language understanding［J/OL］. https://doi.org/10.48550/arXiv.1810.04805.

［9］ACHIAM J, ADLER S, AGARWAL S, et al. GPT-4 technical report［J/OL］. https://doi.org/10.48550/arXiv.2303.08774.

［10］郭瑞，张欢欢. 基于RoBERTa和对抗训练的中文医疗命名实体识别［J］. 华东理工大学

学报（自然科学版），2023，49（1）：144-152.

[11] ZHAO X, DENG Y, YANG M, et al. A Comprehensive survey on deep learning for relation extraction: recent advances and new frontiers [J/OL]. https://arxiv.org/abs/2306.02051.

[12] WADHWA S, AMIR S, WALLACE B C. Revisiting relation extraction in the era of large language models [J]. Proc Conf Assoc Comput Linguist Meet, 2023, 2023: 15566-15589.

[13] 佘琪星，姜天文，刘铭，等. 基于贝叶斯网络的实体属性补全 [J]. 中文信息学报，2021，35（5）：55-62

[14] 陈伯谦，王坚. 融合概念和属性信息的领域知识图谱补全方法 [J]. 控制与决策，2024，39（07）：2325-2333.

[15] YUAN S, YANG D, LIANG J, et al. Large-scale multi-granular concept extraction based on machine reading comprehension [A] //International Semantic Web Conference [C], 2021: 93-110

[16] CHEN J, CHEN P, WU X. Generating Chinese event extraction method based on ChatGPT and prompt learning [J]. Appl Sci, 2023, 13（17）: 9500.

[17] WANG Z. Contextualized structural self-supervised learning for ontology matching [J/OL]. https://arxiv.org/abs/2310.03840.

[18] Zhang R, Trisedya BD, Li M, et al. A benchmark and comprehensive survey on knowledge graph entity alignment via representation learning [J]. The VLDB Journal, 2022, 31: 1143−1168.

[19] NOLLE T, SEELIGER A, THOMA N, et al. DeepAlign: alignment-based process anomaly correction using recurrent neural networks [J/OL]. https://arxiv.org/abs/1911.13229.

[20] ZHU H, XIE R, LIU Z, et al. Iterative entity alignment via joint knowledge embeddings [A] // Twenty-Sixth International Joint Conference on Artificial Intelligence [C], 2017: 4258-4264.

[21] CHEN M, TIAN Y, YANG M, et al. Multilingual knowledge graph embeddings for cross-lingual knowledge alignment [A] //In Proceedings of the 26th International Joint Conference on Artificial Intelligence（IJCAI' 17）[C], 2017: 1511-1517.

[22] GLIMM B, HORROCKS I, MOTIK B, et al. HermiT: an OWL2 reasoner [J]. J Autom Reasoning, 2014, 53（3）: 245-269.

[23] NENOV Y, PIRO R, MOTIK B, et al. RDFox: a highly-scalable RDF store [J]. The Semantic Web-ISWC 2015., 2015, 9367: 3-20.

[24] SUN Z, DENG Z H, NIE J Y, et al. Rotate: knowledge graph embedding by relational rotation in complex space [J/OL]. https://arxiv.org/abs/1902.10197.

[25] TANG X, ZHU S, LIANG Y, et al. RulE: knowledge graph reasoning with rule embedding [J/OL]. https://arxiv.org/abs/2210.14905v2.

第五章

知识图谱构建工具及平台

随着互联网和信息技术的飞速发展，人类社会进入了一个信息爆炸的时代。大量的数据有着多样化、复杂化的特点，如何有效地组织、管理和利用这些信息成为了一个亟需解决的需求。人工智能技术，特别是机器学习和深度学习的发展，使计算机处理和理解复杂数据的能力大幅提升。面对海量的、复杂的数据，传统的数据处理方法已经无法满足需求。知识图谱提供了一种新的数据表示和处理方式，能够有效地处理和分析复杂数据。知识图谱使知识的组织、管理和应用更加高效。例如，可以通过知识图谱快速找到所需的知识，提升决策的效率。知识图谱是支持人工智能应用的基础。从自然语言处理到推荐系统，从智能客服到自动驾驶，知识图谱都发挥着至关重要的作用。知识图谱作为一种结构化、语义化的数据表示形式，为人工智能应用提供了丰富的信息和知识支持。无论是在企业还是研究机构中，知识管理都是一个核心环节。如何高效地存储、检索、共享和利用知识，是提升组织智慧和竞争力的关键。知识图谱能够将分散的信息整合在一起，以图谱的形式展现出来，形成一个统一的知识体系。这有助于理解和把握信息之间的内在联系。基于知识图谱的语义信息，可以实现更精准的搜索和推荐。例如，在搜索引擎中，通过理解查询语句的语义，提供更加相关的搜索结果。知识图谱将不同数据源的信息连接起来，打破了数据孤岛的现象，使不同领域的知识可以互相引用和应用，促进了跨学科和跨领域的创新。综上所述，知识图谱构建平台是在信息爆炸和人工智能时代背景下应运而生的一种重要技术，它对于信息的组织、知识的整合和智能应用的支持具有重要意义。随着技术的不断进步和社会需求的不断增长，知识图谱构建平台的作用将越来越凸显，其必要性也将日益被认识到。本章将介绍知识图谱构建工具及平台，以帮助读者了解在构建知识图谱中如何挑选合适的工具。

第一节　知识图谱构建平台

知识图谱作为人工智能领域的重要组成部分，其强大的数据组织能力在许多行业中都显示出巨大的应用潜力。在通用领域，有许多平台提供了构建知识图谱的工具和解决方案，它们各自具有独特的特点和优势。本节主要介绍通用领域较为常用的平台，包括 Palantir 平台、Metaphactory 平台和 Stardog 平台，旨在帮助读者根据自己的需求选择合适的工具。

一、Palantir

Palantir 是一个集成化的平台，旨在将分散在各个业务部门和数据源中的知识进行整合，形成一个统一、全面的知识图谱。通过利用先进的算法和技术，平台能够快速地处理大规模数据集，将数据转化为有用的信息和洞察，见图 5-1。Palantir 主要用于知识图谱构建、管理、搜索、发现、挖掘和积累的可扩展的大数据分析平台。数据集成是 Palantir 的核心能力之一。它能够将来自不同来源和格式的数据进行整合，包括结构化数据、非结构化数据和实时数据流等。通过数据集成，该平台提供强大的搜索和发现工具，使用户能够快速地查找和访问知识图谱中的数据。用户可以通过查询语言或可视化界面进行查询，并获得相关的结果和关联关系。该功能有助于用户快速地获取所需的信息，并深入了解业务领域的知识，同时，帮助企业和组织有效地管理和利用知识资产。通过利用 Palantir 平台可以创建、共享和管理知识图谱中的数据，从而更好地利用现有知识资源，提高业务效率和竞争力。此外，算法引擎是 Palantir 的一个重要组成部分。它利用先进的

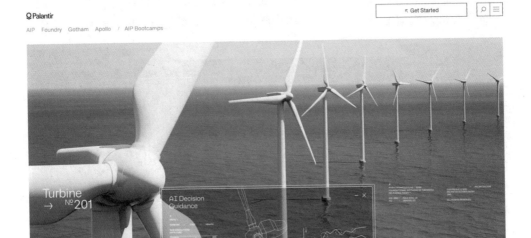

图 5-1　Palantir 平台界面

算法技术，从知识图谱中挖掘出隐藏的模式和关联关系。这些洞察可以辅助决策支持，提高业务效率和竞争力。通过算法引擎，Palantir还可以自动化地执行各种任务，如实体识别、关系抽取和数据分类等。

二、Metaphactory

Metaphactory提供了一套从知识存储、知识管理到知识查询与应用开发的端到端的知识图谱平台解决方案，见图5-2。该平台主要功能是对结构化数据进行查询和管理，Metaphactory兼容常见的知识图谱存储形式，可实现不同数据源、不同格式的知识图谱混合查询，提供了搜索、可视化和知识编辑管理的接口，可用于知识图谱资产管理，快速应用程序构建和面向最终用户的交互。Metaphactory提供知识图谱管理功能，包括本体、词汇表、数据集和查询的可视化创作、可视化、版本控制和编目，数据验证、出处；丰富的交互功能，包括抽象视图、一站式知识中心、用于知识发现、探索、分析和创作的直观用户界面；知识图谱应用构建功能，包括低代码平台、强大的模版引擎及大型web组件库；数据集成和联合功能，包括分布式和异构数据源的统一视图：图形数据库、关系数据库、机器学习算法及透明的SPARQL数据联合；良好的中间件服务，包括基于查询的动态数据驱动型应用程序编程接口，基于角色的访问控制，查找与对账，Tableau-Web 数据连接器端点。（与上文完全重合）。就知识图谱管理部分而言，平台涵盖本体管理、本体建模与管理、简单知识组织系统（simple knowledge organization system，SKOS）词汇管理、本体与词汇集成及数据编目功能。这些功能群包括基于可视化语言的可视化本体编辑

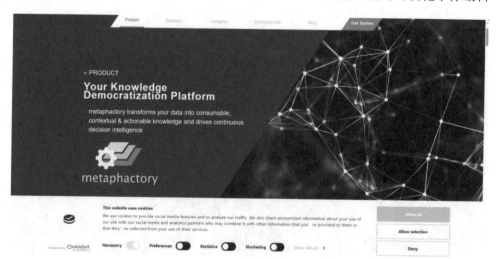

图5-2　Metaphactory平台界面

器，为本体探索、可视化、编辑和文档编制等提供用户友好的环境。通过将可视化语言转化为OWL和SHACL的核心元素，从而构建符合万维网联盟标准的本体。支持以表单方式创建和编辑SKOS词汇表，以便捕捉与业务相关的术语列表及其层次结构，包括对多语言同义词和符号的管理。此外，提供跨术语层次结构的高性能树形可视化与搜索功能，实现词汇的编目、搜索、版本控制及元数据管理。通过集成功能，能够创建、管理或导入现有数据集的元数据，使得这些上下文元数据成为连接知识图谱的关键组成部分。

三、Stardog

Stardog是一个企业级知识图谱平台，通过将数据转换成知识，使用知识图谱进行组织，对外提供查询、检索和分析等服务，见图5-3。Stardog是一个功能强大的知识图谱平台，它能够将关系数据库映射为虚拟图，并支持Gremlin查询语言。通过这种映射，用户可以在Stardog上轻松地查询和获取结构化数据，而无需直接操作原始的关系数据库。这种功能使Stardog成为关系数据库管理和知识图谱分析之间的桥梁。然而，Stardog主要针对结构化数据的处理，如关系型数据库、Excel等。该平台并没有专门针对非结构化数据的知识抽取功能。非结构化数据通常包括文本、图片、音频和视频等数据类型，这些数据在知识图谱中占据着重要的地位。因此，对于非结构化数据的处理和知识抽取，用户需要借助其他工具或平台来完成。另外，虽然Stardog提供了推理和查询功能，但它并不具备知识融合的能力。知识融合是指将来自不同数据源的知识和信息进行整合、清洗和

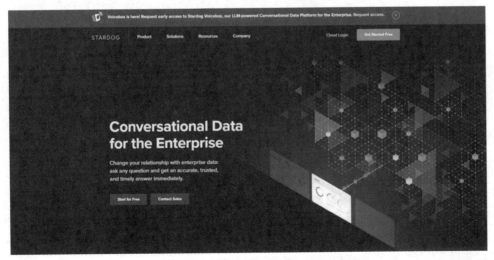

图5-3　Stardog平台界面

去重的过程，是构建知识图谱的重要环节之一。Stardog可以连接多种数据源，包括关系型数据库、NoSQL数据库、应用程序编程接口（application programming interface，API）等，并能够将不同来源的数据整合到知识图谱中。Stardog提供本地的知识图谱存储解决方案，用户可以将数据存储在本地，确保数据的安全性和隐私性。Stardog支持SPARQL查询语言，这是一种用于RDF数据的查询语言，可以轻松地查询和获取知识图谱中的数据。此外，Stardog还提供了可视化查询工具，使用户可以更加直观地进行数据查询和分析。Stardog支持多种数据模型，包括RDF、属性图和时序图等，用户可以根据自己的业务需求选择合适的数据模型进行构建。Stardog拥有丰富的插件和集成功能，可以与其他工具和平台进行无缝集成，如Tableau、PowerBI等，方便进行数据分析和可视化操作。

第二节　医学知识图谱构建及应用平台

在医学领域，知识图谱作为连接临床实践和医学研究的关键技术，其应用尤为重要。医学领域的知识图谱构建平台专门为医疗保健专业人员和研究人员设计，以满足他们在诊断、治疗和科研中的特定需求。这些平台通常具备专业医学知识库，能够支持如患者健康记录提取等方面的应用。本节的医学知识图谱平台主要介绍业内较为知名的OMAHA知识服务平台、BIOS知识服务平台，以及MedKaaS医学知识服务平台，这些平台为解决医学需求而量身打造的，功能丰富，界面友好，是医学知识图谱从业者们良好的辅助工具。

一、HITA知识服务平台

HITA知识服务平台作为一个由开放医疗与健康联盟（OMAHA）开发的平台，它聚焦于健康医疗领域的知识整合和利用。该平台的核心目标是推动医疗健康信息技术的智能化升级，实现医学知识的有效计算和应用。HITA知识服务平台围绕健康医疗领域的知识，提供可计算的数字化医学知识资源和基于知识资源已封装的中间件，旨在提升健康医疗信息技术智能化升级的效率，推动实现基于医学知识的可解释人工智能。该平台涵盖全领域数字化医学知识的服务平台，提供OMAHA自研的百万级医学本体术语集、知识图谱、规则库，以及收集整理的行业医学术语集和映射库等资源，可满足多层次医学知识需求。该平台基于临床指南、诊疗规范等高质量、高可信度的知识源，持续开展数字医学知识资源的构建与更新，形成高质可信的知识来源。该平台提供医学本体以助力知识融合，以医学本体为中心，建立与行业术语集、知识图谱之间的概念映射，助力快速实现知识融合，提升系统间语义互操作性。此外，该平台提供各类知识资源配套的浏览器和扩展定制工具，支持机构自定义扩展内部知识体系；面向单点业务场景，提供基于知识的中间件应用，以开放接口提供语义标准化和知识计算服务。HITA知识服务平台的核心功能包括知识整合、智能搜索、知识推荐、智能问答、临床决策支持、科研辅助、患者教育和跨平台协作。具体来说，HITA知识服务平台通过先进的自然语言处理技术，对医学文献、临床指南、药品说明书等进行深度解析，构建医学知识图谱，实现医学知识的结构化和标准化；HITA知识服务平台提供智能搜索功能，用户可以输入关键词或提出具体问题，平台将根据用户需求，精准匹配相关医学知识，并提供个性化的信息推荐；HITA知识服务平台根据用户的行为、兴趣和需求，运用推荐算法为用户推送相关性更高的医学知识，助力用户高效获取所需信息；HITA知识服务平台利用深度学习技术和知识图谱，实现对用户提问的智能解答。针对用户的具体问题，HITA知识服务平台能够提供准确的答案和解决方案；HITA知识服务平台结合临床路径和专家经验，为医师提供临床决策支持。该平台可辅助医师进行诊断、治疗方案的选择及药物治疗管理等；为科研人员提供丰富的医学数据和分析工具，助力科研人员发现新的研究课题、分析实验数据和撰写论文；针对患者的需求，提供疾病知识、治疗方案、药品信息等，帮助患者更好地了解自己的病情，参与疾病管理；支持与其他医疗健康信息系统的数据交换和共享，实现跨平台、跨领域的协作与融合。目前，HITA知识服务平台本体模型涵盖42种语义类型、49种语义关系；医学术语集覆盖超过100万个概念、130万术语、300万关系及250万扩展集，其行业术语集资源库囊括16大类，超过200个版本。该平台知识图谱包括67种语义类型，278种语义关系，涵盖4大领域，超过18万实体及124万三元组数据。HITA知识服务平台为医疗健康领域的各方参与者提供了一个高效、便捷、可信赖的信息共享与协作平台，有力地推动了医疗健康信息技术的智能化升级。

二、BIOS

生物信息学集成本体系统（bioinformatics integrated ontology system，BIOS）是一个强大的生物信息学工具，它主要用于整合和查询生物学领域的本体数据，见图5-4。本体是一种用于描述概念和它们之间关系的结构化数据模型，在生物信息学中用于标准化术语和概念，以便于不同数据源之间的互操作性和数据集成。BIOS提供了一个Web服务接口，允许用户通过简单的HTTP请求来查询多个生物医学本体的数据。这些本体包含了大量的生物医学知识，如基因功能、生物路径、疾病和蛋白质信息等，具体包括基因本体 GO、京都基因及基因组百科全书KEGG、生物分子通路知识数据库Reactome、人类孟德尔遗传学数据库OMIM 和蛋白质数据库 UniProt 等。BIOS 是利用深度学习、文本挖掘等前沿技术，基于大规模、多类型的权威医学文本数据而构建的综合性医学知识图谱，致力于提供高质量、大规模、最前沿的结构化医学知识，以促进生物医学信息领域的数据交换、自然语言处理和人工智能模型训练等。对普通用户，图谱不支持用户编辑，数据由官方更新，基于 PubMed 等权威医学文本构建，设立"众包＋专家审校"人工质控机制。BIOS 提供多种类型的查询，包括术语查询、关系查询、属性查询、路径查询、集合操作等。具体来说，用户可以查询特定本体中的术语及它们的概念层次结构和同义词，这对于理解生物概念的分类和关系非常重要；用户可以查询术语之间的关系，如基因与疾病之间的关联，或蛋白质与生物路径之间的关系，这有助于揭示生物过程中的关键因素和调控网络；用户可以查询术语的属性，如基因的染色体位置、蛋白质的分子量等，这些属性信息对于深入理解生物分子的功能和相互作用至关重要；用户可以使用 BIOS 查询生物路径上的特定节点或路径，这对于理解疾病机制和寻找潜在的治疗靶点非常有用。路径查询可以帮助研究人员探索生物分子在生物过程中的动态行为；用户可以将多个术语组合在一起，进行集合查询，如查询与某种疾病相关的一切基因，这有助于识别疾病相关的生物标志物和治疗靶点。BIOS 的优势在于它提供了一个统一的查询界面，使来自不同本体论的数据可以被无缝地查询和比较。这有助于减少数据集成过程中的冗余工作，并提高了生物信息学研究的效率。BIOS 还支持丰富的查询

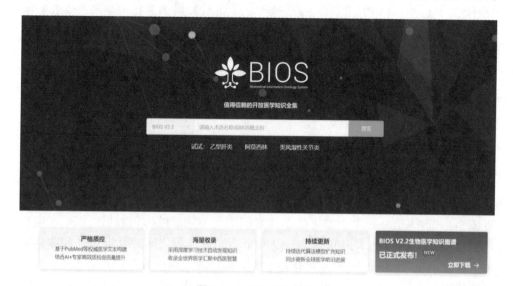

图5-4　BIOS平台界面

语言，允许用户执行复杂的逻辑操作和高级的数据分析。此外，BIOS 还可以用于生物信息学工具的集成和数据可视化。它可以将查询结果导出为多种格式，如CSV、JSON 和 XML，以便于进一步的数据处理和分析。此外，BIOS 还提供了一系列的数据可视化工具，帮助研究人员直观地理解查询结果。总之，BIOS 是一个功能强大的生物信息学工具，为研究人员提供了一个便捷的方式来查询和整合生物医学领域的本体论数据，有助于加速生物医学研究的发展。

三、MedKaaS

医学科学研究范式由经验医学朝着循证医学、精准医学方向转变。有效整合、分析、挖掘医学信息资源以促进医学科技创新是当前世界各主要经济体必争的战略高地。随着生物医学领域研究的飞速发展，形成了蕴含巨大研究及临床应用价值的海量医学资源。然而，现有生物医学信息资源具有多源异构且多中心分散分布的特点，如何对大规模生物医学知识进行有效整合，开展高效的医学知识管理和利用，进而形成支撑精准医疗、满足前沿科研需求的智能化医学知识服务系统，仍存在巨大挑战。

面对国家医学科技创新需求，中国医学科学院医学信息所研发了智能化医学科技信息知识服务平台（MedKaaS）。该平台以医学知识为基础、人工智能技术为驱动，旨在为实现为大规模生物医学知识的高效整合、管理和利用提供一站式解决方案。MedKaaS是首个通过中国电子技术标准化研究院（CESI）知识图谱构建平台认证（KGCC）和知识图谱应用平台认证（KGAC）双认证的医学领域知识服务平台。

MedKaaS提供知识图谱数据从存储到构建的全流程服务，同时支持将构建的知识图谱用于不同应用场景的专题服务。该平台集成的医学知识基础处理工具包括多粒度医学知识提取工具、跨语种医学知识融合工具、医学知识图谱自动构建工具、医学知识图谱更新工具、医学语义关系计算工具和医学知识智能标注工具等，见图5-5。

与此同时，该平台还提供了丰富的图谱应用功能，医学知识图谱应用工具包括图谱推理工具、图谱裁剪工具、图谱检索工具及图谱可视化工具等，并且提供自主配置的轻量化医学知识处理及应用工具的调用服务。面向临床决策支持、医药卫生科技管理等多种不同场景，该平台还支持定制化的医学知识图谱生成及灵活可配的工具调用等智能化服务，见图5-6。

MedKaaS助力消除多模态、异构、分散等特征对海量医学科技资源进行有效挖掘和利用的障碍，实现多源异构医学信息资源的语义化表示、整合、存储与利

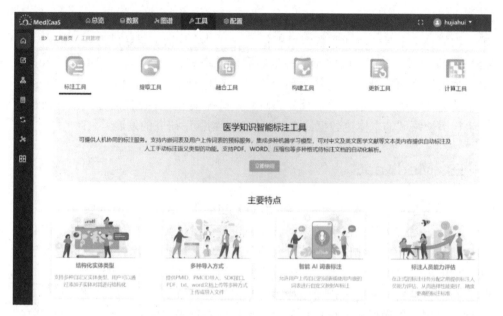

图5-5　MedKaaS提供医学知识基础处理工具集成服务

用，为医学科技攻关、科研管理、临床应用等提供决策支持。平台提供居民膳食推荐、药物靶点发现、疾病鉴别诊断、预诊及分诊等专题服务，为疾病的病因和症状等特征的全面刻画、诊断和治疗等的临床决策支持，以及知识的传播和应用提供支撑。

在居民膳食推荐专题中，该平台通过集成膳食图谱用于指导人们健康饮食，帮助孕妇或老年群体了解自己每天应该吃哪些食物，以及如何合理搭配食物来满足身体所需的各种营养素，见图5-7。

在药物靶点发现专题中，基于冠状病毒知识图谱（CovKG），该平台通过集成先进的知识图谱表示学习方法计算与发现潜在的靶点和候选药物，见图5-8。其中，冠状病毒知识图谱是针对冠状病毒构建的综合生物学知识图谱，涉及疾病、病毒、药物、基因和分子功能等多种实体，整合了多个权威数据库及冠状病毒生物医学文献信息。此外，基于MedKaaS的医学知识溯源功能，该专题还提供了对预测结果的循证支持。在MedKaaS中，知识溯源功能记录知识的变化，可以有效支撑医学知识的不断更新。同时，为了有效管理医学知识更新而产生的知识图谱的不同版本，该平台支持版本管理。每次对知识图谱进行更新或修改时，都可以保存生成目前版本的备份，并记录上次生成版本至现在的修改内容、修改时间和操作者等信息，从而支持使用者根据自己的需求选择查看特定版本的知识，比较不同版本之间的差异，以及追溯特定知识的演化历程。

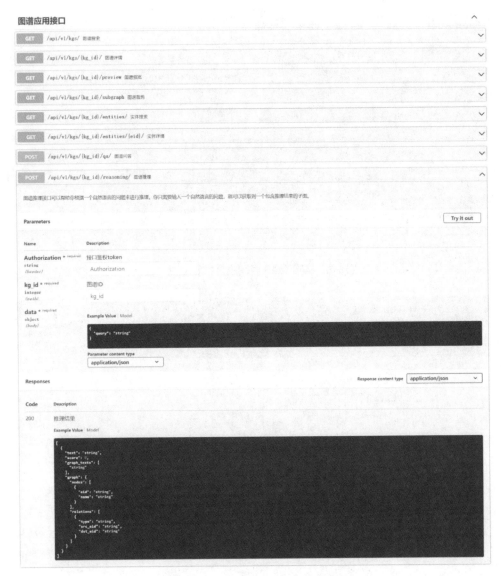

图 5-6　MedKaaS 平台应用接口界面

　　疾病鉴别诊断专题利用垂体瘤知识图谱进行鉴别诊断，可基于症状、检查结果等区分不同类型的垂体腺瘤疾病，从而实现不同但相似疾病之间的鉴别，见图 5-9。通过对图谱进行知识计算，该平台集成了关于垂体腺瘤基本症状及不同类型腺瘤（如垂体促甲状腺激素腺瘤、垂体催乳素腺瘤、垂体生长激素腺瘤等）典型症状的丰富知识。该平台通过可视化展示鉴别诊断的结果，有助于用户快速了解和掌握疾病相关知识。

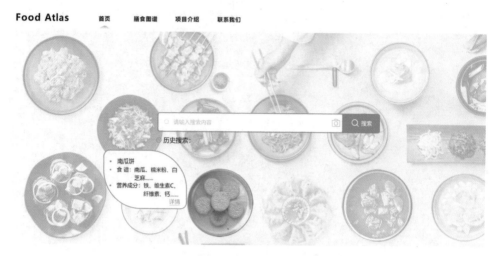

图5-7　MedKaaS居民膳食推荐专题界面

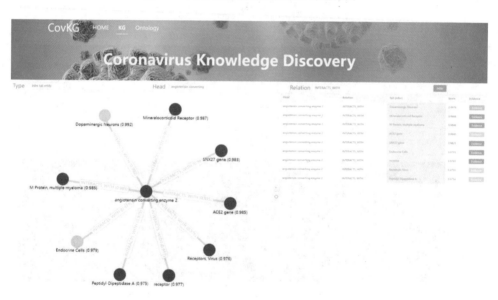

图5-8　MedKaaS药物靶点发现专题界面

　　预检分诊专题旨在利用知识图谱技术，通过整合和利用大量医学知识和临床数据，为医务人员及患者提供分诊建议和诊断支持，见图5-10。通过智能推理和关联分析，可以帮助快速定位患者病症所属的疾病及对应的就诊科室，从而节约分诊过程中的时间成本及人力成本，改善医疗服务的质量和效果，造福患者和医务人员。如图5-10所示，预检分诊专题涵盖了疾病、症状、科室等多个方面的信息。输入患者自述病症可得到高关联性疾病名称及推荐科室，并提供疾病的其他

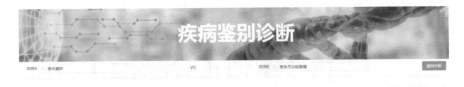

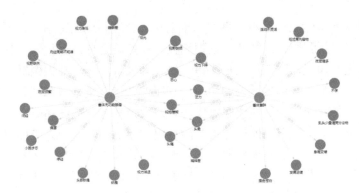

图5-9　MedKaaS疾病鉴别诊断专题界面

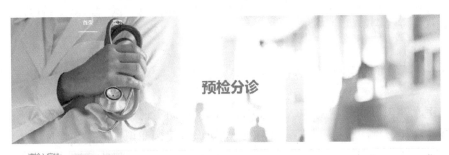

图5-10　MedKaaS预检分诊专题界面

症状辅助判断。

第三节　医学知识图谱构建工具

医学知识图谱构建工具是指一系列用于创建、管理和应用医学知识图谱的技术和平台。这些工具利用人工智能、数据挖掘、自然语言处理等技术，将医学数据转换为结构化的知识，以支持医疗决策、研究和教育。医学知识图谱构建工具在现代医疗领域中扮演着至关重要的角色，其能够在信息整合与标准化、知识发现与推理、临床决策支持、个性化医疗、药物研发、教育与培训和研究加速等方面发挥重要作用。医学知识图谱构建工具能够提供准确、全面和易于理解的医学信息，帮助医疗专业人员更好地理解疾病、做出决策并提供治疗。随着技术的进步，这些工具将继续发展，为医疗领域带来更多的创新和进步。本节主要介绍医学知识图谱构建过程中的工具，包括医学知识智能协和标注工具、医学知识提取工具、医学知识融合工具、医学知识图谱自动构建工具、医学知识图谱更新工具和医学语义计算工具。

一、医学知识协同标注工具

医学知识协同标注工具Comma支持自动/手动实现不同人机协同模式下的知识标注功能，见图5-11。该工具包括医学知识构建、知识抽取、知识标注、语义建模、语料训练和能力评估模块。知识构建模块支持多种格式的非结构化文本知识导入及可编程SDK框架知识导入，同时支持图文本识别及文本编辑与校正功能；知识抽取模块内嵌实体识别、关系抽取等子框架及模型辅助知识标注；知识标注模块提供不同人机协同模式，支持分布式众包标注、团队标注、个人标注等场景；语义建模模块提供实体链指、语义归一化等能力，辅助语义归并，实现精准知识标注；语料训练模块提供基于标注语料的模型训练，实现自定义模型训练或预训练模型的微调功能；能力评估模块提供针对特定内容主题的标注内容以供标注，并自动计算标注结果的准确率、召回率和F1值以便对标注人员的能力进行评估。

Comma的框架由数据层、解析层、应用层和模块层组成。模块层包含项目、文档、任务、审核和操作。应用层涉及到标注语料库生成的所有信息，详细内容将在下面的内容中描述。解析层包括网站解析器、协议解析器、接口解析器、词典解析器和其他文档格式解析器。数据层包括词典数据库、实体类型数据库、文

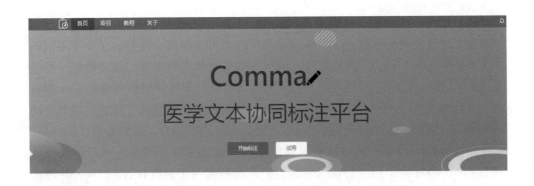

主要特点

① 结构化实体类型

支持多种自定义实体类型，用户可以通过添加子实体对其进行结构化

② 多种导入方式

提供PMID、PMCID导入、SDK接口、PDF、txt、word文档上传等多种方式上传或导入文件

③ 智能AI词表标注

允许用户上传自己的词表或使用内置的词表进行自定义映射AI标注

④ 标注人员能力评估

在正式的标注任务分配之前提供标注人员能力评估，从而选择性能更好、精度更高的标注标准

基本工作流程

使用自动或人工的方法标注医学文档

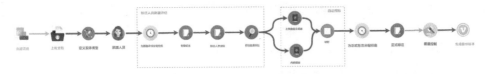

图 5-11　Comma医学知识协同标注工具

档数据库、映射数据库、成员数据库和标注数据库。在应用层，项目模块指的是用户通过填写项目名称、项目描述、上传项目标注指南来创建项目。项目状态包括准备、批注、结束、完成。文档模块指的是上传的要标注的文档。标注工具支持3种上传类型，单个文档上传如pdf、docx、doc、txt、bioC等；批处理文件，包括zip、txt、pmid导入；程序上传，如sdk。文档状态包括准备（文档已上传，但尚未开始标注）、自动标注准备（数十个文档已开始自动标注，但部分文档在自动标注队列中）、自动标注完成（自动标注已成功完成）、标注（标注者正在对文档进行处理）、标注完成（标注者已提交其手动标注）、审核完成（审核人提交了审核结果）。任务模块包括成员管理、实体类型管理、自动标注管理、任务分配和标注模式。审查模块包括标注器能力评估和手动审查。在这一阶段，记录标

119

注者的一致性、准确率、召回率和F1分数。操作部分包括语料库下载/导出，其中存在文档信息和标注信息，都包含必填字段和可选字段。此外，还支持不同的格式（xml、json、zip）。在此阶段，用户可以生成最终版本并下载以供进一步应用。在解析层，针对不同的目标使用不同的解析器。集成的解析器包括docx解析器、pdf解析器等，用于解析不同格式的文档。词典解析器应用于数据加载的自动标注阶段。例如，使用词典解析器从上传的词典中提取ID、实体类型、实体值，然后在预标注中使用。网站解析器被用作网络蜘蛛来解析网站。一旦输入网站URL，解析器将输出相应的html数据。协议解析器用于解析HTTP协议，并根据不同的状态码处理问题。接口解析器用于前端和后端之间的数据解析。来自前端的数据将被转换为json格式并传输到后端。在数据层，创建了多个数据库用于数据存储。词典数据库用于词典收集，不仅限于嵌入式词典，还包括其他上传的对应词。实体类型数据库是为定义的实体类型及其描述信息创建的。文档数据库的目标是上传的所有文档。映射数据库用于记录已定义实体类型与嵌入词典中的对应实体类型之间的映射数据。成员数据库用于添加成员，如标注者、审阅者等。标注数据库包含了所有标注过程的综合信息，如原始文本、实体值、实体起始位置、实体长度、实体类型、标注者、标注模式、标注轮、最后更新时间、文档标题、来源、发布日期、许可和期刊标题等。

医学文本标注工具工作流程清晰，用户可以按照指定的步骤进行操作，具体包括以下步骤。

步骤1：项目经理通过赋名及提供描述来创建一个新项目。

步骤2：上传需要标注的各种格式的文档。

步骤3：项目经理需要定义待标注的实体类型。

步骤4：通过填写标注者的信息来添加标注者，如用户名和电子邮件。

步骤5：项目经理应该决定是否启用标注者能力评估。①专家首先将一些文件作为金标准进行标注，然后将同一文件分配给标注员进行标注。②决定在标注过程中是否启用能力评估。

步骤6：项目经理需要确定应该采用哪种模式进行标注。如果项目经理决定使用词典进行自动标注，那么在这一步中，需要上传一个新的词典，或者选择嵌入的UMLS词典。在后一种选择中，需要在嵌入式词典中定义实体类型和解析实体类型之间进行映射，以便进行进一步的自动标注。

步骤7：根据偏好将任务分配给选定或随机选择的标注者。项目经理还需要选择标注模式并开始标注回合。

步骤8：标注者可以在检查指南的同时标注实体类型，同时，他们可以查看截止日期和进度条。

步骤9：在批注者完成并提交批注工作后，审核人员完成审核，进行质量控制。

步骤10：确认上述过程后，就可以生成最终版本的标注结果，并下载用于进一步的数据训练。

医学文本协同标注工具可提供多种人机协同模式下的标注服务，结构化实体类型、多种导入方式、智能AI词表标注及标注人员能力评估等功能。该工具支持内嵌词表及用户上传词表的预标注服务，集成多种机器学习模型，可对中文及英文医学文献等文本类内容提供自动标注及人工手动标注语义类型的功能，支持PDF、WORD、压缩包等多种格式待标注文档的自动化解析。标注工具支持多种自定义实体类型，用户可以通过添加子实体对其进行结构化展示，提供PMID、PMCID导入、SDK接口、PDF、TXT、WORD文档上传等多种方式上传或导入文件，允许用户上传自己的词表或使用内嵌的词表进行自定义映射人工智能标注，在正式的标注任务分配之前提供标注人员能力评估，从而选择性能更好、精度更高的标注标准。

二、医学知识提取工具

多源、多粒度医学知识提取工具集成了预训练模型和生物医学词表，实现了多来源数据的多粒度实体识别、关系提取和属性提取。根据不同的数据结构和数据来源，工具支持针对典型的医学数据资源如医学指南、药品说明书、医学百科等定制提取器，实现提取任务管理、模型管理、医学数据上传、医学文本解析、提取功能配置、医学知识批量提取、提取结果显示与审核、提取结果导出等功能。多粒度医学知识提取工具提取的数据来源是医学期刊或文献等非结构化数据，对构建的医学知识提取工具进行工程化实现，可对句子、文档不同粒度的数据源进行实体和关系的提取，并以知识图谱的形式进行存储。知识提取工具提供数据存储、结构化知识提取、半结构化知识抽取和非结构化知识抽取等功能，支持多种格式数据存储形式，包括但不限于CSV、JSON、RDF等。同时通过数据导入模块，支持从外部数据库批量导入数据，为用户提供完整的数据增删改查能力，提供结构化数据抽取规则定义的能力，包括但不限于映射规则、正则表达式、模型抽取等；提供针对半结构化数据的知识提取构建能力，包括规则函数、包装器归纳等，支持非结构化数据的知识抽取能力；提供包括机器学习模型训练评估，自定义匹配模板管理等能力，见图5-12。

系统提供结构化数据抽取规则定义的能力，包括但不限于映射规则、正则表达式和模型抽取等。针对结构化知识的提取，其核心是将专家知识视图的数据映

多粒度医学知识提取工具

多粒度医学知识提取工具用于从医学文本中自动提取医学知识。提取的数据来源是医学期刊或文献等非结构化数据，对课题组所构建的医学知识提取工具进行工程化实现，可对句子、文档不同粒度的数据源进行实体和关系的提取，并以知识图谱的形式进行存储。

立即使用

主要特点

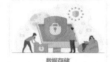

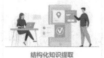

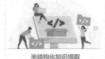

数据存储

支持多种格式数据存储形式，包括但不限于CSV、JSON、RDF等，同时通过数据导入模块，支持从外部数据库批量导入数据，为用户提供完整的数据增删改查能力。

结构化知识提取

提供结构化数据抽取规则定义的能力，包括但不限于映射规则、正则表达式、模型抽取等。

半结构化知识提取

提供针对半结构化数据的知识图谱构建能力，包括规则函数、包装器归纳等。

非结构化知识提取

支持非结构化数据的知识抽取能力，提供包括机器学习模型训练评估、自定义匹配模板管理等能力。

图5-12 医学知识提取工具

射到本体视图上。以本体视图来建模医学领域知识，目的是为了实现领域知识的存储、共享、集成和复用。为此，需要基于共同认可的标准或规范来对本体视图进行形式化描述，以实现计算机可准确理解其语义并可做出正确的推理。对本体视图的描述完全遵循W3C推荐的本体描述语言规范，使用这些标准本体描述语言提供的语义组件来描述领域专家知识。

提取工具提供针对半结构化数据的知识提取构建能力，包括规则函数、包装器归纳等。半结构化知识提取主要基于规则实现知识的自动抽取。先构建半结构化知识抽取规则，再根据规则进行半结构化知识抽取。知识元属性抽取规则构建流程主要包括：①文本预处理。利用自然语言处理软件对数据源进行预处理，核心流程为无标注分词，之后以逗号和句号为单位，对句子进行切分，生成句子短语结构树。以句子为单位，生成句子短语结构树。②规则识别。通过分析所生成的短语结构树，找出句子中描述知识元与属性的规律，提取出包含知识元与属性的典型结构，并进行记录分析，找出其中比较共性的特征，并对相似结构进行归类。③规则优化。初步形成的规则比较粗糙，而实际过程要根据知识元和属性在句子中关系及特殊情况进行噪声识别。如规则"'知识元A'的'属性a'"适用于多数情况，但同样会识别出"'名词A'的'原因'"等错误的短语。因此，需要对生成的规则进行噪声的识别与控制，减少典型错误属性的抽取，实现对抽取规则的优化。④完善规则。通过对抽取规则的优化，逐步提升抽取规则的准确度。在规则初步形成后，将规则应用到知识元属性抽取系统中，对一定量经过人工识别的案例进行抽取，并对抽取结果进行研究，对错误规则进行剔除或优化，并增加案例中未能被识别的新规则。反复测试，不断对规则进行优化，直到规则的抽取性能达到一个相对稳定的程度。知识抽取流程方面，知识元属性抽取方法的目的是自动抽取数据中的知识元与知识元属性，具体的流程如下：①利用分词软件提供的接口，编写程序对文本案例进行分词，为优化程序处理速度，选择无标注分词。②利用句法分析接口，编写程序对分词后的案例进行处理。以句子为单位，生成短语结构树。③将每个句子的短语结构树与形成的知识元抽取规则进行匹配，完成对知识元的抽取。④对抽取结果进行处理，将同一知识元的属性进行汇总，并将结果保存到数据库中。⑤对抽取结果进行评估。

　　工具支持非结构化数据的知识抽取能力，提供包括机器学习模型训练评估和自定义匹配模板管理等能力。非结构化知识提取主要包括实体识别、关系抽取和属性抽取等模块。其中，命名实体识别是指识别文本中具有特定意义的实体，主要包括人名、地名、机构名和专有名词等。命名实体识别包括识别实体边界及实体类别。命名实体识别是信息抽取、问答系统等应用领域的重要基础工具。对于医学领域的自然语言文献，如医学教材、医学百科、临床病历、医学期刊、入院记录和检验报告等，这些文本中蕴含大量医学专业知识和医学术语。将实体识别技术与医学专业领域结合，利用机器读取医学文本，可以显著提高临床科研的效率和质量，并且可服务于下游子任务。想让机器"读懂"医学数据，核心在于让计算机在大量医学文本中准确的提取出关键信息，这就涉及到了命名实体识别、关系抽取等自然语言处理技术。医学领域中非结构化的文本，都是由中文自然语言句子或句子集合组成。实体抽取是从非结构化医学文本中找出医学实体，如疾病、症状的过程。目前，命令实体识别在有限的领域和有限的实体类型中取得了较好的成绩。一方面，由于不同领域的数据往往具有领域独特特征，如医疗领域中实体包括疾病、症状、药品等，而新闻领域的模型并不适合；另一方面，由于领域资源匮乏造成标注数据集缺失，导致模型训练很难直接开展，需要重新指定标注规范并标注数据。另外，医学命名实体识别还面临嵌套实体识别、非连续实体识别等难点。嵌套命名实体是一种特殊的命名实体，即在一个实体的内部还存在着一个或多个其他的实体，也称为多粒度实体识别。相对于传统实体识别，生物医学领域所涉及的大量实体在句子中出现并不是连续的，称为非连续实体识别。非连续临床医疗实体的识别不再是一个纯粹的序列标注问题，而是一个新的研究问题。对于以上难点，知识提取工具拟采用基于领域预训练的方法及基于词对的关系分类任务的统一实体识别框架。在绝大部分现有的NER工作中，普遍认为NER的核心要点在于如何准确识别实体的边界；在针对三种实体类型的共性进行深入挖掘后，该模型认为词语之间在语义上的连接特征才是UNER最为关键的问题。框架整体可分为三层：输入编码层、卷积特征学习层及最后的解码层。具体如下：①编码层。给定一个输入句子，将每一个词转换成多个单词片段，并将它们输入预训练的BERT模块中。进过BERT计算后，使用最大池化操作将这些单词片段表示重新聚合成词表示。为了进一步增强模型的上下文建模能力，使用BiLSTM得到最终的词表示序列。②卷积层。由于该模型的目标是预测词对中的关系，因此生成高质量的词对表示矩阵尤为重要，这里使用条件层规范化（conditional layer normalization，CLN）对词对表示进行计算。受到BERT输入层的启发，对于卷积模块的输入，使用词对表示、位置嵌入和区域嵌入进行拼接。其中，位置嵌入表示每个词对中蕴含的相对位置信息，而区域嵌入用于分隔矩阵中上下三角的区域信息。然后，将这3种类型的张量拼接，再使用一个全连接网络对特征进行混合并降低维度，之后送入多个扩张卷积中进行运算，最后，将不同的卷积输出结果拼接起来。③解码层。在解码预测层，在使用FFN对卷积层输出特征进行关系预测的同时，将编码层输出特征输入Biaffine也进行词对关系预测，这一步可以看作是一种特殊的残差机制，将编码层的特征也利用起来。因此，最后的输出为FFN和Biaffine输出的加和。在解码阶段，模型需要处理不同的词对关系。模型的预测结果是词之间的关系，这些词和关系可以构成一个有向图，其中词是节点，关系是边。模型的解码目标则是要寻找从一个词到另一个词的由邻接关系连接起来的路径，每条路径其实代表着一个对应的实体。而头尾关系则可以用于判断实体的类型和边界，除此之外还具有消歧的作用。

在关系抽取方面，关系抽取是从文本中的句子里抽取出一对实体并给出实体间关系的任务。该任务的输入是一句话，输出是一个SPO三元组。医学实体关系抽取归结为两类：①同类型医学实体层级关系抽取，如疾病的"肠胃病-慢性胃炎"等。②不同类型关系抽取，如"疾病-症状"等。知识提取工具提供同类型医学实体层级关系抽取及不同类型医学实体关系抽取功能。同类型医学实体层级关系相对较为单一，主要是is_a和part_of关系。由于医学有其严谨的学科体系和行业规范，因此，此类关系往往在医学词典、百科、信息标准中进行。权威医疗词典或医疗数据库重点关注医学专业术语、受限词汇的分类和概念标准化工作，权威且涵盖范围广，在数量和质量上都有所保障，被医疗行业广泛认可，是抽取层级间实体关系的首选来源。针对具体的医疗词典、知识库提供的数据格式和开放API接口，可通过爬虫、正则表达式、映射等技术从中抽取分层结构，抽取三元组来匹配、添加上下位关系。不同类型医学实体间的语义关系识别大致基于两大不同数据源而实现。一是百科或其他结构化数据源；二是半结构化的电子病历。医学实体类型相对有限（主要是疾病、症状、治疗、药品等），目前通常在两个实体间预定义好要抽取的关系类型，再将抽取任务转换为分类问题来处理。如何预定义实体关系目前尚未有统一的标准，这取决于医学知识图谱构建过程中模式图的设置、实体识别情况、语料来源、构建目的及应用场景等。工具采用

PL-Marker模型进行医学关系抽取。本模型采用流水线的方法，先抽取实体再抽取关系。

在属性抽取方面，工具的医学属性抽取方法的整体流程分为3个阶段：①利用前述的命名实体识别模型对输入的医疗文本进行症状实体和修饰信息识别。②基于扩展步长的就近匹配原则将所识别的实体与修饰信息进行配对，形成（实体，属性）候选对集。③利用医学文本分类模型确定每个（实体，属性）候选对的修饰关系类别，最后，得到医疗文本中包含的所有（实体，属性名，属性值）三元组。

此外，工具提供大模型知识抽取功能。利用大模型做知识抽取主要采用活字大模型。活字是由哈工大自然语言处理研究所多位老师和学生参与开发的一个开源可商用的大规模预训练语言模型。该模型基于Bloom结构的70亿参数模型，支持中英双语，上下文窗口长度为2048。在标准的中文和英文基准及主观评测上均取得同尺寸中优异的结果。活字1.0在Bloom模型的基础上，在大约150亿tokens上进行指令微调训练得到的模型，具有更强的指令遵循能力、更好的安全性。在活字1.0基础上，通过人类反馈的强化学习（RLHF）进一步优化了模型回复质量，使其更加符合人类偏好。活字2.0相较于上一个版本平均长度明显提高，遵从指令的能力更强，逻辑更加清晰。在MedKaaS系统中，主要基于活字做大模型的指令微调来提高大模型在知识抽取方面的能力。

三、医学知识融合工具

医学知识融合工具是一种技术平台，它能够整合不同来源的医学数据和信息，以创建一个统一的、结构化的知识库。这些工具通常利用人工智能、数据挖掘和自然语言处理等技术，对大量医学数据进行分析和整合，见图5-13。它们支持跨语种的医学知识融合，特别是中英文双语的对齐融合，提供了知识融合、自动维护同义词表、知识对齐和人工校验等功能，并支持实例级的知识对齐。知识融合主要通过本体融合和实体融合来实现，其框架主要分为4个部分。①数据的获取与预处理：在实体融合之前，需要对获取的医学知识进行预处理。这包括对知识元的描述性文本进行分词和去除停用词，以便得到每个知识元对应的词向量。②构建索引：将现有的医学知识库作为已知知识库，利用实体指称和属性信息（如别名、中文名、昵称等）构建指称索引，同时，利用预处理得到的词向量建立关键词索引。③获取候选集：将新输入的医学知识库作为待融合的知识库，对每个实体进行对齐，并挂载到已有知识库中。对待对齐的实体，通过指称索引和关键词索引搜索，得到候选id集合，然后取交集得到最终候选集。④筛选对齐

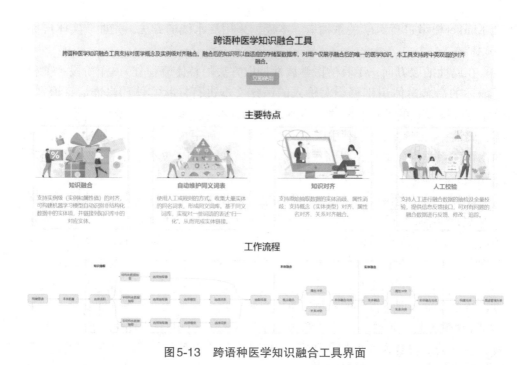

图5-13　跨语种医学知识融合工具界面

实体：根据获取的id集合，从知识库中获取所有候选实体。通过计算实体间属性相似度、实体文本的向量表示和实体相似度，筛选出相似度最高的实体作为可对齐实体。设置一个相似度最低值，当可对齐实体的相似度低于该值时，认为在知识库中没有可对齐实体。对于无法自动融合对齐的数据，系统提供融合推荐和歧义提醒，通过人工方式补充完成融合。整个流程涉及到实体链接、实体融合、本体融合、关系融合、属性融合和人工审核六个方面，以确保医学知识的准确性和一致性。

　　实体链接是医疗文本数据处理中的一个关键步骤，它将文本中的疾病、症状、检查、药物等实体提及映射到知识图谱中的对应概念或实体。这个过程对于实现多源数据融合、支持医疗人工智能的语义理解和分析至关重要。由于医疗实体的多样化表述、不规范的缩写和简写及中英文混合等问题，实体链接面临着诸多挑战。实体链接的流程主要包括3个步骤。①候选实体生成：首先，构建一个匹配词典，用于识别实体提及和知识图谱实体之间的对应关系。基于匹配词典，可以通过完全匹配或模糊匹配的方法来识别文本中的实体提及。②实体消歧：这一步骤涉及到对候选实体进行排序和选择。可以使用监督学习方法，其中包括上下文无关特征和上下文相关特征。上下文无关特征包括实体提及和候选实体之间的基本匹配属性，而上下文相关特征则基于实体提及和候选实体所在上下文之间的相关性。机器学习算法（如朴素贝叶斯、最大熵、支持向量机）可以用来训练模型，决定实体提及和候选实体之间是否存在链接关系。③无链接提及预测：由于知识图谱的不完备性，不是所有实体提及都能在知识图谱中找到对应的实体。无链接提及预测任务是识别那些没有链接到实体或链接到特殊"空实体"NIL的实体提及。这可以通过设置阈值、使用二分类器或直接将NIL作为特殊实体进行打分和排序来实现。在实体链接过程中，特征工程和模型选择至关重要。特征包括实体提及和候选实体的名称匹配、上下文相关性、词袋特征和概念向量特征等。模型选择则取决于是否有标注数据，有标注数据时可以使用监督学习方法，没有标注数据时可以考虑无监督学习方法。实体链接的目标是提高实体提及和知识图谱实体之间的匹配准确性，从而为医疗人工智能提供高质量的语义信息。

　　实体融合是医疗数据处理中的一个关键步骤，旨在确定不同源的医学实体是否指代现实世界中的同一个对象。这个过程对于消除数据中的歧义、统一实体表述、丰富医学知识库至关重要。在医学领域，实体融合通常涉及到疾病、症状、检查和药物等实体的识别和整合。实体融合的关键步骤包括：①实体识别与表示。首先，需要从医疗文本数据中识别出实体提及，并使用自然语言处理技术（如分词、词性标注）来提取实体的特征。在多语种医学实体融合中，可以使用BERT模型来学习实体名称和描述信息的嵌入表示。BERT模型能够捕捉实体名称和描述中的上下文信息，从而生成更为准确的实体嵌入。②实体对齐与相似性计算。利用实体之间的邻接信息、关系和属性信息来计算实体间的相似性。在医学领域，实体之间的关系和属性信息通常包含在医学知识图中。通过比较不同实体之间的相似度，可以确定它们是否指向同一个实体。③信息融合与属性对齐。一旦确定多个实体指向同一个现实世界中的对象，就需要对这些实体包含的信息进行融合和聚集。这包括实体的属性（如疾病的症状、检查的类型、药物的剂量等）和关系（如疾病与症状之间的关系、药物与疾病之间的关系等）。属性对齐确保了不同实体在属性上的一致性。④实体消歧与知识增强。实体融合不仅消除了实体提及之间的歧义，还通过整合不同实体的信息，增强了医学知识库的丰富性和准确性。这对于后续的医学推理、临床决策支持具有重要意义。知识融合工具采用BERT-INT（BERT-based INTeraction）模型，该模型是一种适用于多语种医学实体融合的模型，它结合了BERT模型的强大表示能力与实体间交互的机制。BERT嵌入模块负责学习实体名称和描述的嵌入表示，而基于BERT的交互模块则用于计算实体间的相似性，并融合实体邻接信息、关系和属性信息。实体融合在医疗人工智能领域中的应用非常广泛，它为医学自然语言处理、个性化医疗、药物发现等领域提供了强大的支持。通过实体融合，医疗人工智能系统能够更好地理解医学文本数据，提供更准确的医疗建议和决策支持。

本体融合同样是知识图谱构建和应用中的关键步骤，它涉及将不同来源的本体中的概念和关系进行整合，以形成一个更大、更全面的知识体系。本体是对特定领域知识的抽象和规范化描述，它为知识图谱提供了基础的知识表示方式。通过本体融合，可以实现不同本体中表达的知识的互联互通，使数据和系统能够在更广泛的范围内进行集成和互操作。本体融合的核心目标是发现并建立源本体（source ontology）和目标本体（target ontology）中概念之间的映射关系。这一过程不仅涉及概念层面的匹配，还包括属性、关系等其他知识元素的对应。例如，在生物医学领域，可以将医学统一语言本体（UMLS）与精准医学本体相融合，通过引入UMLS中的丰富医学知识，来丰富和优化精准医学本体的结构，进而提升其在疾病诊断、治疗和研究中的应用价值。为了提高大型本体融合的效率，可以采用知识分块的策略。具体操作时，首先需要对大型本体进行划分，将其拆分为若干个较小、更易于管理的小型本体。这一步骤可以减少融合过程中的计算复杂度，使融合过程更加可行。其次，对这些小本体进行匹配分块，即在小型本体之间寻找潜在的相似性和一致性，为最终的整体融合奠定基础。最后，通过发现实体间的映射关系，将这些分散的小型本体合并成一个统一、协调的整体。本体融合的过程大致可以分为以下5个阶段。①本体划分：将大型本体分解成多个小型本体，通常根据本体中的类别（classes）、属性（attributes）和关系（relations）进行分割。②匹配分块：在每个小型本体内部进行概念相似性分析，识别出具有潜在匹配可能的概念对。③映射发现：在不同的小型本体之间，通过比较和分析，发现实体间的映射关系。这可能涉及机器学习、人工智能等技术来辅助完成映射的发现。④合并验证：将发现的概念映射应用于整个大型本体，进行合并和验证，确保融合后的本体在逻辑上的一致性和准确性。⑤优化迭代：根据实际应用需求和反馈，不断优化和迭代本体融合的结果，提升本体的质量。通过以上步骤，本体融合不仅能够丰富和拓展知识图谱，而且对于促进不同学科和领域的知识整合与创新具有重要意义。

关系融合（relation fusion）是知识图谱构建和优化过程中的重要部分，涉及到将不同来源的知识图谱中描述实体之间关系的数据进行整合。关系融合的主要目标是发现并建立不同本体或知识源中关系之间的映射，以确保在融合后的知识图谱中，不同来源的实体和关系能够正确地相互关联。这不仅涉及到简单的关系匹配，还包括关系的属性、类型和语义的一致性处理。在医学知识图谱中，关系的种类通常限制在一定范围内，这种限制有助于提高关系融合的精准度和可控性。为了实现这一目标，医学知识图谱中通常采用基于同义词和编辑距离的相似度算法来进行关系融合。在同义词表的编辑方法中，用户可以手动指定哪些关系名是同义词，从而控制关系融合的过程。例如，将"诊断"和"判定"指定为同义词。编辑距离的计算方法是一种衡量两个字符串之间差异程度的度量。它通过计算将一个字符串转换为另一个字符串所需的最少编辑操作数量来确定两个字符串的相似度。这些编辑操作包括删除、插入和替换字符。编辑距离可以通过动态规划算法高效地计算出来。通过这种方式，关系融合确保了知识图谱中关系的准确性和一致性，这对于医学领域的应用尤为重要。准确的实体关系表示有助于提高医学知识图谱在疾病诊断、治疗和研究中的应用效果。

属性名融合是指在不同知识源中识别出相同或相似的属性名，并将它们统一为相同的名称。属性融合关注实体属性的统一处理，以确保知识图谱中实体属性的准确性和一致性，其分为属性名融合和属性值融合。在医学知识图谱中，属性名的种类通常有限，一般在数十种左右。为了提高属性名融合的精准度和可控性，可以采用与关系融合类似的方法，即基于同义词和编辑距离的相似度算法。属性值融合关注的是如何处理和统一实体属性的具体值。医学知识融合工具中对属性值的处理综合考虑了量纲统一和数值转换的问题，工具采用属性值归一化并开展多值属性的处理。具体来说，属性值可能使用不同的单位或表达方式，如时间可以用"分钟"或"秒"表示。在进行属性值融合之前，融合工具将所有属性值统一到一个共同的量纲，并进行相应的数值转换。对于一个属性支持多个值的情况，工具会判断该属性是否支持多值，并按照既定策略处理。如果属性不支持多值，则根据一定的规则选择一个得分最高的属性值或者合并多个属性值。属性值的融合是一个复杂的过程，它需要结合机器学习技术来辅助确定属性值的最佳匹配。知识融合工具通过准确的属性值融合以确保知识图谱中实体属性的准确性和一致性，从而提高知识图谱在医学领域的应用效果。

人工审核方面，知识融合支持对融合数据进行人工审核。工具根据融合算法计算实体、本体、关系、属性等作为待融合推荐列表，用户可以从融合推荐列表中选择最终的融合对象，这样可极大提高人工审核的效率。

四、医学知识图谱自动构建工具

医学知识图谱自动构建工具用于知识图谱的自动构建，见图5-14。医学知识图谱自动构建工具融合了医学知识获取工具、医学知识提取工具、医学知识融合及医学语义关系计算工具等，并可对本体模型进行管理，最终构建医学知识图谱的整个流程实现。知识图谱的构建主要有自顶向下（top-down）和自底向上（bottom-up）两种方法。自顶向下的方法是指首先为知识图谱定义数据模式（即为其定义本体），在定义本体的过程中，首先从最顶层的概念开始，然后逐步进

医学知识图谱自动构建工具

医学知识图谱自动构建工具可进行本体模型的构建及管理，并可基于本体所设定概念及关系进行调用医学知识提取工具及医学知识融合工具进行知识的提取集融合，并可提供可视化的界面及接口对构建出的图谱进行可视化展示。

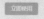

立即使用

主要特点

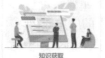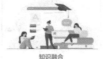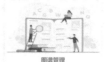

知识建模	知识获取	知识融合	图谱管理
包括本体编辑、本体管理等，在构建知识图谱的过程中，支持本体模型中概念、属性的定义，关系元数据的定义；本体模型约束条件的定义；手工本体建模；本体模型可视化；手工修改已有概念、关系、属性等功能；Schema的导入导出功能。	根据知识图谱模型结果进行知识导入和知识提取。知识导入是指导入结构化的实体、及关系数据，知识抽取指运用模型在非结构化文本中自动抽取出实体、关系等数据。	进行实例间的对齐融合处理，同时可对冗余知识进行删除及去重操作，支持半自动的融合方式，除可采用自动化程序实现融合，还可以手工辅助修正。	包括图谱的创建、编辑、状态管理、数据统计等内容，是对构建出的医学知识图谱全生命周期的管理。

图5-14　医学知识图谱自动构建工具界面

行细化，形成结构良好的分类学层次结构，在定义好数据模式后，再把实体一个个往概念中添加。自底向上的方法是指首先从实体开始，对实体进行归纳组织，形成底层的概念，然后逐步往上抽象，形成上层的概念。在实际构建图谱过程中，医学知识图谱自动构建工具采用两种方式结合的方法进行构建。

知识图谱构建工具的构建流程首先是进行本体构建，在三种主流的构建方式即人工构建、自动构建和半自动构建中，由于人工构建本体需要耗费大量人力时间，全自动构建对构建算法要求非常高，且可能存在遗漏和错误，工具主要采用半自动构建方式，利用本体学习算法进行自动构建，然后再进行人工进行审核和修正。本体构建步骤自底向上包括术语抽取、同义词抽取和层次关系抽取等。术语抽取的目标是找到用于表示概念、实体或属性的相关术语或标记集合。工具在术语抽取环节采用基于语言学规则的方法和使用统计的方法。利用统计方法与规则方法相结合的方式，采用多种统计量来衡量字符串中各字之间的紧密程度。同义关系抽取旨在寻找代表同一概念、实体或属性的术语。在同义关系的抽取方面，工具采用基于词典与词法模式结合的方法，并利用字符串相似度、模式匹配和PageRank链接分析等方法结合获取同义词。在分类层次关系的抽取方面，工具采用基于词法模式和基于共现分析的方法相结合，总结用于描述概念上下位关系的语言模式，将这些模式用于判断文本中的句子是否匹配，如匹配则可以作为上下位关系的候选。本体模型构建完成后，工具需要通过实体层的学习来填充数据。实体层学习包括命名实体识别和实体融合等方法。命名实体识别用于在文本中识别出医学相关的实体，如疾病、药物、症状等。实体融合则是为了识别和合并文本中提到的同一实体的不同表述。知识导入和知识提取是知识获取模块的两个主要任务。知识导入涉及将结构化的实体和关系数据导入知识图谱中。知识提取则是使用模型在非结构化文本中自动提取出实体和关系数据。在提取出数据后，工具会提供人工确认的选项以保证数据的准确性。医学知识图谱自动构建工具通过复杂的算法和人工审核过程，实现了从原始医学数据到结构化知识图谱的转换，为医学研究和临床决策提供了强大的知识支持。

五、医学知识图谱更新工具

医学知识图谱更新工具，见图5-15，能够支持医学知识图谱的持续更新和维护，其主要功能是对已存在的知识图谱进行数据更新，包括模式图（本体）与数据图的更新。模式图的更新主要涉及医学概念的增加、修改、删除，概念属性的更新及概念之间关系的更新。由于模式图的更新会直接影响到所有与其直接或间接相关的子概念和实体，因此，通常需要人工干预，包括人工定义规则、人工处理冲突等。在医学知识图谱更新工具中，模式图更新步骤包括自动化实体发现、人工审核、概念属性更新及概念关系更新。具体来说，工具通过算法自动发现新的医学实体，由专业人员对自动化发现的实体进行审核以确保其准确性和必要性，对已有的医学概念属性进行更新以反映新的医学发现或变化，以及更新概念之间的关系以适应新的医学理解或研究进展。数据图的更新主要涉及到实体、关系和属性值的新增、修改、删除。由于数据图的更新对知识图谱的整体架构影响较小，因此，在工具中主要通过从可靠数据源自动抽取的方式完成。该工具中数

医学知识图谱更新工具

支持对已存在的知识图谱进行数据更新，包括模式图与数据图的更新。支持自动化实体发现+人工审核的方式对模式图进行更新；支持自动化的方式对数据图进行更新，支持增量更新+全量更新相结合的更新方式。

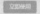

主要特点

手动更新

支持图谱手动更新，对已构建的图谱手动增量更新，更新任务创建成功后进入与图谱构建一样的流程，先进行知识抽取，再进行本体融合，最后做实体融合。

自动更新

支持图谱自动更新，在自动更新计划中选中数据源，知识抽取方式、定时配置。

全量更新

支持将清空已有知识图谱数据，再进行图谱更新流程。

增量更新

支持增量更新，不清空已有知识图谱数据，直接在已有图谱基础上进行图谱更新流程。

图 5-15　医学知识图谱更新工具界面

据图的更新步骤包括信息抽取、知识融合及图谱构建。知识图谱更新工具的更新方式主要采用增量更新和完全更新结合的方法。其中，增量更新只包含自上次更新以来发生变化的图谱部分，这种方式可以快速响应新信息，但需要定期进行全量更新以保证图谱的完整性。全量更新则是重新抽取和解析知识图谱数据源的全部数据，这种方式可以保证知识图谱的逻辑一致性，但耗时较长，成本较高。医学知识图谱更新工具支持自动化的实体发现和人工审核，支持自动化的数据图更新，并可以根据需要进行增量更新或全量更新。其核心能力包括schema建模，包括支持拖拽式本体设计，易于构建和管理本体模型；端到端的知识构建，包括支持从非结构化知识到结构化知识的转换，与多种大数据存储架构兼容；融合算子能力，包括提供实体链指、概念标化和实体归一等算子能力，结合自然语言处理和深度学习算法。

医学知识图谱更新工具通过自动化和人工审核相结合的方式，支持医学知识图谱的持续更新和优化。它通过增量更新和全量更新相结合的策略，能够灵活应对医学领域的快速变化，确保知识图谱中知识的及时性和准确性。同时，该工具的设计考虑到了灵活性和效率，能够快速响应用户需求和数据变化，为医学研究、临床决策支持等提供准确、及时的知识服务。

六、医学语义关系计算工具

医学语义关系计算工具专门用于处理和分析医学知识之间的语义关系，该工具能够在不同的信息层级上进行语义关联计算，包括实例、句子、段落及篇章级别，其功能涵盖了相似度计算、文本分类、文本聚类和关联关系计算，广泛适用于医学知识处理的各类场景，见图5-16。该工具的核心技术依托于知识表示学习、语义相似度计算、图计算和图推理等。知识表示学习通过将医学知识图谱中的实体和关系映射到低维向量空间，从而实现对复杂语义关系的计算。医学语义关系计算工具采用了K-BERT模型，这是一个专为医学知识设计的表示学习模型。K-BERT由知识层、嵌入层、可见层和Mask-Transformer编码层组成。其中，知识层（knowledge layer）将医学知识图谱中的实体和关系转换为向量表示；嵌入层（embedding layer）：进一步将知识层的输出嵌入到低维向量空间中；可见层（seeing layer）：捕捉实体间的直接和间接关系；Mask-Transformer编码层（mask-transformer encoder）：通过Transformer结构学习实体间的深层语义关系。通过K-BERT模型，医学语义关系计算工具能够将医学实体转换为语义向量，并使用余弦值来衡量实体间的语义相似度。这种方法有效地捕捉了实体间的深层语义关联。此外，工具支持多种图计算功能，包括社区发现、度中心性计算、紧密中心

医学语义关系计算工具

医学语义关系计算工具支持对医学知识的语义进行计算，得到语义之间的相似程度或关联程度。可支持不同存储层级的语义进行计算，包括实例级别、句子级别、段落级别及篇章级别的关系计算。可支持相似度计算、文本分类、文本聚类及关系计算等应用服务场景。

立即使用

主要特点

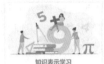

知识表示学习

对知识图谱中实体和关系进行表示学习，将实体或关系投影到低维向量空间来表示实体和关系的语义信息，可有效地计算实体和关系之间的隐含语义，实现对图特征统计和相关路径的计算。

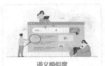

语义相似度

对于任意两个实体，可以取出对应的两个语义向量，再计算两个语义向量的cosine值，用来表示两个实体的语义相似度。

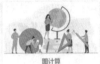

图计算

支持基础图计算功能，如：社区发现、度中心性计算、紧密中心度计算、实体节点排名、中介中心度、最小生成树等。

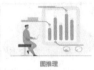

图推理

提供对构以属性和关系的推理能力，基于对问题预测和推理问题的本征是通过比较有效的分数策略来实现的。

图5-16　医学语义关系计算工具界面

度计算、实体节点排名、中介中心度和最小生成树等。这些功能对于理解医学知识图谱中的结构至关重要。图推理模块允许用户通过自然语言提问，工具依据知识图谱中的信息进行推理并给出答案。知识图谱的预测和推理功能基于有效的分数策略，通过比较不同分数来解决问题。这种策略确保了推理过程的准确性和可靠性。医学语义关系计算工具集成了知识表示、语义计算、图特征统计和图推理等功能，为医学领域中复杂的知识关联和推理问题提供了解决方案。该工具已被嵌入到知识服务平台中，服务于医学知识的深入分析和应用，助力医疗健康领域的创新和研究。医学语义关系计算工具作为医学知识图谱领域的重要工具，通过先进的算法和模型，实现了对医学知识之间复杂语义关系的有效计算和分析。它的集成和应用，为医学研究的深入和医疗决策的支持提供了强有力的技术支撑。

第四节　小　　结

　　知识图谱构建工具及平台是当前人工智能和数据挖掘领域的重要研究方向，其能够帮助研究人员和工程师从大量数据中提取知识，构建结构化的知识图谱，以便于检索、分析和应用。目前，许多平台已经能够提供包括知识抽取、知识图谱构建、知识融合等在内的一系列知识服务体系。这些平台通过机器学习、自然语言处理等技术，实现了对大量数据的自动化处理和知识挖掘。本章节主要介绍了知识图谱构建工具及平台，通过调研、归类、分析，以及提取各平台的亮点功能、主要特点对各类知识图谱构建工具进行介绍。其中，知识图谱平台包括通用领域的 Palantir、Metaphactory 和 Stardog，医学专业领域的 HITA 知识服务平台、BIOS、MedKaaS 及医学领域知识图谱系列构建工具。随着大语言模型的出现及知识图谱数目的不断攀升，知识图谱构建平台也在不断更新迭代。就知识图谱构建过程来说，数据资源起到十分重要的作用，包括真实世界数据、科学出版物、标准库、专业知识库等。它们为知识图谱的构建提供了丰富的信息来源，使构建的知识图谱能够更加准确和全面地反映现实世界的情况。尽管目前的图谱构建工具已经取得了显著的进步，但在知识对齐和知识融合方面仍面临诸多挑战。因此，图谱构建平台仍应在数据资源的提供、知识对齐、知识融合等方面尝试更新升级，以满足不同领域用户的需求，提高知识图谱的质量和可用性。

参 考 文 献

［1］HITA 知识服务平台［EB/OL］.［2023-01-19］. https：//www.omaha.org.cn/.

［2］BIOS［EB/OL］.［2023-01-19］. https：//bios.idea.edu.cn/

［3］Palantir［EB/OL］.［2023-01-19］. https：//www.palantir.com/.

［4］Oracle［EB/OL］.［2023-01-19］. https：//www.modb.pro/graph/.

［5］Metaphactory［EB/OL］.［2023-01-19］. https：//metaphacts.com/product.

［6］Stardog［EB/OL］.［2023-01-19］. https：//www.stardog.com/.

［7］Comma［EB/OL］.［2024-01-19］. https：//comma.phoc.org.cn/.

［8］闻龙，卢若谷，种璟，等. 医学知识图谱构建与应用的研究［J］. 长江信息通信，2023，36（10）：1-8.

第六章

医学知识图谱构建实践

随着大数据、人工智能技术的迅猛发展，医学领域的知识管理和应用正面临前所未有的机遇与挑战。医学知识图谱构建是当代医学信息化发展的重要方向之一。它旨在将海量的医学知识通过图的形式进行结构化表示，以便于有效整合海量医学知识资源，实现知识的智能推理和应用。

在构建医学知识图谱的过程中，需要对医学领域内的各类知识资源进行深入的挖掘与整合，同时运用自然语言处理、机器学习等先进技术，实现知识的自动化抽取与关联。首先，数据获取与预处理是构建医学知识图谱的基础，包括从各种医学文献、数据库等资源中收集数据，并进行清洗、去重、格式化等处理。其次，实体识别与关系抽取是构建医学知识图谱的核心任务，旨在从文本数据中识别出医学实体（如疾病、症状、药物等）并抽取它们之间的关系。此外，知识融合与推理也是医学知识图谱构建的关键环节，通过对不同来源的知识进行融合与校验，实现知识的补全和拓展，同时利用推理技术发现新的知识关联和规律。

本章旨在通过深入浅出的方式，介绍医学知识图谱构建的实践过程。从医学知识图谱的基本概念入手，逐步深入到知识抽取、实体识别、关系挖掘等关键环节。针对某一特定疾病领域构建专病医学知识图谱，涵盖疾病的发病机制、临床表现、诊断方法、治疗方案等方面的知识。并且，尝试介绍跨领域的医学知识图谱构建，将不同医学领域的知识进行融合与关联，以实现更广泛的知识应用与共享。同时，结合具体的医学知识图谱构建案例，分析知识图谱在医学领域的应用场景与挑战。实践案例表明，医学知识图谱的构建具有广阔的应用前景和实用价值。通过构建医学知识图谱，可以实现对医学知识的系统化、结构化表示，便于知识的存储、检索和应用。医学知识图谱能够揭示医学知识之间的内在联系和规律，为疾病的诊断和治疗提供有力支持。此外，医学知识图谱还有助于推动医学领域的跨学科合作与交流，促进医学研究的创新发展。

第一节 垂体瘤知识图谱构建实践

垂体可以分泌多种激素用以调控人体的代谢及生长发育、生殖等生理功能，由腺垂体和神经垂体两部分构成。其中，腺垂体分泌调控人体代谢、生长发育及生殖功能的多种激素，神经垂体协助下丘脑分泌的激素发挥生理效应。然而，当垂体发生肿瘤病变时，其激素分泌及调控功能将受到干扰，容易对周围神经产生压迫，进而引发一系列异常病理症状，困扰患者的正常生活和工作。垂体瘤起源于腺垂体、神经垂体及胚胎期颅咽管囊残余鳞状上皮细胞，占颅内肿瘤的10%～20%。从临床病理分型来看，垂体腺瘤分为功能性垂体腺瘤和非功能性垂体腺瘤两种类型。其中，功能性垂体腺瘤根据分泌激素的种类又可以分为促肾上腺皮质激素腺瘤、生长激素腺瘤、促性腺激素腺瘤、催乳激素腺瘤和促甲状腺激素腺瘤等类型；非功能性垂体腺瘤不分泌激素，其临床表现主要为肿瘤生长过程中对垂体、周围神经及大脑产生的压迫效应，根据肿瘤体积大小，非功能性垂体腺瘤可分为大腺瘤和微腺瘤两类。垂体瘤是一种需要高度关注的临床疾病，多发于青壮年，虽然多数为良性且通常不会扩散至身体其他部位，但可能影响患者健康，导致如视力受损、高血压、高血糖、骨量减少、心脏疾病及认知功能障碍等不良后果，深入研究其发病机制、分类特征及临床表现，对于提高垂体瘤的预防、早期干预、诊断准确性和治疗效果具有重要意义。

垂体瘤知识图谱（knowledge graph for pituitary adenoma，KGPA）基于临床电子病历和医学网站构建，旨在对垂体瘤相关知识进行系统性、全面性的总结并为垂体瘤临床诊断、科学研究和智能化应用提供基础支撑。KGPA构建流程包括原始数据收集、本体设计、数据抽取、数据融合、数据存储与可视化5个步骤，见图6-1。

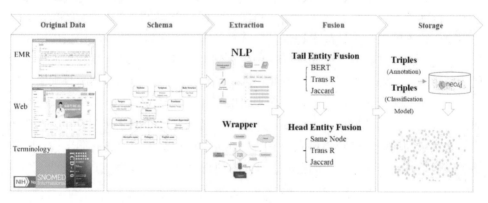

图6-1　垂体瘤知识图谱构建步骤

一、本体构建

知识图谱包括数据层和本体层。数据层中的实体、关系和属性都受到本体层的规范和限制。KGPA的本体构建参考多个权威术语，包括UMLS，医学系统命名法——临床术语（systematized nomenclature of medicine-clinical terms，SNOMED-CT）及《疾病和有关健康问题的国际统计分类》（International Classification of Diseases-10，ICD-10）中的概念定义。

在基于电子病历的本体构建中，医师的诊疗活动通常可以总结为，基于症状和异常检查结果来给出全面的诊断结论和相应的治疗措施（包括手术、药物）。因此，对上述实体及其之间的关系进行抽象后可用于本体的设计。

医学网站是知识图谱构建的重要数据来源，网站包含的数据类型更加丰富。在构建知识图谱的过程中，根据医学网站包含的数据，将病因、治疗、检查、科室、英文名和别名6种类型添加到本体中。因此，KGPA定义的实体类型包括疾病（disease）、症状（symptom）、药物（medicine）、治疗（treatment）、检查（examination）、手术（surgery）和部位（body structure）。实体属性用于描述实体的内在特征，进一步丰富图谱的内容，定义实体属性包括病因（pathogeny）、科室（treament department）、英文名（english name）和别名（alternative name）。KGPA本体见图6-2。

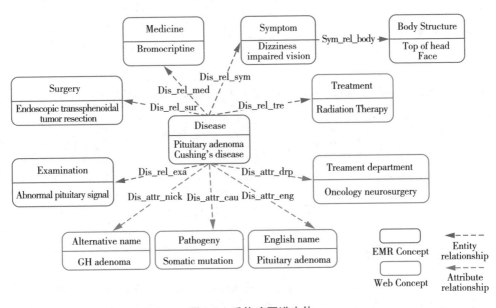

图6-2　垂体瘤图谱本体

二、数据抽取

在数据抽取过程中，对电子病历进行标注并利用条件随机场模型抽取数据。对于网络数据，构建网页包装器来提取三元组。

（一）电子病历数据抽取

选取300份临床病历，使用中文临床自然语言处理系统（Chinese clinical natural language processing system，CCNLP）对电子病历中的实体和关系进行标注，见图6-3。针对语义标注，CCNLP系统的功能包括：数据上传、实体关系配置、分词及词性标注、数据脱敏、实体及关系标注、辅助标注功能、标注一致性评价、数据导出、用户管理等。系统除了提供一个人机交互友好、易于使用的标注页面外，还嵌入了辅助标注模型，以实现自动化标注。辅助标注模型可选择词典模型或CRF（conditional random field）模型。词典模型支持用户定义医学术语，采用双向最大匹配的方法辅助语料标注。CRF模型采用基于单字特征的CRF算法识别医疗命名实体。CRF模型基于用户已标注的数据，通过CRF算法训练得到标注模型，并将模型用于未标注数据的实体辅助标注。

根据垂体瘤本体的定义，在CCNLP中设置6类实体和5类关系。由2名临床医师进行病历标注，标注的一致性达到95.2%。

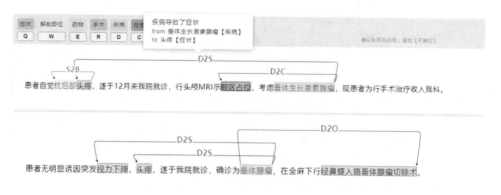

图6-3　CCNLP标注系统

（二）Web数据抽取

由于单一医学网站检索不全面，KGPA选取数据质量较高的4个网站：寻医问药、UpToDate临床顾问、百度百科和春雨医生。这些网站都提供了疾病、症状、治疗等信息的网页页面，因此，可以获得足够的医学知识来构建知识图谱。

定义包装器提取网站数据，以寻医问药网站为例来说明半结构化数据抽取。如图6-4所示，"Infobox"类的信息可以直接提取并存储为三元组。对于"Table"类数据，提取药品名称，将疾病名－药品名组合成三元组。根据网站结构设计不同的包装器来提取网站信息。

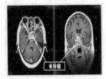

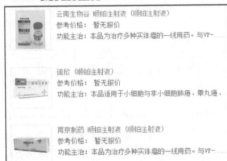

图6-4　网络数据抽取

三、数据融合

不同来源的实体之间可能存在互补、冗余，甚至冲突。为了保证知识图谱中数据的准确性，提出一种数据融合方法，见图6-5。通过计算头实体和尾实体的相似度分别进行数据融合。相似度计算的目的是寻找网络来源实体和电子病历来源实体之间的最优对齐。融合方法分两步进行，首先，基于BERT模型、TransR模型和Jaccard系数计算尾实体（两个数据源中包含的症状和检查实体）的相似

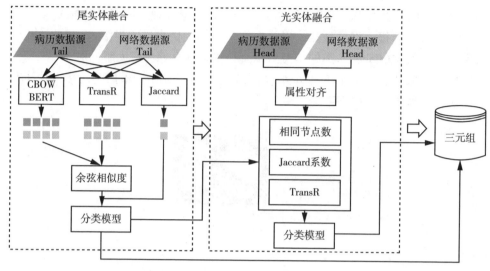

图6-5　数据融合模型

性。其次，利用图谱的结构信息，通过TransR模型、Jaccard系数和相同节点数对头实体（疾病）进行对齐。

（一）尾实体融合模型

在实体融合任务中只有两类结果，因此，可以转化为一个二元分类问题。在尾实体融合实验中，构建3个不同的特征作为模型输入：语义相似度、结构相似度和字符相似度。

1. 基于BERT的语义相似度计算　语义模型被广泛应用于文本数据的相似度计算中，BERT是一个预训练的语言表征模型。以往的预训练模型的结构会受到单向语言模型（从左到右或者从右到左）的限制，因而也限制了模型的表征能力，使其只能获取单方向的上下文信息。而BERT利用基于掩盖的语言模型（masked language model，MLM）进行预训练并且采用深层的双向注意力机制来构建整个模型，因此，最终生成能融合上下文信息的深层双向语言表征。

本节利用"BERT-Base，Chinese"模型构建尾实体嵌入，得到768维的向量表示，见图6-6。将尾实体看作短句，实体的对齐问题可以建模为分类任务。将编码层的第一个输出向量"C"作为实体对的语义表示。"［CLS］"代表一个句子的开始，"［SEP］"分隔两个句子。"E"表示输入字符的词嵌入，"T"表示输入字符的上下文表示。然后使用两个全连接层计算语义类别：全连接层1使用tanh激活函数，全连接层2使用softmax函数对每个类的概率进行归一化。

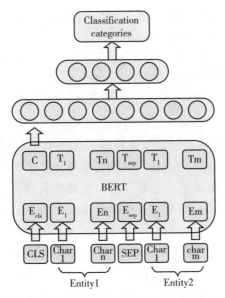

图6-6 基于BERT的语义相似度计算

2. 实体表示学习 知识表示学习方法不依赖文本信息，而是通过将实体映射到低维空间向量来获得数据的深度特征，一般使用hits@10（即在前10个预测中正确的实体的比例）评估模型的性能，hits@10值越高，性能越好。利用TransR进行知识表示学习，获得实体的向量表示。模型将提取的三元组作为正例，对于每个正例三元组，随机替换它的头实体(h', r, t)或尾实体(h, r, t')，生成一个负例。使用映射矩阵Mr描述关系r的空间，使用梯度下降法更新参数，得到尾实体的向量trans_vec。利用余弦相似度cos计算两个数据源的尾实体相似度，如公式所示：

$$Simteal\_trans(m_i, n_i) = \arg\max(\cos(trans\_vec_{m_i}), \cos(trans\_vec_{n_i})) \qquad (6\text{-}1)$$

3. Jaccard系数 选取Jaccard系数作为尾实体融合的第三个数据特征。Jaccard系数是指两个集合中交集元素个数与并集元素个数的比值。Jaccard值越高，相似性越高。用t_1和t_2分别表示两数据源中的某一实体，Jaccard系数计算两个实体中相同的字符数量占总字符数量的比例，如公式所示：

$$Jaccard(t_1, t_2) = \frac{|t_1 \cap t_2|}{|t_1| + |t_2| - |t_1 \cap t_2|} \qquad (6\text{-}2)$$

将BERT、TransR、Jaccard得到的3个相似度结果作为特征纳入分类模型。

采用3种不同的分类模型：逻辑回归、决策树和神经网络判断实体能否进行融合，融合准确率达到98%，召回率达到98%。

（二）头实体融合模型

将尾实体融合后的三元组用于头实体融合实验。在头实体（疾病）融合时，主要考虑两种实体属性特征和图结构的相似性特征。

1. 属性相似性 疾病的别名属性和英文名属性是头实体对齐时的重要特征。如果两个数据源中的头实体具有相同的别名或英文名，则可以认为这两个实体是相同的。例如，"垂体生长激素腺瘤"有"垂体生长激素分泌腺瘤"和"GH腺瘤"的别名。因此，可以将"垂体生长激素腺瘤"和"GH腺瘤""垂体生长激素腺瘤"进行融合。

2. 图结构相似性融合模型 当头实体无法通过属性对齐时，提出使用结构相似性模型进行实体融合。与尾实体融合模型一致，选择三个不同的特征作为分类模型的输入：相同的尾节点数量、Jaccard相似度和TransR相似度，如公式所示。头实体疾病连接药物、症状等多个尾实体，存在1-N的关系。以来自两个数据源的两个疾病集合 $(h_1, r_1, \sum_{i=1}^{n} t_1)$、$(h_2, r_2, \sum_{j=1}^{n} t_2)$ 为例，$\max \sum_{i=1}^{n} Same\_teal(t_1, t_2)$ 表示不同集合中相同尾部节点的数量。$Jaccard(\sum_{i=1}^{n} c_1, \sum_{j=1}^{n} c_2)$ 表示相同字符数占两个集合字符总数的比例。使用TransR模型训练得到头实体的向量表示 $TransR(h_1, h_2)$)。融合准确率达到97%，召回率达到97%。

$$Simhead(h_1, h_2) = Classification(\max \sum_{i=1}^{n} Same\_teal(t_1, t_2) + Jaccard(\sum_{i=1}^{n} c_1, \sum_{j=1}^{n} c_2) + \cos TransR(h_1, h_2)) \quad (6\text{-}3)$$

四、数据存储

将融合后的三元组数据在Neo4j数据库中进行存储和可视化（表6-1）。KGPA包含73种垂体腺瘤相关疾病的1789个实体和3041对关系。对于知识图谱而言，准确性是非常重要的。随机抽取300个三元组，每个三元组由两名医师进行人工评估，准确率达95.4%。

表6-1 三元组数量统计

三元组	数量
疾病-相应症状-症状	1940
疾病-相应手术-手术	45
疾病-治疗药物-药物	182
疾病-相应检查-检查	274
症状-相关部位-部位	281
疾病-治疗-治疗方法	109
疾病-病因-病因	104
疾病-相应科室-科室	44
疾病-英文名-英文名	42
疾病-别名-别名	20

五、鉴别诊断应用

KGPA可用于垂体瘤相关疾病的鉴别诊断。例如，使用以下数据库查询语句查询"垂体催乳素腺瘤"与"垂体无功能腺瘤"在典型表现上的区别："MATCH(p: dis{disease：垂体催乳素腺瘤})-[: dis_rel_sym]->(n)，(m)<-[: dis_rel_sym]-(q: dis{disease：垂体无功能腺瘤})，WHERE(m)<>(n)，RETURN p, n, q."。如图6-7所示，两红色疾病节点中间的蓝色实体是两种疾病共有的症状，右侧实体展示了"垂体催乳素腺瘤"特有的典型症状。

通过查询图谱可以发现大多数垂体瘤疾病的基本症状有：头痛、视力问题、疲劳、反应迟钝、情绪问题、身高体重变化、食欲变化、睡眠变化。无功能垂体腺瘤具有上述所有基本症状。垂体促甲状腺激素腺瘤除基本症状外，还伴有甲状腺肿大、心悸、眼球突出等症状。垂体泌乳素腺瘤的典型症状与女性性特征发育障碍、性欲下降、月经改变有关。垂体生长激素腺瘤的典型症状为面部特征改变、手足肿大、打鼾、代谢紊乱。库欣综合征以肥胖、肤色改变、毛发增多和水肿为特征。医师使用图谱后反馈，图谱可用于辅助临床进行鉴别诊断。

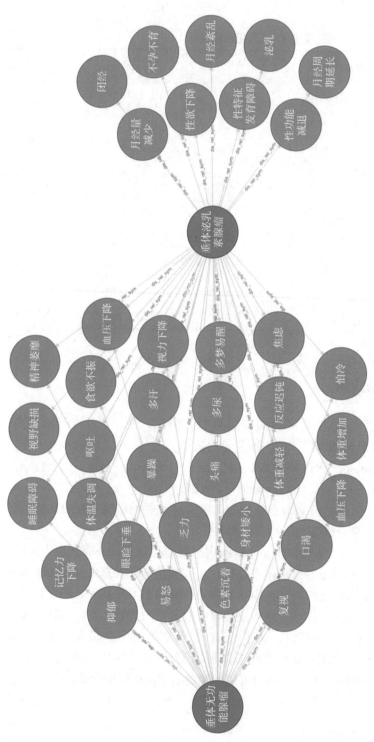

图 6-7　垂体瘤相关疾病的鉴别诊断

第二节　突发公共卫生事件知识图谱构建实践

突发公共卫生事件指突然发生、造成或者可能造成社会公众健康严重损害的重大传染病疫情、群体性不明原因疾病、重大食物和职业中毒，以及其他严重影响公众健康的事件。提升应对这类事件的能力，已成为维护国家安全和社会稳定的迫切需求。妥善且迅速地应对突发公共卫生事件，不仅关乎国家的安全与发展，更与经济社会大局的稳定紧密相连。若应对失策、控制不当，不仅会严重损害人民的生活水平和质量，还可能引发社会恐慌，使全社会承受沉重的代价。

2019年底爆发了新型冠状病毒感染（COVID-19）疫情，给人类正常生活和工作带来的沉重负担，对医疗和社会经济发展方面带来了空前危机。虽然COVID-19的影响是前所未有的，但这并不是冠状病毒首次在人类中爆发。冠状病毒于20世纪30年代首次发现，迄今为止，已知可感染人类的冠状病毒有7种。其中，严重急性呼吸综合征冠状病毒（severe acute respiratory syndrome coronavirus，SARS-CoV）、中东呼吸综合征冠状病毒（middle east respiratory syndrome coronavirus，MERS-CoV）和SARS-CoV-2具有高致病性，在本世纪造成了大量死亡并引起全球恐慌。SARS由人感染SARS-CoV引起，SARS的潜伏期通常在2周之内，人群普遍易感。MERS是一种由MERS-CoV引起的病毒性呼吸道疾病，于2012年在沙特阿拉伯首次得到确认。自2012年起，MERS在全球共波及中东、亚洲、欧洲等27个国家和地区，潜伏期最长为14天，人群普遍易感。单峰骆驼是MERS-CoV的一大宿主，且为人群病例的主要传染来源。新型冠状病毒感染以发热、干咳、乏力为主要表现，少数患者伴有鼻塞、流涕、咽痛、肌痛和腹泻等症状。重症患者多在发病一周后出现呼吸困难和/或低氧血症，严重者可快速进展为急性呼吸窘迫综合征、脓毒症休克、难以纠正的代谢性酸中毒和出凝血功能障碍及多器官功能衰竭等。

冠状病毒也是成人慢性支气管炎患者急性发作的重要病因。研究表明，病毒的生长多位于上皮细胞内，也可以感染肝脏、肾、心脏和眼睛，在另外的一些细胞类型（如巨噬细胞）中也能生长。人体对冠状病毒产生长期免疫反映较困难，故可以发生重复感染。尽管目前在冠状病毒药物研发方面已取得一些进展，但现有措施可提供的保护仍具有不确定性。由于传统的药物靶点发现过程耗时长，结合文献和知识图谱的知识发现方法被认为是提高药物靶点发现速度和效率的有效途径。冠状病毒知识图谱（coronavirus knowledge graph，CovKG）从生物医学文献中提取相关信息，与UMLS、药物数据库DrugBank和基因本体GO进行关联，CovKG可以用于预测潜在的靶点和候选药物，并为预测结果提供循证支持，具体构建过程见图6-8。

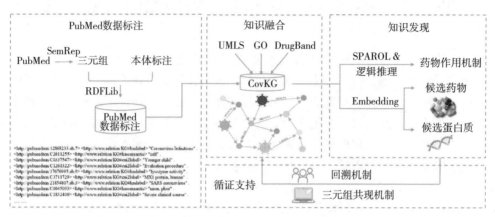

图6-8　冠状病毒知识图谱构建及知识发现

一、数据源

PubMed文献数据库是生物医药领域使用最广泛的文献检索系统，包含超过3400万篇生物医学文章，而数据量以每天数千篇的速度增长，是最常用的文献资源之一。在PubMed中获取冠状病毒文献知识，以"coronavirus"为检索词在PubMed中检索，经过整理后共获得18 687篇相关文献。

DrugBank是一个全面的、可免费访问的在线数据库。DrugBank将详细的药物（包括化学、药理学和制药）数据与全面的药物靶点（包括序列、结构和途径）信息相结合。DrugBank被药物化学家、药剂师、医师、学生等广泛使用。DrugBank Online（V5.1.11）包含16 576条药物条目，涵盖获批的小分子药物2766种，生物制剂（蛋白质、肽、疫苗和过敏原）1614种，135 种及以上营养保健品，6723种实验性（发现阶段）药物，每种药物包含200多个数据字段。

GO数据库提供了关于基因（包括基因产生的蛋白质和非编码RNA分子）功能的计算表示，这些基因来自许多不同的生物体，例如人类、细菌等。GO被广泛用于支持科学研究，并已被数以万计的出版物引用。GO中包含了47 345个基因概念和49种关系。

二、生物医学文献图谱构建

生物医学文献包含丰富的冠状病毒相关信息，是构建CovKG的重要知识来源。首先，基于PubMed文献数据提取包含生物医学知识的三元组，然后，基于一个语义转换模型对知识进行有序地组织，并通过统一格式存储生物医学文献知识，该知识库名为PubMedAnn。

（一）SemRep生物文献信息抽取工具

SemRep是一个基于UMLS的程序，用于从文本中识别实体和关系，并将它们链接到UMLS标准术语。首先利用SemRep从检索得到的文献中自动提取语义三元组。图6-9是一个使用SemRep自动提取生物医学信息的示例。在右图中，SemRep为每个识别到的实体分配了一个或多个语义类型，如对应于实体ID "C0014597" 的实体名称和语义类型分别是 "Epithelial Cells" 和 "Cell"。SemRep将文章的标题和摘要按句子进行分割，每个句子可以包含一个或多个三元组。在图6-9的左侧，从PubMed ID（PMID 34206990）的文章摘要的第二句（34206990.ab.2）中提取了4个三元组，如图6-9右侧所示。在UMLS Metathesaurus中，每个三元组中的实体被识别并标准化为概念唯一标识符（CUI），关系被标准化为UMLS语义网络中的语义关系。

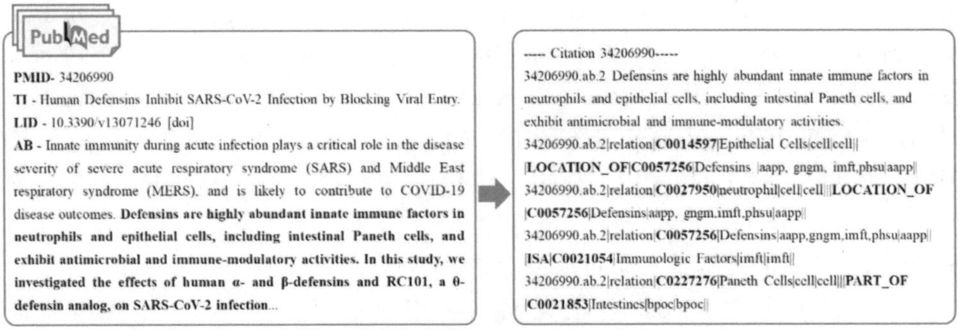

图6-9 SemRep数据提取

（二）语义转换模型

SemRep处理的生物医学文献实体有自己的CUI和名称标签。此外，CUI之间存在多种关系。为了将SemRep抽取的生物医学文献信息转换为图谱三元组，定义一种语义结构转换模型，见图6-11。在转换模型中，PMID表示从PubMed检索到的冠状病毒相关文章的ID。文献的标题ID（TiID）和摘要ID（AbID）通过 "hasAnnotation" 的关系与PMID相关联。然后，定义关系，用 "hasText" 表示文章对应的文本数据、"hasCUI" 连接实体ID，"hasLabel" 连接实体名称。SemRep

提取的实体之间的关系由"hasRelation/*"表示，其中"*"表示具体的关系类型。此外，实体ID与实体名称之间的关系定义为"CUI2Label"，实体ID与实体类型之间的关系定义为"hasType"。

RDF是一种资源描述语言，用来描述各种网络资源，为网络上发布的结构化数据提供一个标准的数据描述框架。RDF的节点类型包括统一资源标识符引用（uniform resource identifier）、空白节点（blank node）和文字（literals）。在CovKG构建中使用python的RDFLib库来统一数据格式，根据设计的语义转换模型，从SemRep处理的数据中提取语义三元组，然后使用RDFLib将其转换为RDF格式，得到生物医学文献知识库PubMedAnn。

三、多来源数据融合

将PubMedAnn与DrugBank和GO数据库中的生物医学知识进行整合，构建CovKG。冠状病毒知识图谱重点探讨与病毒密切相关的语义关系，包括病毒、疾病、药物、基因、宿主等。图6-10给出了CovKG的本体映射关系。

在多源数据融合过程中，将PubMedAnn中的语义类型与DrugBank和GO中语义类型进行映射，将"临床药物（drug）""病毒（virus）"和"分子功能（molecular function）"映射到DrugBank，将"基因或基因组（gene or gene products）"和"分子功能（molecular function）"映射到GO。同时，将DrugBank中的"AFFECTED_ORGANISMS""PATHWAYS"和"TARGETS"关系及GO中的"ISA""PART_OF"和"REGULATED"关系加入到CovKG中。本体层面映射完成后，利用"rdfs：Label"属性对不同知识库中具有相同语义类型的实体进行关联。使用图数据库GraphDB来存储CovKG。

CovKG包含17 369 620个三元组。其中，基于生物医学文献构建的PubMedAnn包含641 195个三元组，涵盖UMLS的13 065个CUI、209个语义类型和97个语义关系。通过多源知识整合，将PubMedAnn数据库中的475种药物和262个靶点分别映射到DrugBank和GO。在PubMedAnn中排名前10位的高频药物是"羟氯喹""氯喹""阿奇霉素""地塞米松""利巴韦林""秋水仙碱""麦角骨化醇""伊维菌素""甲泼尼龙"和"利托那韦"。在PubMedAnn中排名前10位的高频靶点是"血管紧张素转换酶Ⅱ""M蛋白，多发性骨髓瘤""炎症反应""玻连蛋白，人""内肽酶类""麻疹病毒核蛋白""细胞因子""肽""TMPRSS2基因"和"糖蛋白类"。

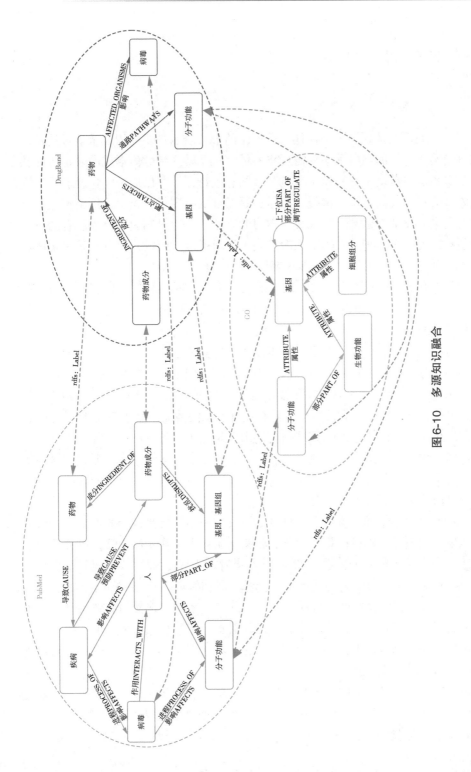

图6-10 多源知识融合

四、知识发现应用

（一）图谱表示学习模型

实体和关系在知识图谱中往往以符号化的形式表示，要利用表示学习技术来发现海量实体之间的隐藏关系，需要将实体和关系转换为数值形式的表示。即从原始知识图谱中自动学习出每个节点和边的有效特征，并以低维向量的形式实现对实体和关系语义的表示。链接预测是关系发现的重要任务，也称链路预测。目前较为先进的模型大多都选择在表示学习的基础上，通过知识图谱中已有的事实知识预测缺失的实体与关系。知识图谱表示学习通过不同的建模方式学习实体和关系的向量表示，利用表示学习算法预测缺失链接。

本节探索两类表示学习方法：以 TransE、TransR 和 RotatE 为代表的翻译模型，以 RESCAL、DistMult 和 ComplEx 为代表的语义匹配模型，利用这 6 个模型学习实体和关系的向量表示，用于后续的知识发现。

TransE 是最具有代表性的平移距离模型，将实体和关系表示为同一维度语义空间中的向量。TransE 将三元组表示为头实体向量到尾实体向量的变换过程，令映射的头实体向量与关系向量之和接近尾实体向量，TransE 模型用 L1 或 L2 范数衡量其靠近程度。TransE 算法简单且具有良好的预测性能。基于 TransE 模型的表示学习思想和语义建模思路，该系列衍生出大量表示学习算法。其主要优化方向有拓展实体关系的映射空间或改进映射方式、区分嵌入向量的表示形式、增加实体关系约束及增添附加信息等。通过这些优化，模型可以表达更多的原图语义信息，同时消除不必要的语义歧义。

TransR 将关系空间与实体空间分开，语义空间不需要具有相同的维度。对模型的实体和关系进行随机向量初始化。将头尾实体表示在实体空间，将关系表示在关系空间。对于每一个关系 r，学习投影映射矩阵 Wr，通过这个矩阵将每个三元组中的实体向量 h、t 映射到关系 r 所在空间，映射得到 $hr = hWr$ 和 $tr = tWr$。

RotatE 将三元组投影到复数向量空间，并将关系嵌入定义为旋转矢量，令三元组的映射操作等价于实体嵌入沿坐标轴旋转的过程。RotatE 采用了一种自对抗的负采样方法，基于当前的嵌入模型对负三元组进行采样。RotatE 的评分函数测量头尾实体之间的角距离。

RESCAL 是最早出现的基于张量分解的模型，该模型将头尾实体嵌入向量表示为一维向量，关系嵌入向量表示为二维向量，是典型的双线性模型。RESCAL 的核心思想是将整个图谱编码为一个 3D 张量，并从中分解出一个核心张量和因子矩阵。二维矩阵的每一层表示一个张量，是核心张量中的一个关系，k表示关系的个数，A表示实体集矩阵。将由核心张量和因子矩阵恢复的结果作为相应的三元组的概率。如果概率大于某个阈值，则对应的三元组是正确的。

DistMult为降低模型复杂度，通过减少参数的数量来缓解过拟合问题。DistMult通过将从一般的非对称矩阵限制为对角矩阵来简化RESCAL，从而减少每个关系的参数数量。

ComplEx通过引入复值嵌入来扩展DistMult以更好地模拟非对称关系。在复数中，实体和关系的嵌入不再存在于实值向量空间，而是存在于复值向量空间。ComplEx基本的策略是计算实体的联合表示，不管它们的角色是头实体还是尾实体，并在这些嵌入上执行点积。

（二）模型评价指标

通过交叉验证可以评估预测模型的性能。图谱表示学习模型性能的常用评价指标有MRR和Hits@k，指标分值越高说明模型的预测性能越好。MRR是所有测试三元组的平均逆秩，其计算公式如下：

$$MRR = \frac{1}{|S|} \sum_{i=1}^{|S|} \frac{1}{rank_i} = \frac{1}{|S|} \left(\frac{1}{rank_1} + \frac{1}{rank_2} + \cdots + \frac{1}{rank_{|S|}} \right) \tag{6-4}$$

Hits@k（k＝1、3和10）测量出现在排名前k的数据中真实三元组的百分比。计算公式如下：

$$Hits@k = \frac{1}{|S|} \sum_{i=1}^{|S|} \amalg (rank_i \leqslant k) \tag{6-5}$$

将6种图谱表示学习模型进行训练，结果表明，TransR在所有指标上表现最佳，MRR为0.2510，Hits@1为0.2011，Hits@10为0.3505。

（三）链接预测与相似度计算

在生物医学网络的背景下，知识图谱表示学习有助于发现以前未知的关联或相互作用。使用图谱表示学习模型可以获得实体、关系的低维向量表示，并进一步用于链接预测和相似度计算，分别寻找冠状病毒的潜在靶点和候选药物。基于表示学习的知识发现过程见图6-11。

链路预测是通过已知信息预测给定网络中两个实体之间存在未知连接的可能性。在这个任务中，将图中已有的三元组作为正样本，对实体或关系进行负采样生成反例。在训练过程中，同神经网络一样，实体和关系的向量表示根据优化目

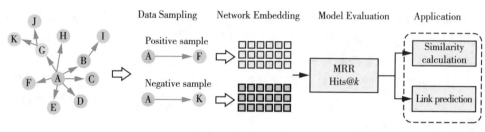

图6-11　链路预测训练过程

标进行学习，优化目标即最大化所有正确样本评分函数得分的同时，最小化错误样本的评分函数得分。在预测过程中，模型将数据集中存在的所有实体或关系依次填补进待预测的知识空缺位置中，即针对 $(?, r, t)$、$(h, ?, t)$、$(h, r, ?)$ 这3种类型的三元组进行补全预测，分别对应链接预测中的头尾实体预测和关系预测。以评分函数作为评测指标，计算每个实体或关系作为正确缺失信息的可能性得分。候选实体或关系的得分越高，其作为链接预测的目标实体或关系的可能性越大。

通过相似度计算，可以预测与某一药物最相似的药物实体有哪些。将已知药物记为e，待预测的药物实体记为e'。余弦相似度用于计e、e'实体之间的相似度。

（四）循证支持

预测结果的可解释性是机器学习模型实用性的重要指标。虽然目前图谱表示学习方法可以直接用于预测实体，但由于预测过程中缺乏中间步骤，对预测结果进行解释是一个主要挑战。知识来源的数量和质量可以作为评估生物医学领域知识可信度的重要因素。利用CovKG进行证据评分和数据回溯，实现对预测结果的解释。

对于实体对 $<e_i, e_j>$，它们之间可能有多条可达路径，记为 $p_{i,j}$。在这些路径中，e_i 和 e_j 可能是直接相连的，即 $p_{i,j} = <e_i, r_{i,j}, e_j>$，它们也可以通过其他节点间接相连，即 $p_{i,j} = <e_i, r_{i,x}, e_x, ..., e_y, r_{y,j}, e_j>$。通过寻找支持这些路径存在的生物医学文献，为循证提供依据。

此外，在PubMedAnn语义转换模型的设计过程中，考虑到了文献中涉及的生物医学实体的源信息（如PMID、TiID和AbID）。因此，对模型预测的每一个三元组都可以给出循证支持，包括其来源的文献、摘要和标题。在图6-9所示的示例中，对于PMID 34206990摘要中实体"epithelial cells（上皮细胞）"和"immunologic factors（免疫因子）"，可以生成一条间接解释路径"epithelial cells-LOCATION_OF-defensins-ISA-immunologic factors"。

（五）冠状病毒潜在靶点预测

将实体和关系分为3个数据集，即已知实体集se、候选实体集se′和候选关系集sr。将冠状病毒名称、病毒变异名称和缩写名称作为已知实体集se。将所有其他实体视为候选实体集se′。将CovKG中包含的关系定义为关系候选集sr。将图谱表示学习模型用于预测与冠状病毒相关的潜在靶点。将已知实体集se中的实体作为头实体或尾实体进行链接预测，共发现33个潜在的冠状病毒感染靶点，部分预测结果如表6-2所示。

为了评估预测结果的可靠性并提供结果的可解释性，为预测结果提取了解释路径。例如，表6-2中的解释路径 "SARS coronavirus RNA-AUGMENTS-Membrane-PART_OF-Virus-LOCATION_OF-CD69 protein，human" 为预测三元组 "SARS coronavirus RNA-AFFECTS-CD69 protein，human" 提供了循证支持。

表6-2　冠状病毒潜在靶点及循证支持

链接预测结果	解释路径	循证支持
SARS coronavirus RNA-AFFECTS-CD69 protein，human	SARS coronavirus RNA-AUGMENTS（1）-Membrane-PART_OF（2）-Virus-LOCATION_OF（3）-CD69 protein，human	PMID 18451981 & 34323931 & 33862647
3C-like protease，SARS coronavirus-INTERACTS_WITH-Endopeptidases	3C-like protease，SARS coronavirus-compared_with（1）-Hydroxychloroquine-COEXISTS_WITH（61）-Pharmaceutical Preparations-COEXISTS_WITH（22）-Endopeptidases	PMID 32720578 & 33305554 & 15890949
M protein，Coronavirus-COEXISTS_WITH-M Protein，multiple myeloma	M protein，Coronavirus-CAUSES（1）-Apoptosis-AFFECTS（4）-Severe Acute Respiratory Syndrome-PRODUCES（22）-M Protein，multiple myeloma	PMID 16797548 & 12919893 & 16893997
SARS2 gene-USES-TMPRSS2 gene	SARS2 gene-CAUSES（1）-Disease-AFFECTS（357）-Patients-LOCATION_OF（3）-TMPRSS2 gene	PMID 32703328 & 15271120 & 33796097
angiotensin converting enzyme 2-INTERACTS_WITH-M Protein，multiple myeloma	angiotensin converting enzyme 2-LOCATION_OF（5）-Mutation-AFFECTS（1）-RNA Recognition Motif-COEXISTS_WITH（10）-M Protein，multiple myeloma	PMID 22291007 & 34648284 & 26038424
ACE2 protein，human-INHIBITS-anti-IgG	ACE2 protein，human-CAUSES（1）-Severe disorder-PROCESS_OF（82）-Patients-LOCATION_OF（7）-anti-IgG	PMID 34185681 & 34117116 & 15631740
Human coronavirus 229E-INTERACTS_WITH-M Protein，multiple myelom	Human coronavirus 229E-LOCATION_OF（1）-Replicon-PART_OF（7）-SARS coronavirus-LOCATION_OF（164）-M Protein，multiple myelom	PMID 15890949 & 16928748 & 15840526

（六）冠状病毒药物再利用

目前已知对 "SARS-CoV-2" "MERS-CoV" 和 "SARS-CoV" 具有治疗作用的药物为 "利托那韦（ritonavir）" "氯喹（chloroquine）" "达芦那韦（darunavir）" "洛匹那韦（lopinavir）" "艾尔巴韦（elbasvir）" "乌非诺韦（umifenovir）" "瑞德西韦（remdesivir）" "人干扰素β（human interferon beta）" "TMC-310911" "N4-hydroxycytidine" "EIDD-2801"。为了探索潜在的抗冠状病毒药物，采用6种图谱表示学习模型寻找与上述11种药物最相似的药物。通过热力图对预测结果进行可视化（图6-12），可以看出，所有模型一致地预测出与 "氯喹（chloroquine）" 相似度最高的药物为 "羟氯喹（hydroxychloroquine）"。

解剖治疗化学分类（anatomical therapeutic chemical classification，ATC）系统提供了药物的治疗和药理学分类，是世界卫生组织的官方药物分类系统。结合ATC分类系统对知识图谱预测的18种潜在治疗药物进行讨论，发现药物集中在ATC分类系统中的4类上，即 "P01B：抗疟药（antimalarials）" "J05A：直接作用抗病毒药（direct acting antivirals）" "J01F：大环内酯类、林可酰胺类和链霉素类（macrolides, lincosamides and streptogramins）" 和 "L03A：免疫刺激剂（immunostimulants）"。大多数药物集中在 "抗疟药" 或 "直接作用抗病毒药"。"抗疟药" 类别中的药物包括

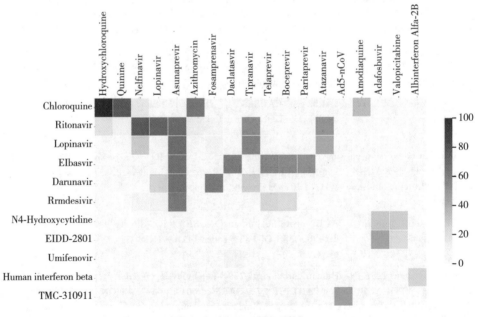

图6-12　药物相似度计算

羟氯喹、奎宁、阿莫地喹和氯喹。"直接作用抗病毒药"类别中的药物包括奈非那韦、洛匹那韦、阿舒那韦、福沙那韦、达拉他韦、替拉那韦、特拉匹韦、博普瑞韦、奥比他韦、帕立瑞韦、阿扎那韦、利托那韦、艾尔巴韦、达芦那韦、瑞德西韦和乌非诺韦。

第三节 健康管理知识图谱构建实践

随着生活节奏的加快和饮食习惯的多样化，人们越来越关注个性化营养和健康管理。膳食涉及食物的选择、搭配及摄入量等多个方面，通过科学合理的饮食安排，可为人体提供充足的营养，满足生命活动的需要。在日常饮食中，我们需要确保摄入足够的糖类、蛋白质、脂肪等宏量营养素，同时也要关注维生素、矿物质等微量营养素的摄入。这些营养素在人体中发挥着不同的作用，共同维持着身体的正常功能。

人类的饮食习惯正经历明显的转变，目前过度倾向于摄入高热量、高脂肪、高盐和高糖的食物，同时膳食纤维和微量营养素的摄取却严重不足。这种饮食习惯的转变已经演变成为影响现代人健康的关键风险因子，对于人体健康构成了严重威胁。这种不健康的饮食习惯不仅可能导致营养不均衡，还可能导致肥胖、糖尿病、心血管疾病等多种慢性疾病的发生。通过了解各种食物的营养成分和营养价值，制定个性化的饮食计划，实现营养素的均衡摄入，对于预防疾病、保持健康至关重要。然而，面对互联网上泛滥的饮食信息，如何获取可靠、基于科学证据的食物知识成为一大挑战。此外，不同人群因生理和健康状况的不同，对食物的需求也各不相同，这增加了个性化营养指导的复杂性。知识图谱作为一种有效的数据组织和管理技术，提供了一种新的解决方案。本节将构建健康管理知识图谱以系统地整合和展示多模态的饮食数据，为不同用户群体提供精准、个性化的营养建议和食品信息。本节将深入探讨健康管理知识图谱的构建实践，并以"Food Atlas"膳食管理平台为例，展示如何利用知识图谱技术提升公众获取基础膳食信息的能力，促进健康饮食习惯的形成。

本节将围绕以下内容详细展开：膳食知识图谱的构建方法、数据来源、实体和关系的定义等；基于膳食知识图谱交互平台Food Atlas的多模态的膳食信息探索，包括图形化交互界面、自然语言处理接口，以及图像和文本的多模态检索能力；此外，还将深入探讨Food Atlas应用于支持特定人群（如孕妇）的个性化膳食推荐，以及如何辅助专业人士（如营养师、医师）进行精确的膳食干预。

一、多模态膳食知识图谱

食物的选择受到多种因素的影响，这些因素相互作用促成最终的食物选择行为。食物特征的变异性，包括食物成分和技术加工，以及人群特征的变异，如营养需求和生理学，都会极大地影响最终决定。根据与临床医师的讨论、根据与食品和人口健康主题密切相关的重要方面来确定多模态知识图谱的schema。该schema包含全面的食品、营养成分、健康效益及食用建议等语义类别，每个类别之间通过预定义的关系相连，形成了丰富的语义网络。这个知识图谱schema不仅包含了食品及其分类、成分、营养价值和烹饪方法等基础信息，还细致地涵盖了适宜和禁忌人群、季节适宜性、主要分布区域等多维度数据。通过这样的结构设计，知识图谱能够提供丰富、多角度的食品信息，为用户提供个性化的膳食建议和健康管理支持。这种精细化的数据组织方式，不仅为研究人员提供了一个强大的数据探索工具，也极大地丰富了普通用户获取和理解食品信息的方式。本节构建的多模态膳食知识图谱由十一种语义类型和二十六种语义关系构成。表6-3详细说明图谱schema语义类别与语义关系的定义。

表6-3　膳食知识图谱schema

实体1	关系	实体2
食物	类型	食物类别
食物类别	是一种类型的	食物
食物	主要成分	成分
食物	辅助成分	成分
成分	是……的主要成分	食物
成分	是……的辅助成分	食物
食物	适宜人群	人群
食物	禁忌人群	人群
人群	是……的适宜人群	食物
人群	是……的禁忌人群	食物
食物	同义词	同义词名称
同义词名称	是……的同义词	食物
食物	具有功能	膳食功能
膳食功能	是……的功能	食物
食物	重要营养素	营养素

续　表

实体1	关系	实体2
营养素	是……的重要营养素	食物
食物	冷加工方法	烹饪方法
食物	热加工方法	烹饪方法
烹饪方法	是……的冷加工方法	食物
烹饪方法	是……的热加工方法	食物
食物	烹饪工具	烹饪器具
烹饪器具	是……的烹饪工具	食物
食物	主要分布区域	地区
地区	是……的主要分布区域	食物
食物	适宜季节	季节
季节	是……的适宜季节	食物

　　该图谱收集和整理来自权威医疗机构和科学文献中与膳食营养相关的权威资料，通过人机协同的方式进行知识图谱实例的填充与校验。该图谱目前包括2011个实体、10 410个三元组关系及23 497张食物图片，全面覆盖了食品、营养成分、健康功效等多个维度，数据的详细分布见表6-4、表6-5。

表6-4　实体数量统计

类别	数量
实体总数	2011
食品	253
同义词名称	1090
成分	352
营养素	38
食品分类	4
人群	1
膳食功能	196
烹饪器具	37
烹饪方法	23
季节	4
地区	13

表6-5　关系数量统计

三元组关系	数量
食品－类型－食品分类	253
食品－同义词－同义词名称	1090
食品－主要成分－成分	784
食品－辅助成分－成分	800
食品－适宜人群－人群	253
食品－禁忌人群－人群	0
食品－具有功能－膳食功能	253
食品－重要营养素－营养素	537
食品－冷加工方法－烹饪方法	165
食品－热加工方法－烹饪方法	328
食品－烹饪器具－烹饪器具	236
食品－主要分布区－地区	253
食品－适宜季节－季节	253

二、交互式知识图谱探索平台 Food Atlas

在数据理解和探索的过程中，交互式可视化技术发挥了不可或缺的作用，它通过图形化的信息表达激发用户的视觉思维，同时借助于直观易用的界面极大地提升了用户的学习积极性。已有研究证明，将语义搜索结果通过交互式可视化的方式呈现出来，能够更加有效地协助用户查询和理解知识库中的信息。鉴于此，Food Atlas 采纳基于图形和网络的交互式可视化技术，以此来展现所构建的多模态食品知识图谱。这种方法不仅增强了用户对于食品知识图谱的认知和理解，而且通过多维度的数据展示，加深了用户对食品信息及其健康影响的全面认识，为用户提供了一个更加丰富和动态的数据探索平台。

Food Atlas 采用 Neo4j 图数据库以有效地存储和检索基于图的食物数据。Neo4j 是一款高性能的图数据库，它通过图形结构直观地展现数据之间的关联性，从而提供了一个强大的平台来处理复杂的数据关系。为了进一步挖掘这些数据之间的深层次联系，Food Atlas 使用 Cypher 查询语言进行语义查询。Cypher 是专为 Neo4j 设计的一种图查询语言，它通过声明式的语法简化了查询的编写过程，能够以直观的方式查询图数据，从而获取丰富的见解。

为了更有效地向用户展示查询结果，Food Atlas 采用交互式可视化的知识图谱形式来组织这些数据。Food Atlas中知识图谱以图形的方式展现了数据之间的关系，不仅提高了信息的可理解性，还增强了用户的交互体验。考虑到在展示过程中记忆性的重要性，图谱特别关注了可视化的颜色使用。研究表明，彩色可视化能够显著提高记忆分数，尤其是当使用七种或更多的颜色时效果最为显著。基于这一理论，Food Atlas对知识图谱中的每个节点按照其实体类别进行了颜色编码，以增强信息的区分度和记忆性。

此外，为了使知识图谱的视图不仅信息丰富而且生动有趣，Food Atlas在每个节点中展示了相应的图片（在适用的情况下）。这些图片丰富了图谱的内容，使用户在探索数据时获得更加直观和生动的体验。同时，Food Atlas还开发了几项便捷功能，旨在帮助用户更加轻松地与知识图谱进行交互和探索，见表6-6。这些功能包括但不限于节点搜索、路径发现及数据过滤等，它们共同为用户提供了一个强大而直观的工具，以深入了解和探索基于图的食物数据。

通过这些交互式功能，Food Atlas不仅提高了用户探索食品知识的效率和趣味性，而且通过直观的图形展示，加深了用户对食品及其健康作用之间关系的理解。这种交互式可视化方法，为用户提供了一个全新的学习和探索食品知识的方式，极大地提升了用户的使用体验。

在当今信息时代，人们普遍倾向于使用自然语言来查询信息，这种方式既直观又符合日常习惯。举例来说，当人们想要知道"哪些食物富含叶酸？"时，他们更愿意用自然语言提出问题，而不是使用专门的查询语言如Cypher。这是因为，对于大多数无技术背景的用户来说，学习和使用这种正式查询语言并构建问题是一项挑战。鉴于此，研发人员着手开发了一种自然语言接口，旨在提高检索系统的可用性和普及度。这种接口使最终用户能够直接通过输入自然语言（无论是中文、英文还是其他语言）的请求来访问数据库中存储的信息，显著降低了用户在使用系统时对其功能和操作细节先验知识的依赖。

首先，Food Atlas采用命名实体识别技术，即W2NER，来准确识别出问题中

表6-6　Food Atlas平台功能

功能	介绍
节点扩展	用户双击某个实体节点时，系统将扩展该节点并显示所有其他相关节点及其关系的子图
节点信息框	选中一个节点时，屏幕右侧会显示更多关于该节点的信息，如实体类型和成分的名称
关键词搜索	用户可以通过输入关键词来快速定位到具体的实体或关系，系统将高亮显示搜索结果，便于用户迅速找到感兴趣的信息
路径探索	允许用户探索两个实体之间可能的连接路径，帮助用户理解不同食品、成分、营养素等之间的复杂关系

提到的关键实体。其次，Food Atlas将这些识别出的实体与知识图谱中的相应实体进行链接，并利用结合了BERT模型和基于规则的分类器，从去除了实体名称的原问题中预测出相关的实体间关系。再次，Food Atlas根据用户的原始查询及提取的信息来分析和确定潜在的检索意图。最后，Food Atlas利用预定义的规则来构建图数据库的查询语句。

这一过程不仅涉及了复杂的自然语言处理技术，也包括了对用户查询意图的深入理解和预测。完成这些步骤后，Food Atlas将查询结果以子图的形式组织起来，并以直观的方式反馈给用户。这种方法极大地提升了无技术背景用户与"Food Atlas"系统交互的便捷性和效率，使寻找特定食物信息的过程变得既简单又直观。

在当前的信息检索领域，除了传统的自然语言查询和层次化菜单导航外，图像-文本搜索已经成为一种强大的辅助工具，特别是在食品信息检索方面展现了巨大的潜力。在应用场景中，这种多模态检索技术使用户能够通过图像来查询图数据库中的相关文本或其他图像信息。这种方法的主要挑战在于如何有效地弥合不同模态之间的异质性差距，即如何让计算机系统理解并匹配用户通过图像表达的查询意图与数据库中存储的文本或图像内容。

得益于互联网上海量图像-文本配对数据的可获取性，大规模的视觉-语言预训练框架已经成为解决上述挑战的关键。这些框架能够从多模态数据中提取统一的表示，使不同模态间的信息能够在一个共享的潜在空间内进行比较和关联。其中，CLIP（contrastive language-image pre-training）技术通过对比学习和独立的图像及文本编码器生成这种共享潜在空间，为图像-文本检索任务提供了强有力的支持。

为实现多模态食品信息检索，Food Atlas首要步骤是将用户的食品图像查询转化为CLIP模型的嵌入表示。接下来，采用余弦相似度方法在图数据库中识别与这个嵌入表示最为相似的图像-文本对。这一过程不仅涵盖了对图像的理解，也包括了对数据库中文本信息的深入匹配分析。最终，系统将输出与查询图像最相似的5个食品名称，用户可以从中选择一个以获得更多的详细信息。

这种多模态检索方法极大地拓宽了用户与食品信息数据库交互的方式，不仅提高了检索的灵活性和准确性，还为用户提供了一种直观且高效的查询手段。通过结合视觉和语言信息，Food Atlas能够使最终用户获得一个更加丰富和便捷的食品信息检索体验。

三、孕妇使用实例介绍

Food Atlas为用户提供了一个交互式的平台，使他们能够深入探索丰富的多模式食物知识图谱。例如，当一位孕妇初次使用该系统时，她可能会出于好奇而随机选择"花生拌菠菜"（即花生与菠菜的混合）。系统将会以直观的图形形式向她展示这道菜的详细信息，见图6-13。在了解到这道菜对胎儿大脑发展有益之后，她可能会进一步探索，希望找到具有类似营养功能的其他菜肴。通过双击实体节点，她可以轻松获取更多相关信息，见图6-14。

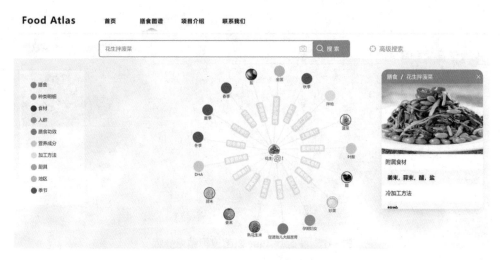

图6-13　Food Atlas 用户检索界面

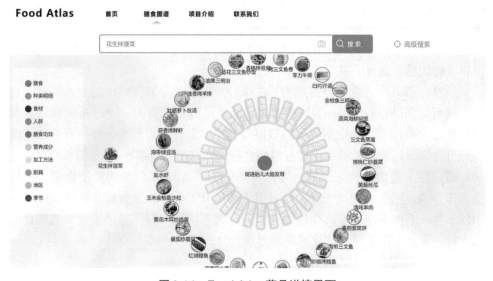

图6-14　Food Atlas 菜品详情界面

此外，这位孕妇还可以上传一张她在社交媒体上看到的"肉末烧海带"的图片。系统利用先进的图像识别技术，能够列出五种与之最相似的食物及其相似度值，见图6-15。这样，她可以迅速找到她正在寻找的那道菜，并判断它是否符合自己的饮食需求。

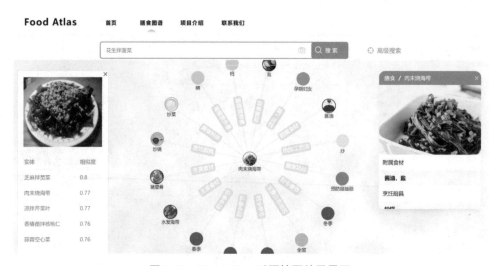

图6-15　Food Atlas 以图搜图结果界面

对于临床医师来说，常见的问题如"哪些食物可以健脑？"也可以通过Food Atlas的自然语言界面得到解答。系统能够识别与查询相关的膳食功能，如"健脑、益智"，并将这些信息展示在搜索框下方。一旦医师选择了相关的膳食功能，系统即会以图形的形式展示所有具有该功能的食物实体，见图6-16，从而为医师提供准确的膳食建议。

同样，如果一名营养师需要为一位来自广东省的孕妇提供预防贫血的饮食建议，他可以借助Food Atlas的高级搜索功能来进行精准查询。通过将膳食功能和地区设定为筛选项，并指定"预防贫血"和"广东省"为筛选条件，营养师可以找到符合该孕妇营养需求和饮食习惯的食物，如"萝卜牛腩汤"，见图6-17。

通过以上实例的详细阐述，可以看到，Food Atlas不仅为用户提供了一个易于操作且响应迅速的查询工具，而且极大地提升了个性化饮食建议的精确度与科学性。这一系统为孕妇、临床医师及营养师等不同用户群体提供了宝贵的膳食信息支持，有效促进了健康饮食习惯的养成。

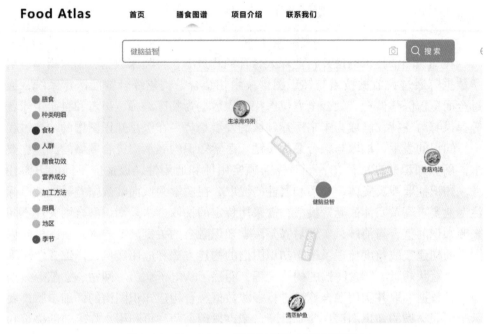

图6-16 Food Atlas基于问答的内容检索界面

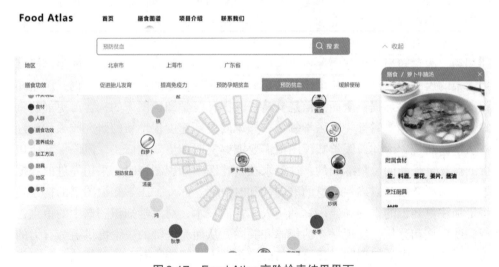

图6-17 Food Atlas高阶检索结果界面

第四节 小 结

在知识图谱技术与医疗行业深入融合的背景下，将临床数据、临床指南、组学数据等通过大数据技术与知识图谱技术相结合，构建综合智能医疗系统，通过全面覆盖医学概念、聚合全方位医疗知识数据为临床医师、患者和科研工作者等提供有力支持，已成为未来医疗领域的发展趋势。在医疗知识图谱的构建过程中，知识的表示、抽取与融合尤为关键。医学知识的表示需符合领域的严谨性要求，确保知识的高准确率，同时需兼顾实用性和通用性，以适应不同的下游任务。知识抽取涉及实体、关系和属性的提取，在医学领域面临数据差异性大、标注专业要求高及实体嵌套等挑战，需采用特定的抽取方法。知识融合则关注不同来源知识的整合与消歧，实体对齐是医学知识融合的关键环节。本章从医学知识图谱的构建实践角度梳理了医学知识图谱的构建方法和应用实例，详细介绍了垂体瘤、冠状病毒、膳食图谱的构建流程，明确了从电子病历、网站、文献等数据源进行数据抽取并利用融合算法进行多源数据融合构建知识图谱的详细步骤，展示了不同类型的知识图谱在鉴别诊断、靶点发现、药物再利用、临床辅助决策和个性化饮食建议等方面的能力。

医学知识图谱的构建与应用正成为推动医学领域智能化进程的关键力量。医学知识图谱不仅有助于系统地整合和表达海量的医学知识，还能为医师提供决策支持，为患者带来更为精准和个性化的诊疗服务。展望未来，医学知识图谱将在多个维度上展现出广阔的前景。首先，随着医学研究的不断深入和医疗数据的不断积累，医学知识图谱需要涵盖更为广泛和深入的医学知识。从基础的生理机制到复杂的疾病诊疗流程，从个体化的患者信息到群体性的流行病学数据，医学知识图谱可以为医师提供全面的信息支持。其次，医学知识图谱的构建需更加注重知识的准确性和实时性。在医学领域，知识的更新速度快，新的研究成果和诊疗方法不断涌现。因此，医学知识图谱需要能够实时地更新和修正，以确保其所包含的信息是最新的、最准确的。这要求在构建医学知识图谱时，采用先进的数据处理技术和算法，以确保信息的准确性和时效性。此外，医学知识图谱的构建还将更加注重知识的推理和应用。利用人工智能技术，对医学知识图谱中的信息进行深度挖掘和分析，发现潜在的规律和关联，从而为医师的决策提供更为有力的支持。同时，医学知识图谱还可以与医疗机器人、智能诊断系统等相结合，实现更为精准和高效的医疗服务。最后，医学知识图谱的构建将促进跨学科的知识融合与协作。医学作为一个综合性的学科，与生物学、药理学、遗传学等多个学科密切相关。通过构建医学知识图谱，可以打破学科壁垒，实现跨学科的知识共享和协作，从而推动医学领域的整体进步。

参 考 文 献

［1］NICKEL M，MURPHY K，TRESP V，et al. A review of relational machine learning for knowledge graphs［J］. Proc IEEE，2016，104（1）：11-33.

［2］Unified Medical Language System（UMLS）［EB/OL］.［2021-02-09］. https：//www.nlm. nih.gov/research/umls/index.html.

［3］SNOMED International［EB/OL］.［2021-02-09］. https：//www.snomed.org/.

［4］YANG C，HU J，FANG A，et al. Study on the building of clinical text natural language processing system—taking cTAKES as an example［J］. J Med Inform，2018，39（12）：48-53.

［5］Chinese Clinical Natural Language Processing System（CCNLP）［EB/OL］.［2021-02-09］. http：//ccnlp.imicams.ac.cn/.

［6］HU J，FANG A，ZHAO W，et al. Annotating Chinese e-medical record for knowledge discovery［J］. Data Anal Knowl Discov，2019，3（7）：123-132.

［7］xywy［EB/OL］.［2020-12-20］. http：//www.xywy.com/.

［8］UpToDate［EB/OL］.［2020-12-20］. https：//www.uptodate.cn/home/.

［9］Baidu Encyclopedia［EB/OL］.［2020-12-20］. https：//baike.baidu.com/.

［10］chunyuyisheng［EB/OL］.［2020-12-20］. https：//www.chunyuyisheng.com/.

［11］Devlin，Jacob et al. BERT：Pre-training of Deep Bidirectional Transformers for Language Understanding［J］. North American Chapter of the Association for Computational Linguistics. 2019，4171-4186.

［12］BALAUR I，MAZEIN A，SAQI M，et al. Recon2Neo4j：applying graph database technologies for managing comprehensive genome-scale networks［J］. Bioinformatics，2017，33（7）：1096-1098.

［13］MAJUMDER J，MINKO T. Recent developments on therapeutic and diagnostic approaches for COVID-19［J］. AAPS J，2021，23（1）：14.

［14］YÜCE M，FILIZTEKIN E，ÖZKAYA K. COVID-19 diagnosis-a review of current methods ［J］. Biosens Bioelectron，2021，172：112752.

［15］FERNANDES Q，INCHAKALODY V P，MERHI M，et al. Emerging COVID-19 variants and their impact on SARS-CoV-2 diagnosis，therapeutics and vaccines［J］. Ann Med，2022，54（1）：524-540.

［16］HABAS K，NGANWUCHU C，SHAHZAD F，et al. Resolution of coronavirus disease 2019（COVID-19）［J］. Expert Rev Anti Infect Ther，2020，18（12）：1201-1211.

［17］SREEPADMANABH M，SAHU A K，CHANDE A. COVID-19：advances in diagnostic tools，treatment strategies，and vaccine development［J］. J Biosci，2020，45（1）：148.

［18］KILICOGLU H，ROSEMBLAT G，FISZMAN M，et al. Broad-coverage biomedical relation extraction with SemRep［J］. BMC Bioinformatics，2020，21（1）：188.

［19］SCHUYLER P L，HOLE W T，TUTTLE M S，et al. The UMLS Metathesaurus：representing different views of biomedical concepts［J］. Bull Med Libr Assoc，1993，81（2）：217-222.

［20］KASHYAP V. The UMLS Semantic Network and the Semantic Web［J］. AMIA Annu Symp Proc，2003，2003：351-355.

［21］RADA E C，ANDREOTTOLA G. RDF/SRF：which perspective for its future in the EU［J］. Waste Manag，2012，32（6）：1059-1060.

［22］RDFLib documentation. RDFLib［EB/OL］.［2022-05-12］. https：//rdflib.readthedocs.io/en/stable/index.html.

［23］GraphDB［EB/OL］.［2022-05-10］. https：//graphdb.ontotext.com.

［24］RATAJCZAK F，JOBLIN M，RINGSQUANDL M，et al. Task-driven knowledge graph filtering improves prioritizing drugs for repurposing［J］. BMC Bioinformatics，2022，23（1）：84.

［25］Zhang R，Hristovski D，Schutte D，Kastrin A，Fiszman M，Kilicoglu H. Drug repurposing for COVID-19 via knowledge graph completion［J］. J Biomed Inform. 2021，115：103696.

［26］ZHU H，WANG X，JIANG Y，et al. FTRLIM：distributed instance matching framework for large-scale knowledge graph fusion［J］. Entropy（Basel），2021，23（5）：602.

［27］BORDES A，USUNIER N，GARCIA-DURÁN A，et al. Translating embeddings for modeling multi-relational data［A］//In：Neural Information Processing Systems［C］. Curran Associates Inc，2013.

［28］LIN Y，LIU Z，SUN M，et al. Learning entity and relation embeddings for knowledge graph completion［A］//In：AAAI' 15：Proceedings of the Twenty-Ninth AAAI Conference on Artificial Intelligence［C］，2015.

［29］SUN Z，DENG Z H，NIE J Y，et al. RotatE：knowledge graph embedding by relational rotation in complex space［J/OL］. http：//arxiv.org/abs/1902.10197.

［30］NICKEL M，TRESP V，KRIEGEL HP. A three-way model for collective learning on multi-relational data［A］//In：International Conference on International Conference on Machine Learning［C］. Omnipress，2011：809-816

［31］Yang B，Yih W，He X，et al. Embedding entities and relations for learning and inference in knowledge bases［J/OL］. https：//arxiv.org/abs/1412.6575v2.

［32］TROUILLON T，WELBL J，RIEDEL S，et al. Complex embeddings for simple link prediction［J/OL］. https：//arxiv.org/pdf/1606.06357.

［33］LU Y，GUO Y，KORHONEN A. Link prediction in drug-target interactions network using similarity indices［J］. BMC Bioinformatics，2017，18（1）：39.

［34］ZHOU T. Progresses and challenges in link prediction［J］. iScience，2021，24（11）：103217.

［35］HUANG L, LUO H, LI S, et al. Drug-drug similarity measure and its applications ［J］. Brief Bioinform, 2021, 22（4）: bbaa265.

［36］HE C, DUAN L, ZHENG H, et al. An explainable framework for drug repositioning from disease information network ［J］. Neurocomputing, 2022, 511: 247-258.

［37］ISLAM M K, AMAYA-RAMIREZ D, MAIGRET B, et al. Molecular-evaluated and explainable drug repurposing for COVID-19 using ensemble knowledge graph embedding ［J］. Sci Rep, 2023, 13（1）: 3643.

［38］RATAJCZAK F, JOBLIN M, RINGSQUANDL M, et al. Task-driven knowledge graph filtering improves prioritizing drugs for repurposing ［J］. BMC Bioinformatics, 2022, 23（1）: 84.

［39］BODENREIDER O, RODRIGUEZ L. Analyzing U.S. prescription lists with RxNorm and the ATC/DDD Index ［J］. AMIA Annu Symp Proc, 2014, 2014: 297-306.

第七章

医学知识图谱应用

知识图谱作为一种创新技术，在知识管理和智能化服务领域中发挥着至关重要的作用。这种技术以高度符合人类认知习惯的方式对信息进行表达，为数据的组织、管理和深度理解提供了一种高效的手段。知识图谱最初由科技巨头Google在2012年提出，其宗旨在于增强搜索引擎的功能，从而提升用户的搜索体验。

在医学这一特定领域，知识图谱的应用同样取得了显著的成就。它以结构化的形式，详细描绘了医学领域内的各种实体及它们之间的相互关系，这使其成为整合庞大医学资源的重要工具之一。当人工智能技术与之结合时，它更是能够大幅提高医师的诊断效率，对智慧医疗的建设产生了深远的影响。本章将重点介绍知识图谱在医学领域的应用现状和未来的发展潜力，具体包括基于知识图谱的基础科学研究、健康管理、医保审查、数字疗法、药物研究、辅助诊断及决策支持等多个方面。这些案例不仅展示了知识图谱在医学领域的广泛应用，也预示了它在未来可能带来的更多突破和进步。

第一节　基础科学研究

在基础科学研究领域，医学知识图谱的应用正逐步深化，特别是在药物化学这一专业领域内，其作用日益显著。以药物-药物相互作用（drug-drug interaction，DDI）的研究为例。药物-药物相互作用是指两种或两种以上的药物同时使用时，它们之间可能发生的相互影响。这种相互作用可能改变药物的药效学（pharmacokinetics，PK）和药效学（pharmacodynamics，PD）特性，从而影响药物在体内的吸收、分布、代谢和排泄过程，以及药物对生物体的作用和副作用。药物-药物相互作用的类型主要包括以下四类。

1. 吸收方面的相互作用　一种药物可能影响另一种药物的吸收，如某些药物可以通过改变肠道pH、竞争性抑制肠道转运蛋白或影响肝脏酶活性等影响其他药物吸收。

2. **代谢方面的相互作用** 一种药物可能影响另一种药物的代谢，包括酶诱导和酶抑制两种情况。酶诱导是指一种药物可使肝脏酶活性增强，导致另一种药物的代谢加快；酶抑制则相反，指一种药物可使肝脏酶活性降低，导致另一种药物的代谢减慢。

3. **排泄方面的相互作用** 一种药物可能影响另一种药物的排泄，如通过竞争性抑制肾脏排泄转运蛋白或影响尿液pH等。

4. **药效学相互作用** 一种药物可能改变另一种药物的药效学特性，包括增强或减弱另一种药物的效果，或者产生意想不到的副作用。

而药物－药物相互作用的后果可能包括：增加药物过量风险，引起严重的副作用；减少药物吸收导致治疗失败，疾病进展；改变药物作用时间，导致药物作用时间延长或缩短；两种药物相互作用可能产生新的不良反应，增加患者的痛苦。

由此可以看到，了解和评估药物－药物相互作用对于确保患者用药的安全性和有效性至关重要。医护人员在开具药物处方时，应充分考虑药物之间的可能相互作用，尽量避免使用可能产生不量相互作用的药物组合，以保障患者的用药安全。在这一领域，研究者们如Yu等开发的SumGNN模型和Su等提出的DDKG框架，通过利用机器学习模型和医疗知识图谱，已经能够实现对DDI的准确预测。

药物－靶标相互作用（drug-target interaction，DTI）研究是药物开发过程中的关键环节，因为它直接关系到药物的安全性和有效性。DTI指的是药物与生物体内特定蛋白质（即靶标）之间的相互作用，这些蛋白质通常是酶、受体、离子通道等，它们在细胞信号传导、代谢和其他生物过程中发挥关键作用。

在DTI研究中，知识图谱的运用极大地提升了数据分析的深度和广度。知识图谱通过将药物、靶标、疾病、化学成分等多源信息进行整合，形成一个结构化的知识网络。在这个网络中，每一条边都代表了一种潜在的相互作用，而每一个节点则代表了一个实体（如药物、靶标或疾病）。Li等使用的知识图谱转移概率矩阵，可以利用这些知识图谱来预测药物与靶标之间的潜在相互作用。这种方法的关键在于，不仅考虑了药物和靶标的直接相互作用，还考虑了它们通过其他生物分子（如疾病蛋白质）的间接相互作用。这种全局的、系统的分析方法，能够揭示药物作用的新机制，并为药物的优化和靶标的验证提供理论依据。

在生物信息学研究领域，传统的生物信息学资源如基因本体论GO、STRING数据库和KEGG知识图谱等，为科研人员提供了丰富的生物学知识框架，这些框架有助于理解和分析生物系统的复杂性。随着科学技术的发展，尤其是高通量测序技术的出现，多组学分析成为研究生物系统的重要手段。多组学包括基因组学、转录组学、蛋白质组学、代谢组学和表观遗传组学等多个层面，它们共同揭示了生物体的基因、蛋白质、代谢物等在不同生物学状态下的变化规律。医学知识图谱在多组学数据分析中的应用，极大地提升了疾病研究的深度和广度。通过将多组学数据与知识图谱中的生物学知识相结合，科研人员能够发现与疾病相关的关键分子，如突变、基因、蛋白质和代谢物。这些关键分子往往可以作为疾病的生物标志物或治疗靶点，为疾病的诊断和治疗提供新的思路。例如，AIMedGraph是一个综合性的多关系医学知识图谱，它通过整合大量的生物学数据，为遗传变异与疾病或治疗之间的关系提供了详细的解释。这样的知识图谱不仅有助于理解遗传变异对疾病的影响，还可以为药物开发提供理论依据。GenomicsKG是一个用于分析和可视化多组学数据的多组学知识图谱。它通过将多组学数据与临床信息相结合，为药物开发提供了更为精确的个性化治疗方案。GenomicsKG的扩展版本则通过考虑生物分子之间的相互作用关系，实现了更加个性化的药物定制。

此外，医学知识图谱在药物发现和靶标识别中也扮演着越来越重要的角色。通过整合化学、生物学和临床信息，知识图谱能够为药物研发人员提供一个全面的视角，帮助他们更好地理解药物及其潜在靶标。这种跨学科的整合不仅加速了新药的研发过程，还提高了药物研发的成功率。

随着技术的不断进步和数据的不断积累，医学知识图谱在基础科学研究中的应用将更加广泛。未来，它有望成为连接不同学科、促进药物研发和个性化医疗的关键工具。通过不断的探索和实践，期望医学知识图谱能够为人类健康事业做出更大的贡献。

第二节　健　康　管　理

健康管理的核心在于对个体健康状态的持续关注和优化，它涉及预防、诊断、治疗和康复等多个方面。在健康管理过程中，医学知识图谱的应用可以实现对个体健康信息的全方位整合和分析，从而为健康决策提供科学依据。医学知识图谱在健康管理领域的应用主要体现在以下五方面。

1. 个人健康档案的建立　个人健康档案的建立是健康管理的基础，它通过收集和整合个体全方位的健康信息，为医疗服务提供者和个体本身提供了宝贵的健康资料。在个人健康档案中，医学知识图谱的应用尤其突出，它能够将分散的健康数据进行关联和整合，从而形成一个结构化和系统化的健康信息网络。例如，基因信息是个人健康档案中非常重要的一部分，它能够帮助医师预测个体对某些疾病的遗传倾向。通过医学知识图谱整合个体的基因数据，医师可以更好地了解个体对特定药物的反应，从而避免可能的副作用。此外，医学知识图谱还可以将基因信息与个体的生活习惯、饮食偏好和运动频率等数据相联系，全面评估个体的健康状况。美国国家癌症研究所（National Cancer Institute，NCI）开发了一个名为"癌症基因组图谱（gene ontology resource）"的医学知识图谱，它通过整合癌症相关基因的功能和表达信息，为癌症的研究和治疗提供了宝贵的资源。这个知识图谱不仅帮助科学家们理解了癌症的基因机制，还为医师提供了个性化的治疗建议，如根据患者的基因类型推荐特定的药物或治疗方案。

2. 疾病风险评估　医学知识图谱可以分析个体的生活方式和环境因素与特定疾病之间的关系，从而评估个体未来发病的风险。这种风险评估可以帮助个体提前采取预防措施，如改变生活习惯、调整饮食结构等，以降低发病风险。

3. 个性化治疗方案的设计　基于个体的健康档案和疾病风险评估，医学知识图谱可以帮助医师设计个性化的治疗方案。例如，针对个体特有的遗传背景和生活习惯，选择最合适的药物和治疗手段，以提高治疗效果和减少副作用。

4. 健康干预和效果评估　医学知识图谱可以追踪个体的健康干预措施及其效果，从而为健康管理和决策提供反馈。通过分析干预前后的健康数据变化，医学知识图谱可以评估干预措施的有效性，并据此调整未来的健康管理策略。

5. 健康教育和宣传　医学知识图谱还可以用于健康教育和宣传，通过分析个体的健康知识需求和行为习惯，提供定制化的健康信息和建议，帮助个体建立健康的生活习惯。

医学知识图谱在健康管理领域的应用前景广阔，其价值在于能够将复杂的健康数据和信息进行结构化处理，从而提高数据的可读性、可理解和可操作性。以Huang等的工作为例，他们通过构建知识图谱，使用户能够更加便捷地获取到健康饮食的相关信息。这种信息的整合和呈现方式，不仅有助于提升公众的健康意识，还能够帮助专业人士在营养学和健康管理方面做出更加科学的决策。

FoodKG和健康饮食知识图谱的建立，更是为健康饮食的普及和个性化推荐提供了可能。通过对健康食品、食谱和营养价值的信息进行整合，这些知识图谱可以为用户提供量身定制的饮食建议，从而促进健康生活方式的养成。

在慢性病管理方面，医学知识图谱的应用展现了其强大的数据分析能力。通过对患者的临床数据、用药情况和生活习惯进行整合，医学知识图谱能够为医师提供全面的疾病管理方案，这对于提高慢性病治疗效果、降低并发症发生率具有重要意义。此外，结合远程监测技术，医学知识图谱还能够实现对患者健康状况的实时追踪，为医师和患者提供及时的信息反馈和支持。

中医知识图谱的构建，则是在传统医学与现代信息技术之间架起了一座桥梁。通过将中医理论、诊断方法、治疗方案等知识进行结构化处理，中医知识图谱有助于传承和发扬中医文化，同时也为中西医结合的慢性病管理提供了新的思路和方法。

平安健康医疗科技有限公司研发的应用"平安好医生"是一个集成了医学知识图谱技术的综合数字健康服务平台。该平台通过运用医学知识图谱的分析能力，将用户的健康数据与医学知识进行关联，为用户提供更加精准和个性化的健康服务。在线上问诊服务中，用户通过"平安好医生"应用描述自己的症状，医学知识图谱会自动对这些症状进行分析，快速生成可能的疾病诊断和治疗建议。这些建议可供医师参考，以便他们能够更加全面地了解患者的状况，并据此提供线上医疗服务。这种自动化分析的能力大大提高了医疗服务的效率和准确性。此外，"平安好医生"平台还提供了一系列健康管理功能。通过分析用户的健康数据，包括病历、检测报告等，平台能够为用户制订个性化的健康管理计划。这些计划不仅包括饮食和运动建议，还包括定期健康检查和预防措施的建议，可帮助用户更好地维护自己的健康。在慢性病管理方面，"平安好医生"应用能够监控慢性病患者的健康状况，并根据患者的具体情况制定个性化的康复计划。这些计划有助于患者更好地控制病情，减少并发症的风险，提高生活质量。该公司还利用深度学习、大数据分析等技术对医学知识图谱进行持续更新，以此提高服务质量，保障平台能够不断学习新的医学研究成果和临床经验，为用户提供更加准确和前沿的健康信息。此外，"平安好医生"还提供健康教育服务，可帮助用户更好地了解和管理自身健康。通过提供健康知识、生活方式指导等内容，平台致力于提高用户的健康意识，培养健康的生活习惯，从而预防疾病的发生。

"平安好医生"作为一个基于医学知识图谱的健康管理平台，通过提供线上问诊、健康管理、慢性病管理、健康教育等服务，致力于实现全方位的健康管理，为用户提供便捷、精准、个性化的健康服务。随着技术的不断进步和数据的不断积累，未来该平台有望在健康管理领域发挥更加重要的作用。

总之，医学知识图谱在健康管理领域的应用，不仅有助于提高公众的健康素养，还能够为医疗专业人士提供强大的工具，以更好地服务于患者。随着技术的不断进步和数据的不断积累，未来医学知识图谱有望在健康管理中发挥更加重要的作用，为人类的健康福祉做出更大的贡献。

第三节 医保审查

医保审查在确保医疗保险基金合理使用、促进医疗资源的合理配置方面发挥着至关重要的作用。在传统的医保审查过程中，专家经验和临床试验数据是评估治疗方法、检查操作、药物等的主要依据。然而，随着医疗数据的爆炸性增长和医疗环境的日益复杂，传统的依赖专家经验和临床试验数据的方法在处理大量数据和复杂信息时效率不高，且易受主观判断的影响，有时甚至可能导致审查结果的不公平和不准确。

医学知识图谱作为一种新兴的技术手段，在处理医疗数据和提供决策支持方面具有独特的优势。通过整合多源异构的医疗数据，医学知识图谱能够构建起药物、疾病、症状和治疗效果之间的关系网络，为医保审查提供一个全面、客观的决策支持平台。医学知识图谱的应用，使医保审查不再仅仅依赖于专家的主观判断，而是通过自动化的数据分析，揭示药物使用的真实效果、患者群体的特定需求及成本效益比，从而为医保审查提供更加科学和精准的依据。

例如，在药物的经济评价中，医学知识图谱能够协助识别与特定药物相关的医疗服务使用模式，预测药物在特定患者群体中的经济影响。这种基于医学知识图谱的经济评价，不仅能够为政策制定者提供药物成本和效益的全面分析，还能够帮助他们预测药物纳入医保支付范围后的社会经济影响，从而做出更加合理和科学的决策。

在一项关于处方药保险覆盖与患者健康结果关系的研究中，研究者通过系统回顾和评估处方药保险覆盖范围对临床结果影响的实证研究，发现更广泛的处方药保险可以减少其他医疗服务的使用，并对患者健康结局产生积极影响。相反，药物保险的间断或上限通常会导致更差的患者健康结局。这项研究结果突出了药物保险覆盖在患者健康管理和政策决策中的重要性。

此外，医学知识图谱在促进医保审查工作中的透明度和公正性方面也有显著作用。通过为公众提供医保审查的数据和逻辑依据，医学知识图谱增加了决策过程的透明度，使医保政策的制定和调整更加公开、合理和可接受。

Sun等开发的基于医学知识图谱的欺诈检测方法，通过深度学习技术自动提取知识源中的实体和关系，构建起了一个包括药物、疾病、检查等信息在内的丰富知识网络。这种方法不仅提高了欺诈检测的效率，而且由于其基于客观的医学数据，有助于提高检测的准确性。通过人工专家的复核，医学知识图谱的质量得到了保证，从而确保了检测结果的可靠性。

在政策制定方面，医学知识图谱的作用同样不可小觑。它可以帮助政策制定者监控医保药品的实际使用情况，这不仅有助于评估药品的效果和成本效益，还能够帮助制定者及时调整医保政策，以优化资源配置。知识图谱技术的应用，使医保政策的制定和调整更加基于数据和证据，而不仅仅是依赖于主观的判断。

保险公司如Oscar Health的实践表明，医学知识图谱技术可以被用来提高医疗保险服务的个性化和便捷性。通过利用医学知识图谱分析用户的症状和健康数据，系统能够提供初步的医疗建议和个性化的医疗保险建议。这种服务模式不仅方便了用户，也提高了医疗保险服务的效率和质量。

Change Healthcare利用医学知识图谱技术，为医疗机构提供质量管理和合规审查服务。通过实时监测医疗机构的临床实践，可确保其符合医保政策和质量标准，Change Healthcare帮助医疗机构提升了服务质量，并确保了医保合规性。

3M Health Information Systems通过医学知识图谱技术，为医疗机构提供医疗账单管理服务。智能审核医疗账单中的编码和费用，确保账单的准确性和合规性。这种服务不仅提高了医疗账单管理的自动化水平，也降低了医疗机构因编码错误和费用不合规而面临的风险。

随着技术的发展，医学知识图谱在医保审查中的应用将会更加广泛和深入。它将促进医疗保险体系更加高效和精准地运作，确保医保资金的合理使用，提高医保政策的执行效率。同时，医学知识图谱的应用也有助于减轻医保管理的工作负担，使医疗保险体系更加透明和公正。

在未来，医学知识图谱技术的进步还将使医疗保险服务更加智能化和个性化。通过对用户健康数据的深入分析，医学知识图谱能够为用户提供更加精准的健康建议和管理方案，从而提高用户的健康水平和生活质量。医学知识图谱的应用，有望使医疗保险服务更加符合用户的需求，提供更高质量的服务。

第四节　药　物　研　究

药物研究领域的深厚历史积累了大量的药物知识和经验，但这些知识往往是零散的，存在于各种文献和数据库中，不易于高效利用。医学知识图谱的出现，为药物研究提供了一种全新的视角和方法。它通过将药物、疾病、症状、基因、蛋白质等实体及它们之间的关系进行结构化表示，形成了一个全面、直观、可查询的知识网络。这种结构化的知识表示方式，使药物研究者能够更加系统地理解药物的作用机制，预测药物的可能作用和副作用，以及探索新的药物组合使用策略。

在新药研发过程中，医学知识图谱的应用可以显著提高研发的效率和成功率。药物再利用作为一种策略，能够充分利用已有的药物资源，减少新药研发的时间和成本。通过医学知识图谱技术，研究者可以发现现有药物的新用途，为传统疑难疾病和突发传染病的治疗提供新的解决方案。桑盛田等的研究显示，结合医学知识图谱与深度学习技术的方法，可以从大量的文献和数据中自动提取有用信息，发现潜在的治疗药物。这种方法不仅提高了药物再利用的效率，也增加了发现新治疗方案的可能性。

此外，医学知识图谱还可以用于药物不良反应的预测。通过分析药物与其他生物分子（如蛋白质、基因）的相互作用，研究者可以预测药物可能产生的不良反应，从而在药物上市前就进行风险评估和干预。

在面对突发性传染病，如COVID-19的治疗药物研究中，研究者将现有的生物医学知识图谱与最新的COVID-19相关生物医学文献相结合，构建了一个专门针对COVID-19的知识库。通过分析医学知识图谱中的节点间关系，研究者能够推断出可能的候选药物，从而实现对已知药物和临床候选药物的再利用。同时，也有研究人员构建医学知识图谱来支持COVID-19药物再利用。该图谱已识别出了1350种有潜力作用于COVID-19相关过程的小分子。研究者开发了一种算法驱动的方法来对这些分子进行排名，并对排名前50的小分子功能进行分析。这其中包含了已经在COVID-19临床试验中的药物和新的候选药物。该研究证实了医学知识图谱在加速药物研发方面的潜力。此外，还有许多与药物发现相关的研究正在进行中，这些研究不断扩展药物研发的边界，为发现新药物和治疗方法提供了更多可能性。

在药物安全性领域，未知的药物不良反应（adverse drug reactions，ADR）对患者安全构成了显著风险，同时影响研究人员对药物成本和效益的精确评估。预测和识别这些潜在的不良反应可显著提升药物治疗的安全性和效率。近年来，结合机器学习和知识图谱的方法在这一领域显示出了巨大的潜力。

研究人员基于已知的药物不良反应数据构建了一个医学知识图谱，并开发了一种基于富集测试的机器学习算法。该算法不仅能够预测在临床试验中未被观察到的药物不良反应，还能自动识别并向监管机构报告这些不良反应。这种自动化的监测和报告机制不仅解决了药物上市后药物不良反应监测报告不足的问题，而且通过提前识别潜在风险，减少了药物给患者带来的潜在安全隐患。

此外，这种基于医学知识图谱和机器学习的方法提供了一种新的视角来理解药物与人体之间的复杂相互作用，为未来药物安全性评估和药物研发提供了新的方法论。这种方法的应用前景不仅限于提高现有药物的安全性，还可能扩展到新药物的研发和评估过程中，为医学研究和临床实践提供了重要的技术支持。

联合药物治疗策略的探索也是医学知识图谱在药物研究中的应用之一。医学知识图谱可以帮助研究者理解不同药物之间的相互作用，探索最佳的药物组合使用方案，以实现协同治疗效果，减少副作用，提高患者的治疗满意度。为了更有效地识别合适的联合疗法，研究人员研发了一种自动化算法。这种算法通过分析生物医学文献中的结论性声明，提取关键语义信息以预测联合药物治疗的相关知识。研究者构建了一个专注于联合药物治疗的医学知识图谱，并将其应用于精准医疗。这种方法依据患者的基因谱差异，为疾病管理最佳化提供了支持，从而更高效地帮助医疗专家识别有效的联合疗法。通过这种方法，医疗决策变得更加个性化和准确，为治疗复杂疾病提供了新的途径。

医学知识图谱在药物研发领域的作用日益凸显，它正在被越来越多的药物研发公司采用，以加快新药的研发速度，并将创新药物更快地推向临床试验和市场。

Atomwise是一家美国公司，它致力于利用人工智能技术进行药物发现，从而加速整个药物研发流程。Atomwise的技术平台结合了深度学习技术和医学知识图谱，能够在抗癌药物的发现和开发中发挥重要作用。通过对大量生物数据和医学知识图谱的分析，Atomwise能够识别出潜在的抗癌药物，并利用计算机模拟来评估海量的分子相互作用关系，从而大大加快有效抗癌化合物的发现速度。

在抗病毒药物的筛选方面，Atomwise同样展现了其技术优势。通过对医学知识图谱的深度分析，Atomwise能够预测分子的活性，这有助于快速筛选出对抗病毒有效的化合物。这种方法不仅提高了药物筛选的效率，也使Atomwise能够迅速响应新型病毒威胁，为公共卫生安全提供及时的药物研发支持。

Insilico Medicine作为一家美国公司，在药物研发领域别具一格，它专注于运用深度学习和医学知识图谱技术来推进新药的研发。该公司打造了一个综合平台，该平台整合了医学知识图谱，并利用深度学习算法来分析大规模的生物数据。通过这一平台，Insilico Medicine能够预测分子的活性、分析药物相互作用及优化分子结构，从而提升药物的效力和安全性。如在老年痴呆症治疗领域，Insilico Medicine展现出了其技术平台的强大潜力。公司通过对大量的分子数据和医学知识图谱进行分析，发现了潜在的药物靶点。在此基础上，Insilico Medicine设计了新型分子结构，旨在提高治疗效果，为老年痴呆症患者带来新的治疗希望。在抗生素研发方面，Insilico Medicine同样取得了显著成果。利用深度学习技术，并通过医学知识图谱预测细菌对抗生素的抗性，公司能够优化抗生素分子结构，提高其对多种细菌的有效性。这种方法不仅有助于应对抗生素耐药性问题，也为抗生素的研发提供了新的方向。Insilico Medicine的做法标志着药物研发领域的一个新趋势，即利用人工智能和医学知识图谱技术来提高药物研发的效率和成功率。随着这些技术的不断发展和完善，有理由相信，医学知识图谱将在未来的药物研发中发挥更加重要的作用，为人类健康事业做出更大的贡献。

深度学习和医学知识图谱在药物研发领域的应用正变得日益重要，这些技术使药物研发公司能够更加精确地识别和定位特定的疾病，进而开发出更为有效和安全的药物。随着深度学习和医学知识图谱技术的结合的不断发展和应用，这些技术在药物研发中的角色将变得越来越重要。它们不仅能够帮助药物研发公司提高研发效率和成功率，还能有效降低研发成本。随着技术的不断进步和应用的深入，药物研发的未来将更加光明。

第五节　辅助诊疗

在临床诊断和治疗中，医师的角色无疑是最关键的。他们负责收集和分析患者的各种信息，如症状、病史和体检结果，并依据自己的医学知识和实践经验来制定诊断和治疗方案。然而，这一过程往往受到医师个人主观因素的影响，如对特定情况的理解、感觉能力和实践经验，这使诊断和治疗决策缺乏客观性，难以达到统一的标准。为了提高诊断的准确性和一致性，以及使诊断结果更加透明和可追溯，医疗界正逐渐认识到将医师的诊断过程和经验转化为结构化、标准化的医学知识的重要性。这意味着，需要构建一个全面而可靠的医学知识图谱，它应该包含广泛的医学信息，如疾病、症状、检查项目、治疗方法及其相关性等，并且需要不断更新，以反映最新的医学研究成果。在这个过程中，人工智能和机器学习技术的作用不容小觑。这些技术能够分析大量的医疗数据，识别疾病模式，甚至预测疾病发展趋势，从而辅助医师做出更为精准的诊断和有效的治疗决策。通过将医学知识图谱与人工智能技术相结合，医疗诊断和治疗决策的精确度得到显著提升。此外，这种结合还能降低医疗误差，提升患者治疗的安全性和有效性。通过结构化的医学知识图谱，医师可以更快地访问和理解相关的医学信息，从而提高诊断的准确性和效率。同时，患者也能从中受益，因为他们可以获得更加标准化和高质量的医疗服务。

基于医学知识图谱的辅助诊断是医疗人工智能领域的一个热点研究方向。这种方法结合了知识嵌入、深度学习和知识推理等技术，通过对医学实体（如疾病、症状、检查等）间关系的研究，获得对应的推理路径，进而辅助医师进行疾病诊断。Chai的研究就是一个典型的例子，他以甲状腺疾病为例，构建了一个包含丰富医学信息的医学知识图谱，并通过知识嵌入技术将实体和关系转化为低维的连续向量。随后，研究人员使用双向长短期记忆网络（Bi-LSTM）训练了一个疾病诊断模型。实验结果表明，这个融合了深度学习和医学知识图谱知识图谱的诊断模型不仅比传统的人工诊断更有效，而且比仅基于机器学习方法的诊断更为准确。在中医诊断领域，Xie等引入了强化学习算法来挖掘中医症状知识图谱中实体间的隐性关系，并据此获得推理路径。这一路径可以帮助医师从症状推断出对应的综合征，为中医的自动化诊断提供了可能。此外，研究者还提出了一种基于医学知识图谱上的演绎推理来模拟辨证论治的方法。这种方法根据医学知识图谱中路径的加权得分计算可能性，从而对结果进行推理，旨在实现中医的自动化诊断。针对传医学统知识图谱诊断方法不适用于具有动态变化特征的医学数据的缺点，有研究者提出了一种基于嵌入式表示的深度学习方法。他们使用门控循环单元（GRU）将时间信息引入医学知识图谱，并利用知识嵌入方法保持医学知识图谱的结构属性。通过将医学知识与时间数据融合，该方法提高了算法的准确性和鲁棒性，从而增强了诊断方案的可靠性。

　　总之，基于医学知识图谱的辅助诊断方法正在不断地进化和完善，这种结合了深度学习、知识推理和时间序列分析的新型方法，正在为医学诊断领域带来革命性的变化。这种方法不仅提高了诊断的准确性和效率，还拓展了医学研究的新领域，特别是在处理复杂疾病和慢性病方面显示出巨大的潜力。未来，这些技术的发展和应用可能会在提高疾病早期诊断能力、个性化治疗方案制订，以及疾病预防策略的制定上发挥关键作用。随着医学知识的日益丰富和数据采集技术的持续进步，医学知识图谱将变得更加精细化和全面化。这不仅包括传统的病理学、药理学和生理学数据，还将融入遗传学、表观遗传学和微生物组数据等新兴领域的知识。这种多维度的综合分析将使医疗决策更加科学和精准。在未来，医学知识图谱与深度学习技术的结合将在医疗诊断领域发挥更大的作用。通过不断地优化和迭代，这些技术将提供更准确、更高效的辅助诊断工具，帮助医师更好地理解和诊断疾病，从而提高患者的医疗体验和治疗效果。同时，这些技术的发展也将推动医学研究的进步，为医学领域带来更多的创新和突破。

第六节　决　策　支　持

　　在临床决策支持系统中，医学知识图谱的应用正在变得越来越重要，它主要涵盖了以下3个关键领域。①临床预测模型的改进：知识图谱可以用于优化国际疾病分类编码（international classification of diseases，ICD），从临床笔记中提取诊断代码，由于临床笔记通常是非结构化的文本数据，且诊断代码众多且分布不均，这一任务极具挑战性。②风险预测的证据生成：知识图谱可以帮助预测疾病的风险，通过分析患者的健康记录、家族病史和生活方式等因素，为医师提供早期干预的依据。③治疗推荐：知识图谱可以用于推荐个性化的治疗方案和药物，考虑患者的具体情况，如基因型、之前的治疗方案响应、并发症等，以实现精准医疗。

　　ICD是医疗保健领域的一个重要组成部分，它通过对疾病和健康状况进行分类，为医疗保险报销、医院管理和公共卫生决策提供支持。然而，从临床笔记中提取诊断代码是一个复杂的过程，因为临床笔记通常是由自由文本组成，包含了大量的非结构化信息。此外，诊断代码的数量庞大，且在实际应用中的分布呈现出长尾特性，即少数代码使用频率极高，而大量代码使用频率极低，这种分布的不均匀性给编码过程带来了巨大的挑战。为了克服这些挑战，研究人员提出了创新的方法，其中之一是利用医学知识图谱作为远程监督工具。在ICD编码的上下文中，医学知识图谱可以用来表示不同诊断代码之间的关系，以及这些代码与临床实体（如症状、体征、实验室检查结果等）之间的关系。通过将这些结构化的医学知识图谱与临床笔记中的标签信息相结合，研究人员可以使用GCN来学习医疗代码之间的相关性，从而提高识别的准确性。此外，研究人员进一步利用了医学知识图谱和临床数据之间的共现关系。这种方法通过构建临床节点之间的共现图，并结合知识聚合模块，能够更有效地捕捉临床数据中的复杂关系。这种方法不仅提高了ICD编码的性能，而且还通过GNN引入了额外的知识，有助于缓解标签分布不平衡的问题，并显著提升了编码的准确性和效率。

在医疗健康领域，健康记录的数字化和电子化带来了大量的非结构化或半结构化数据，这些数据中蕴含着丰富的患者信息和医疗知识。然而，对于临床医师而言，从这些文本数据中提取和分析关键信息是一项既耗时又耗力的任务。为了解决这个问题，实体和关系提取技术应运而生，这些技术可以将非结构化的文本数据转化为结构化的数据格式，使医师能够更方便地处理、理解和利用这些数据。最近的研究表明，将结构化知识库应用于医疗领域，特别是在提高稀有实体消歧的准确性方面，显示出了显著的优势。例如，Varma等的研究展示了如何通过将预先训练好的知识库转移到医疗领域来提升实体消歧的准确性。这种方法利用了知识库中已有的实体信息，帮助模型更好地理解和区分医疗领域中的相似实体。同时，Fries等的研究展示了如何利用临床本体（clinical ontology）作为弱监督源，来生成额外的临床实体消歧训练数据。临床本体是一种描述医疗领域概念的框架，通过这种框架，研究人员可以构建出更加精确的实体消歧模型。此外，Yuan等探索了从知识图谱中提取额外知识来进行实体链接的方法，并提出了后剪枝和阈值技术，以减少不可链接实体提及的影响。这些技术的应用可以显著提高实体链接的准确性和效率。其他研究者，如Fei等、Roy与Pan等，提出了在训练后阶段采取额外步骤，以使语言模型与生物医学知识更好地对齐。这些步骤包括对模型进行微调，使其能够更好地理解和处理医疗领域的特定语言和概念。Hong等的研究则聚焦于为电子健康记录中的多种编码概念构建嵌入，从而有效识别与特定疾病相关的特征。通过这些嵌入，医师和研究人员可以更快地识别出患者的关键症状和疾病风险。Lin等设计了一个创新的共同训练方案，通过同时从文本和知识图谱中学习，来提取疾病间的关系。这种方法不仅提高了关系提取的准确性，还为医师提供了更深入的疾病理解。以上研究表明，将知识图谱与深度语言模型结合的方法不仅能够提高医疗数据处理的效率和准确性，还能够在处理稀有实体和关系时显示出特别的优势。通过这种融合，可以灵活地适应医疗健康领域中各种不同类型的数据，特别是在稀有病例的分析和诊断中，这种方法显示出了卓越的性能。

在临床报告摘要生成领域，研究人员致力于开发能够将患者的原始就诊数据转化为简洁、信息丰富的医疗报告的技术。这些报告对于自动化诊断流程的效率和准确性的提升至关重要。现有的标准模型虽然在报告生成方面取得了不错的表现，但在确保生成文本的临床信息价值方面仍有所欠缺。为了提高摘要文本的准确性和可靠性，Biswal 等采取了一种创新的方法。他们在工作中利用外部知识库中的与特定疾病表型相关的锚定词，这些锚定词确保了生成报告的临床准确性。这种方法不仅提高了报告的准确性，还为临床决策提供了更加坚实的依据。Liu 等则通过引入一个增强记忆模块，从医学知识图谱中提取细粒度的专业知识，以此来生成更加精确的报告。这种方法在提取和应用复杂医疗知识方面取得了不凡的效果，使生成的报告更加全面和深入。然而，临床报告生成过程中存在的一个主要问题是数据的缺失。在某些情况下，关键属性可能在领域专家进行评估时被遗漏，这可能会对报告的准确性产生影响。为了应对这一挑战，Xi 等设计了一个知识感知的编码器－解码器结构。该结构在编码阶段引入来自知识图谱的结构信息，并在解码阶段推理出患者与临床结果的可能联系。这种方法能够有效地填补数据缺失的空白，提高报告的完整性。总体来看，将外部知识图谱整合进临床报告摘要化过程，不仅能够增强报告内容的事实准确性，还能有效减轻由于数据缺失带来的负面影响。通过这种方法，生成的文本能够更好地基于经过验证的知识，从而显著提升临床报告的质量和可用性。这种融合知识图谱的方法为自动化临床报告生成提供了一种创新的途径，能够有效地支持医疗决策过程，并为医师提供更加全面和精确的临床信息。随着此类技术的应用，医疗行业将会拥有更高效、更准确的临床报告生成工具，从而优化医疗服务和提升患者护理质量。

疾病预测是医疗健康领域的一个重要研究方向，其主要目标是基于患者的历史临床记录，预测其可能患上的疾病。为了在疾病预测过程中引入附加知识，一系列先进的方法涌现。GRAM 和 KAME 是两种采用医学本体作为基础框架的方法。在这两种方法中，电子健康记录数据中的医学代码被视为叶节点，而它们的上层类别则被视为更广泛的分类。通过将医学本体的信息与深度学习模型结合，并应用神经注意力机制，这些方法可以有效学习不同医学概念的深层嵌入表示，从而缓解了由于数据稀缺所带来的限制。进一步地，Yin 等及 Zhang 等利用特定领域的知识图谱 KnowLife，通过此图谱丰富医学实体及其邻域实体的嵌入，提升了数据的丰富性和信息的深度。这种方法可以更全面地考虑医学实体之间的关系，从而提高疾病预测的准确性。尽管以上研究在特征学习方面取得了显著进展，但它们在很大程度上忽略了医学知识图谱中的高阶时序信息。为了弥补这一不足，Ye等采取了一种创新的方法，即明确利用医学知识图谱中从已观察到的症状到目标疾病的路径，通过关系引导的注意力机制来为不同患者建模个性化信息。这种方法可以更好地捕捉症状与疾病之间的关联，提高疾病预测的准确性。此外，Xu等设计了一种自我监督学习方法，旨在同时学习医学概念的嵌入表示并丰富知识图谱的内容。这种方法可以在不需要大量标注数据的情况下，自动学习医学概念之间的关联，从而提高疾病预测的性能。以上方法通过更有效地利用结构信息，提高了医学概念嵌入的质量，通常比单纯基于嵌入的知识整合技术拥有更优的性能。这些进步展现了深度学习和知识图谱结合的强大潜力，为未来的临床疾病预测和医疗决策提供了新的视角和方法。

随着精准医学的普及和发展，患者对于个性化医疗服务的需求日益增长。然而，由于患者在疾病和行为方面具有显著的异质性，提供个性化的医疗建议成为了一个巨大的挑战。为了满足这一需求，医师需要不断关注快速发展的医学研究报告，并在大量专业知识的基础上积累有效的临床治疗案例，这无疑加重了医师学习专业知识的负担。另外，随着人工智能技术的兴起，机器学习和深度学习为基于医学知识图谱的智能推荐提供了核心技术。在个性化推荐中充分利用人工智能技术，可以有效减轻医师的负担，提高医疗服务的质量和效率。目前，基于知识图谱的智能推荐已应用在科室推荐、药物推荐、处方推荐及个性化饮食推荐等方面。例如，Liu等基于区域卫生平台和医疗网站的电子健康档案数据，建立了一个疾病知识图谱，并在此基础上开发了一个智能医院导引系统。该系统可以根据患者和系统的对话来为患者推荐合适的科室，从而提高医疗服务的针对性和效率。Yang等则使用当前主流的草药数据库构建了草药知识图谱，其中包含草药的名称、功能、禁忌证、疾病、化学成分、靶基因和蛋白质等实体信息。他们使用知识图中草药的一些属性作为附加的辅助信息，并提出了一种多层信息融合的图卷积模型。该模型利用草药特性和融合不同层次的特征表示来增强草药推荐效果，并在中药处方数据集上进行实验，从而证实了该方法的有效性。Wang等则利用中医知识图谱实现了中医病历推荐系统。该系统根据患者的症状推荐相关处方，并以真实的中医临床数据验证了该方法的可行性。实验结果表明，推荐的准确率在85%以上，这为中医的个性化治疗提供了有力的支持。基于知识图谱的智能推荐系统在医疗领域的应用前景广阔，通过充分利用医学知识图谱中的结构化信息，结合机器学习和深度学习技术，可以为医师提供有力的辅助工具，为患者提供更精准、更个性化的医疗服务。

第七节 医学教育

在医学教育领域，医学知识图谱的应用前景十分广阔。医学知识图谱是一种将医学知识以结构化的方式进行组织、管理和呈现的工具，它能够帮助医学生更好地理解和掌握医学知识，从而提高医学教育的质量和效率。医学知识图谱的构建是实现其在医学教育中应用的基础，这一过程涉及对大量医学知识的收集、整理和整合。首先，医学知识图谱的构建需要对医学教科书、医学文献、医学指南和医学数据库等资源进行深入的挖掘和分析。这些资源中包含了丰富的医学知识，如疾病的定义、症状、诊断方法、治疗方案和药物作用等。通过对这些知识进行系统的梳理和分类，可以形成一个全面、系统的医学知识体系。其次，在构建医学知识图谱时，需要将医学知识进行结构化表示。这种表示方式通过将医学知识转化为一种图形化的数据结构，使医学知识更加直观、易于理解和操作。在医学知识图谱中，实体是图谱的基本组成单位，它代表了医学知识中的基本概念，如疾病、症状、检查、药物等。实体之间的关系则代表了这些概念之间的逻辑联系，如病因、诊断和治疗等。实体的属性则描述了实体的具体特征，如实体的描述、分类和特征等。

医学知识图谱在医学教育中的应用场景是多样化的，它为医学生提供了一个全面、动态的学习平台，有助于提高医学教育的质量和效率。以下是医学知识图谱在医学教育中的一些具体应用场景：

1. **医学知识的查询与分析** 医学知识图谱作为一个强大的医学知识查询与分析工具，可以帮助医学生快速获取和理解相关医学知识。通过医学知识图谱，医学生可以轻松地查询到疾病、症状、检查、药物等方面的详细信息。此外，医学知识图谱还可以通过可视化技术，将复杂的医学知识以图形化的方式呈现出来，帮助医学生更好地理解和记忆医学知识。其中，病例导航系统（clinical case navigation system，CCNS）是一个基于医学知识图谱的教学工具，旨在帮助医学生和医师在临床实践中更好地理解和应用医学知识。该系统通过整合医学教科书、文献、临床指南和数据库中的知识，为用户提供了一个交互式的学习平台。用户可以通过图谱中的节点和边来探索疾病、症状、检查和药物之间的联系，从而提高学习效率与临床决策能力。

2. **临床决策支持** 医学知识图谱可以为医学生在临床决策方面提供支持。通过分析患者病历、症状、检查结果等信息，医学知识图谱可以帮助医学生进行准确的诊断，并制定出合理有效的治疗方案。此外，医学知识图谱还可以帮助医学生预测疾病的发展趋势，提高他们的临床思维能力和实践能力。

3. **个性化医学教育**　医学知识图谱可以根据医学生的学习需求、兴趣和特长，为他们提供个性化的医学教育方案。通过分析医学生的学习记录、考试成绩等信息，医学知识图谱可以帮助学校和教师了解学生的学习状况，并制定出更加个性化的教学计划。个性化学习路径（personalized learning pathways，PLP）就是一种基于医学知识图谱的个性化教学方法，它可以根据医学生的学习需求、兴趣和特长来设计个性化的学习路径。通过分析学生的学习记录、考试成绩等信息，医学知识图谱可以帮助学校和教师为医学生制定更加个性化的教学计划。这种个性化的教学方式能够提高医学教育的针对性和实效性，使医学生能够更有效地学习和掌握医学知识。

4. **医学案例的模拟与分析**　医学知识图谱可以提供丰富的医学案例，帮助医学生进行模拟和分析。通过医学知识图谱，医学生可以了解到各种疾病的发生、发展过程及相应的诊断和治疗方案。医学知识图谱与虚拟现实（virtual reality，VR）技术的结合就是在这种背景下诞生的一种解决方案，它可以为学生提供一个沉浸式的医学学习环境。通过虚拟现实技术，学生可以身临其境地体验各种临床场景，并利用医学知识图谱来获取相关的医学知识。这种模拟和分析相结合的方式能够提高医学生的学习兴趣和积极性，并培养他们的临床思维能力和实际操作能力。

5. **医学研究的辅助**　医学知识图谱可以为医学研究提供强大的支持。通过医学知识图谱，研究人员可以快速获取和分析大量的医学数据，发现医学领域中的规律和趋势。这有助于推动医学研究的进展，为医学发展做出贡献。

6. **医学教育的评估与反馈**　医学知识图谱可以对医学教育进行评估和反馈。通过分析医学生的学习记录、考试成绩等信息，医学知识图谱可以帮助教师了解医学生的学习状况，并针对性地进行教学调整。此外，医学知识图谱还可以为医学生提供个性化的学习建议，帮助他们提高学习效果。

医学知识图谱作为一种创新的医学知识表示方法，其在医学教育领域的应用前景被广泛看好。医学知识图谱可以为不同的医学教育场景提供支持，实现医学知识的共享和重用。然而，医学知识图谱的构建和应用依赖于高质量和完整的医学数据，但目前医学数据的质量和完整性尚不足以满足医学知识图谱的需求。为了构建一个高质量、高完整性的医学知识图谱，需要投入大量的人力和物力，且构建过程复杂，需要跨学科的知识和技能。此外，医学知识图谱的应用需要用户具备一定的计算机和医学知识，对用户友好性提出了较高的要求。尽管医学知识图谱在医学教育中面临一些挑战，但其应用前景仍然十分广阔。通过将医学知识图谱应用于医学教育，可以帮助医学生更好地理解和掌握医学知识，提高医学教育的质量和效率。医学知识图谱的应用可以为学生提供更加直观、动态的学习资源，帮助他们更好地理解医学概念和疾病机制。随着医学知识图谱技术的不断发展和完善，其在医学教育中的应用将越来越广泛。医学知识图谱可以为医学教育带来更多的创新和突破，为医学生提供更加全面、深入的医学知识学习体验。医学知识图谱的应用不仅可以提高医学教育的质量，还可以培养出具有扎实医学基础和临床能力的医学人才。

总之，医学知识图谱在医学教育领域具有广泛的应用前景。尽管面临一些挑战，但随着医学知识图谱技术的不断发展和完善，其在医学教育中的应用将越来越广泛，将为医学教育带来更多的创新和突破。我们相信，医学知识图谱将成为医学教育领域的重要工具，为医学教育的发展做出重要贡献。

第八节　小　　结

在当今医学人工智能领域，一些具有前瞻性的研究方向正逐渐成熟，它们专注于为医疗保健领域生成精确且大规模的医学知识图谱。这些医学知识图谱的构建不仅涉及到尖端的实体与关系提取技术的发展，还包括了对复杂生物医学知识的深入理解和精准表征。例如，大语言模型如GPT-3（也称为基础模型）在捕捉生物医学语言的语义和上下文方面已展现出显著潜力。这些模型能够处理和理解大量的生物医学文本数据，从中提取出有价值的知识和信息，为研究人员提供了一个更强大的工具来深入理解和解释复杂的生物医学数据。另外，基于图的学习范式的应用也在医疗保健领域显示出巨大的潜力。这些方法能够有效地整合来自异质数据源的信息，并对医学知识图谱中的复杂关系进行学习。通过这种方式，可以形成全面且细致的医学知识图谱，这些图谱能够捕捉广泛的生物医学知识，并最终提高生物医学研究和临床决策的可解释性和透明度。

全面和精细的医学知识图谱对生物医学研究和临床实践产生了深远的影响。通过整合来自各个领域的广泛生物医学知识，医学知识图谱将助力于新疾病机制的发现和新药靶点的识别。此外，它们有望促进个性化医疗的转变，通过识别具有共同疾病机制的患者亚群，指导基于个体患者特征的针对性治疗方案。此外，医学知识图谱能够通过提供及时、相关的生物医学知识来增强临床决策过程，从而提高医疗服务的效率和准确性。

总而言之，医学知识图谱的创建和应用是提高临床实践透明度与可解释性的一条重要途径，它们为医疗保健领域带来了革命性的变革潜力。医学知识图谱的这种创新应用不仅推动了医疗数据的深度挖掘和综合分析，还为医师和研究人员提供了一个全新的视角，以探索和理解复杂的生物医学现象。通过这些高级技术的运用，可以更准确地预测疾病发展，更有效地制定治疗策略，从而提高患者的治疗效果和生活质量。在未来，随着这些技术的不断发展和完善，医学知识图谱有望在提升医疗保健质量、优化临床路径、促进医疗资源的合理分配方面发挥更大的作用，为全球医疗保健领域带来更多创新和突破。

参 考 文 献

［1］YU Y, HUANG K, ZHANG C, et al. SumGNN: multi-typed drug interaction prediction via efficient knowledge graph summarization［J］. Bioinformatics, 2021, 37（18）: 2988-2995.

［2］SU X, HU L, YOU Z, et al. Attention based knowledge graph representation learning for predicting drug-drug interactions［J］. Brief Bioinform, 2022, 23（3）: bbac140.

［3］LI G, SUN W, XU J, et al. GA-ENs: a novel drug-target interactions prediction method by incorporating prior knowledge graph into dual wasserstein generative adversarial network with gradient penalty［J］. Appl Soft Compu, 2023, 139: 110151.

［4］QUAN X, CAI W, XI C, et al. AIMedGraph: a comprehensive multi-relational knowledge graph for precision medicine［J］. Database, 2023, 2023: baad006.

［5］JHA A, D'AQUIN M, SAHAY R, et al. GenomicsKG: a knowledge graph to visualize poly-omics data［J］. J Adv Health, 2019, 1（2）: 70-84.

［6］MOHAMED S K, VÍT NOVÁEK, NOUNU A. Discovering protein drug targets using knowledge graph embeddings［J］. Bioinformatics, 2020, 36（2）: 603-610.

［7］桑盛田, 杨志豪, 刘晓霞, 等. 融合知识图谱与深度学习的药物发现方法［J］. 模式识别与人工智能, 2018, 31（12）: 1103-1110.

［8］KORN D, BOBROWSKI T, LI M, et al. COVID-KOP: integrating emerging COVID-19 data with the ROBOKOP database［J］. Bioinformatics, 2021, 37（4）: 586-587.

［9］AL-SALEEM J, GRANET R, RAMAKRISHNAN S, et al. Knowledge graph-based approaches to drug repurposing for COVID-19［J］. J Chem Inf Model, 2021, 61（8）: 4058-4067.

［10］SMITH D P, OECHSLE O, RAWLING M J, et al. Expert-augmented computational drug repurposing identified baricitinib as a treatment for COVID-19［J］. Front Pharmacol, 2021, 12: 709856.

［11］ZHANG R, HRISTOVSKI D, SCHUTTE D, et al. Drug repurposing for COVID-19 via knowledge graph completion［J］. J Biomed Inform, 2021, 115: 103696.

［12］CHAI X. Diagnosis method of thyroid disease combining knowledge graph and deep learning［J］. IEEE Access, 2020, 8: 149787-149795.

［13］XIE Y, HU L, CHEN X, et al. Auxiliary diagnosis based on the knowledge graph of TCM syndrome［J］. CMC-Comput Mater. Contin, 2020, 65（1）: 481-494.

［14］ZHANG D，JIA Q，YANG S，et al. Traditional Chinese medicine automated diagnosis based on knowledge graph reasoning［J］. CMC-Comput Mater. Contin，2022，71（1）：159-170.

［15］SONG F，WANG B，TANG Y，et al. Research of medical aided diagnosis system based on temporal knowledge graph［A］//In：International Conference on Advanced Data Mining and Applications［C］，2020：236-250.

［16］YAN V K C，LI X，YE X，et al. Drug repurposing for the treatment of COVID-19：a knowledge graph approach［J］. Adv Ther（Weinh），2021，4（7）：2100055.

［17］MACLEAN F. Knowledge graphs and their applications in drug discovery［J］. Expert Opin Drug Discov，2021，16（9）：1057-1069.

［18］BEAN D M，WU H，IQBAL E，et al. Knowledge graph prediction of unknown adverse drug reactions and validation in electronic health records［J］. Sci Rep，2017，7（1）：16416.

［19］GÜVENÇ PALTUN B，KASKI S，MAMITSUKA H. Machine learning approaches for drug combination therapies［J］. Brief Bioinform，2021，22（6）：bbab293.

［20］Du J，LI X. A knowledge graph of combined drug therapies using semantic predications from biomedical literature：algorithm development［J］. JMIR Med Inform，2020，8（4）：e18323.

［21］KESSELHEIM A S，HUYBRECHTS K F，CHOUDHRY N K，et al. Prescription drug insurance coverage and patient health outcomes：a systematic review［J］. Am J Public Health，2015，105（2）：e17-e30.

［22］SUN H，XIAO J，ZHU W，et al. Medical knowledge graph to enhance fraud，waste，and abuse detection on claim data：model development and performance evaluation［J］. JMIR Med Inform，2020，8（7）：e17653.

［23］CHI Y，YU C，QI X，et al. Knowledge management in healthcare sustainability：a smart healthy diet assistant in traditional Chinese medicine culture［J］. Sustainability，2018，10（11）：4197.

［24］HAUSSMANN S，SENEVIRATNE O，CHEN Y，et al. FoodKG：a semantics-driven knowledge graph for food recommendation［A］//In：International Semantic Web Conference［C］，2019：146-162.

［25］HUANG L，YU C，CHI Y，et al. Towards smart healthcare management based on knowledge graph technology［A］//In：8th International Conference on Software and Computer Applications［C］，2019：330-337.

［26］YANG Y，YU D，ZHU Y，et al. Design of general chronic disease retrieval model framework based on Chinese medical knowledge graph［A］//In：7th International Conference on Big Data and Internet of Things（BDIOT '23）［C］，2023：195-200.

［27］XIE X，XIONG Y，ZHU Y，et al. EHR coding with multi-scale feature attention and structured knowledge graph propagation［A］//In：28th ACM International Conference on Information and Knowledge Management［C］, 2019: 649-658.

［28］CAO P, CHEN Y, LIU K, et al. HyperCore: hyperbolic and co-graph representation for automatic ICD coding［A］//In: 58th Annual Meeting of the Association for Computational Linguistics［C］, 2020: 3105-3114.

［29］LU J, DU L, LIU M, et al. Multi-label few/zero-shot learning with knowledge aggregated from multiple label graphs［A］//In: Conference on Empirical Methods in Natural Language Processing（EMNLP）［C］, 2020: 2935-2943.

［30］VARMA M, ORR L, WU S, et al. Cross-domain data integration for named entity disambiguation in biomedical text［A］//In: Findings of the Association for Computational Linguistics: EMNLP［C］, 2021: 4566-4575.

［31］FRIES J A, STEINBERG E, KHATTAR S, et al. Ontology driven weak supervision for clinical entity classification in electronic health records［J］. Nat Commun, 2021, 12（1）: 2017.

［32］YUAN H, LU K, YUAN Z. Exploring partial knowledge base inference in biomedical entity linking［A］//In: The 22nd Workshop on Biomedical Natural Language Processing and BioNLP Shared Task［C］, 2023: 37-49.

［33］FEI H, REN Y, ZHANG Y, et al. Enriching contextualized language model from knowledge graph for biomedical information extraction［J］. Brief Bioinform, 2021, 22（3）: bbaa110.

［34］PAN B, WANG Y, LIN X, et al. Property-controllable generation of quaternary ammonium compounds［A］//In: IEEE International Conference on Bioinformatics and Biomedicine（BIBM）［C］, 2022: 3462-3469.

［35］HONG C, RUSH E, LIU M, et al. Clinical knowledge extraction via sparse embedding regression（keser）with multi-center large scale electronic health record data［J］. NPJ Digit Med, 2021, 4（1）: 151.

［36］LIN Y, LU K, YU S, et al. Multimodal learning on graphs for disease relation extraction［J］. J Biomed Inform, 2023, 143: 104415.

［37］BISWAL S, XIAO C, GLASS L M, et al. CLARA: clinical report auto-completion［A］//In: The Web Conference 2020［C］, 2020: 541-550.

［38］LIU F, YOU C, WU X, et al. Auto-encoding knowledge graph for unsupervised medical report generation［J］. Adv. Neural Inf. Process. Syst, 2021, 34: 16266-16279.

［39］CISMONDI F, FIALHO A S, VIEIRA S M, et al. Missing data in medical databases: Impute, delete or classify?［J］. Artif Intell Med, 2013, 58（1）: 63-72.

［40］XI J, YE L, HUANG Q, et al. Tolerating data missing in breast cancer diagnosis from clinical ultrasound reports via knowledge graph inference［A］//In: 27th ACM SIGKDD Conference on Knowledge Discovery & Data Mining［C］, 2021: 3756-3764.

［41］CHOI E, BAHADORI M T, SONG L, et al. GRAM: graph-based attention model for healthcare representation learning［A］//In: 23rd ACM SIGKDD international conference on knowledge discovery and data mining [C], 2017: 787-795.

[42] MA F, YOU Q, XIAO H, et al. KAME: Knowledge-based attention model for diagnosis prediction in healthcare [A] //In: 27th ACM International Conference on Information and Knowledge Management [C], 2018: 743-752.

[43] YIN C, ZHAO R, QIAN B, et al. Domain knowledge guided deep learning with electronic health records [A] //In: IEEE International Conference on Data Mining (ICDM) [C], 2019: 738-747.

[44] ZHANG X, QIAN B, LI Y, et al. KnowRisk: an interpretable knowledge-guided model for disease risk prediction [A] //In: International Conference on Data Mining (ICDM) [C], 2019: 1492-1497.

[45] ERNST P, SIU A, WEIKUM G. KnowLife: a versatile approach for constructing a large knowledge graph for biomedical sciences [J]. BMC Bioinformatics, 2015, 16: 1-13.

[46] YE M, CUI S, WANG Y, et al. MedPath: augmenting health risk prediction via medical knowledge paths [A] //In: Web Conference [C], 2021: 1397-1409.

[47] XU X, XU X, SUN Y, et al. Predictive modeling of clinical events with mutual enhancement between longitudinal patient records and medical knowledge graph [A] //In: International Conference on Data Mining (ICDM) [C], 2021: 777-786.

[48] WEN H, SONG J, PAN X. Physician recommendation on healthcare appointment platforms considering patient choice [J]. IEEE Trans. Autom. Sci. Eng, 2019, 17 (2): 886-899.

[49] LIU D, MA Z, ZHOU Y, et al. Intelligent hospital guidance system based on multi-round conversation [A] //In: IEEE International Conference on Bioinformatics and Biomedicine (BIBM) [C], 2019: 1540-1543.

[50] YANG Y, RAO Y, YU M, et al. Multi-layer information fusion based on graph convolutional network for knowledge-driven herb recommendation [J]. Neural Netw, 2022, 146: 1-10.

[51] WANG Y. A novel Chinese traditional medicine prescription recommendation system based on knowledge graph [A] //In: 4th International Conference on Control Engineering and Artificial Intelligence (CCEAI 2020) [C], 2020: 17-19.

第八章

大语言模型在医学知识图谱构建和服务应用中的展望

大语言模型（large language model，LLM）是指具有大量参数的深度学习模型，通常用于自然语言处理任务，如文本生成、文本摘要、对话系统、机器翻译等。这些模型通常使用Transformer架构，包含数十亿甚至数千亿个参数，需要大量的数据和计算资源进行训练。

大语言模型和知识图谱都是人工智能领域的重要技术，它们各自具有独特的优缺点。大语言模型和知识图谱本质上是互相关联的，并且能彼此互相强化。如果用知识图谱增强大语言模型，那么知识图谱不仅能被集成到大语言模型的预训练和推理阶段，从而用来提供外部知识，还能被用来分析大语言模型生成结果以提供可解释性。而在用大语言模型来增强知识图谱方面，大语言模型已被用于多种与知识图谱相关的应用，如知识图谱嵌入、知识图谱补全、知识图谱构建、知识图谱到文本的生成、知识图谱问答等。大语言模型能够提升知识图谱的性能并助益其应用。很多大语言模型与知识图谱协同的相关研究将大语言模型和知识图谱的优点融合，让它们在知识表征和推理方面的能力得以互相促进。

本章旨在介绍大语言模型及其在医学领域的相关应用，分析大语言模型和知识图谱各自的优势与不足，探讨集成知识图谱增强大语言模型的潜在方法，并对二者在医学人工智能服务中的融合应用进行展望。

第一节　大语言模型概述

大语言模型通过在大规模语料库上进行训练，能够学习到自然语言的复杂规律和模式，使其能够处理复杂的语言现象，并尝试回答各种问题和生成多样化的文本。这些模型还可以用于各种下游任务，如问答、文本分类、情感分析等。这些模型还可以进行微调（fine-tuning），以适应特定的任务和数据集。

大语言模型的发展历史可以追溯到2013年的Word2Vec，但直到近年诸如GPT、LaMDA、PaLM、LLaMA等大模型的出现才使大语言模型的应用得到了普及。目前具有代表性的大语言模型包括Open AI的GPT系列模型（如GPT-3、GPT-3.5-turbo和GPT-4）、谷歌的LaMDA、PaLM、Bard、Gemini、百度的ERNIE Bot（文心一言）等。图8-1给出了10B以上典型大语言模型的时间线。

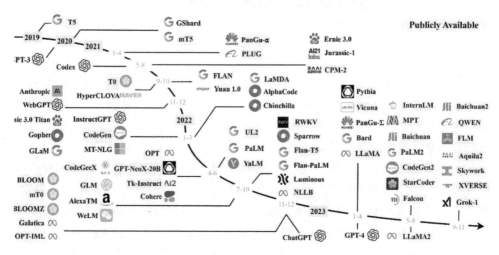

图8-1　典型大语言模型的时间线

引自：ZHAO W X, ZHOU K, LI J, et al. A survey of large language models[J]. arXiv preprint arXiv:2303.18223, 2023.

大语言模型的原理主要基于深度学习，特别是神经网络技术。这些模型通常使用Transformer架构，这是一种基于注意力机制的神经网络结构。Transformer模型由编码器和解码器两部分组成，通过自注意力机制来捕捉输入序列中不同位置之间的依赖关系，从而更好地理解文本语义和结构信息。

在大语言模型的训练中，模型会接收大量的文本数据作为输入，并通过预测文本序列中的下一个词来进行学习。这种预测任务要求模型理解并捕捉语言中的复杂模式和规律。通过反复迭代和优化，模型逐渐学习到丰富的语言知识并获得推理能力。具体来说，大语言模型的训练目标是最大化给定上文时下一个词出现的概率。在训练过程中，模型会不断调整其内部参数，以使对于给定的上文，能够更准确地预测下一个词。这种训练方式使模型能够逐渐学习到自然语言中的统计规律和语义信息。随着训练数据的增加和模型规模的扩大，大语言模型能够学习到更加复杂和细微的语言特征，从而在各种自然语言处理任务中表现出色。

第二节　大语言模型在医学领域的应用

一、大语言模型的应用领域

随着深度学习技术的发展，大型预训练模型已经开始在医学领域中发挥作用。这些大型预训练语言模型能够处理大量非结构化的医疗文本数据，提供更深入的见解和预测，如GPT和BERT，其拥有强大的自然语言处理能力和深度学习能力，并已经在自动化病历摘要、医学文献分析、疾病预测，以及提供个性化患者护理建议等领域得到广泛应用。

1. 协助医师进行诊断和治疗　结合医疗大数据，大语言模型可以辅助医师进行诊断和鉴别诊断，提高医疗的精准度和效率，使医疗过程更加精准、高效、智能。医师可以利用大语言模型来处理和分析复杂的医学数据，特别是在罕见疾病的诊断方面，模型能够从大量的医学文献和临床数据中提取相关信息，为医师提供诊断依据和支持。

2. 临床研究和医学教育　大语言模型可以辅助研究人员检索与特定主题相关的文献，生成摘要，并提供实验设计和统计方法的选择建议。大语言模型有潜力通过医学考试并展示作为医学教育和实践工具的潜力，帮助医师进行临床医学研究及医学教育。它可以作为医学生的辅助学习工具，回答学生问题，提供实时反馈和指导。此外，大语言模型还可以用于模拟临床场景，帮助医学生进行实践训练。

3. 支持临床专科实践　例如，大语言模型可以在临床实践中为肿瘤学家提供支持和辅助，潜在地提高肿瘤治疗质量和更有效的流程。

4. 加快临床试验　大语言模型在加强患者-试验匹配、简化临床试验计划，以及通过大语言模型驱动的聊天机器人提供认知同意方面提供了有前途的解决方案，从而有效提高临床试验的效率。

5. 医学检验和病理　大语言模型有望在医学病理学、检验医学和病理学教育中发挥变革性作用，具有支持教育、临床实践和研究任务的潜力。

6. 患者咨询与健康管理　大语言模型能够理解和回答患者关于健康问题的

咨询，并提供针对性的健康建议和指导。通过自然语言交互，大语言模型可以帮助患者更好地了解自身健康状况，有利于健康行为的养成。

7. 非结构化数据处理和分析　医学领域存在大量的非结构化文本数据，包括科学文本、电子病历、DNA和蛋白质序列数据库等，大语言模型擅长处理这类数据，能够从中高效地提取关键信息，减轻医师的记录负担，并确保信息的准确性。

8. 智能辅助决策　大语言模型能够为医师提供智能辅助决策支持。通过分析患者的病历、检查结果和医学知识，大语言模型可以帮助医师制订更准确的治疗方案，从而提高诊断的准确性和治疗的效果。

9. 药物研发和推荐　在药物研发领域，大语言模型能够分析药物与疾病之间的关系，为研发人员提供新的候选药物或优化现有药物。同时，大语言模型还可以根据患者的具体情况推荐合适的药物和治疗方案。

10. 病历自动填写和医疗文献摘要生成　传统的病历填写和文献摘要工作往往耗时耗力，而且容易出错。大语言模型通过自然语言处理技术，可以自动对病历和文献进行分类和摘要，极大地提高了工作效率和准确性。

11. 患者自助分诊与随访　通过与患者进行智能对话，大语言模型可以有效地收集和记录病史等基础诊疗信息，为后续的初步诊断提供有力支持。此外，大语言模型还能根据收集的信息给出初步的分诊建议，甚至帮助患者预约挂号，极大地提升了诊疗的效率和患者的就医体验。同时，大语言模型还可以应用于患者随访、康复指导和慢性病管理等领域。通过持续的学习和优化，大语言模型能够根据患者的具体情况提供个性化的康复建议和生活指导，帮助患者更快地恢复健康。

二、医疗大语言模型的分类

目前医疗大语言模型根据面向对象的不同可分为患者、医护、高校、医疗机构及企业角色等，根据临床场景数据交互类型的不同，又可分为文本任务、视觉任务、语音任务和跨模态任务等。具体来讲，包括就诊前的挂号问诊、健康宣教、知识问答等，就诊中的辅助诊断、电子病历生成与理解、手术模拟等，就诊后的健康管理、医药服务、慢病管理等，医学研究领域的文献挖掘、药物研发等，医疗元宇宙中的场景构建、内容生成等。表8-1展示了部分医疗大语言模型的应用情况。

表8-1　部分医疗大语言模型的应用情况

大语言模型名称	发布时间	企业名称	应用场景	数据类型
盘古药物分子大模型	2022年4月	华为	药物研发	文本、图形、化学结构
文心生物计算大模型	2022年5月	百度	生物研究	分子结构
BioMedLM	2022年12月	斯坦福大学基础模型研究中心	医疗问答	文本
GatorTron	2023年3月	佛罗里达大学	医学问答、病例识别	文本
Deepwise MetAI	2023年4月	深睿医疗	医学影像	图像
通义千问	2023年4月	阿里巴巴	知识图谱、报告生成、辅助诊断	文本
天河医疗大模型	2023年5月	国家超算天津中心	医学诊断	文本
OpenMEDLab浦医	2023年6月	上海人工智能实验室	文本、生物信息、蛋白质工程	多模态
ProactiveHealthGPT	2023年6月	华工数字孪生人实验室	健康对话、心理咨询	文本
灵医 Bot	2023年6月	百度灵医智惠	文档理解、病历理解、医疗问答	多模态
HealthGPT	2023年6月	叮当健康	药物咨询、营养指导、健康建议	文本
华佗 GPT	2023年6月	深圳市大数据研究院	健康咨询、就医导诊、情感陪伴	多模态
紫东太初	2023年6月	中国科学院自动化研究所	手术辅助、辅助诊疗	多模态
京医千询	2023年7月	京东健康	管理、文献挖掘、病例报告生成	多模态
星火认知大模型	2023年7月	科大讯飞	诊后管理	文本
Med-PaLM	2023年7月	Google	医学问答	文本
知问	2023年9月	金仕达卫宁	医保和商保知识问答	文本
AiMed	2023年11月	中国医学科学院医学信息研究所	医学知识问答	文本

引自：郑琰莉，韩福海，李舒玉，等.人工智能大模型在医疗领域的应用现状与前景展望［J］.医学信息杂志，2024，45（6）：24-29.

　　总之，大语言模型在医学领域的应用不仅改变了传统的诊疗模式，还提高了医疗服务的质量和效率。然而，在实际应用中，我们仍需谨慎对待模型的输出结果，并结合医师的专业知识和经验进行判断和决策，以确保医疗服务的准确性和可靠性。

第三节　大语言模型与知识图谱的优势与不足

知识图谱和大语言模型在人工智能领域各有特色，各自具有独特的优势，但同时又能够相互补充和配合，共同推动自然语言处理技术的发展。知识图谱和大语言模型在定义、功能和特点上存在明显的区别。

一、大语言模型的优势与不足

大语言模型是一种基于神经网络的自然语言处理技术，主要学习和预测自然语言文本的规律和模式。它能够理解和生成自然语言，通过输入序列数据（如单词序列或字符序列），经过多层神经元的计算和转换，生成对应的输出序列。大语言模型需要大量的语料数据来进行训练和优化，从而学习自然语言的规律和模式。与知识图谱不同，大语言模型并没有显式地表示实体和关系，而是通过模型内部的权重来捕捉语言的潜在结构和规律。知识图谱更侧重于结构化知识的表示和推理，强调实体和关系之间的显式连接；而大语言模型则更侧重于自然语言的生成和理解，通过模型内部的权重来学习语言的规律和模式。

与知识图谱相比，大语言模型的优势主要体现在以下四方面。

1. 处理复杂任务的能力　大语言模型通常具有更强大的计算能力和学习能力，可以处理更为复杂和细致的任务。由于大语言模型通常具有庞大的参数数量和深度，可以学习到更多的细节信息，从而在自然语言处理、图像识别等领域表现出更高的性能。相比之下，知识图谱主要侧重于表示实体和概念之间的关系，虽然在结构化数据的查询和推理方面具有优势，但在处理某些复杂的语义理解和生成任务时可能稍显不足。

2. 上下文感知和深层语义表示　大语言模型在处理自然语言时，能够更好地理解上下文信息，捕捉文本中的深层语义表示。这使大语言模型在回答复杂问题、进行逻辑推理等方面具有优势。而知识图谱虽然可以表示实体之间的关系，但在处理复杂的上下文和语义信息时可能存在一定的局限性。这种能力使大语言模型在对话系统、机器翻译等领域具有显著优势。而知识图谱虽然能够表示实体之间的关系，但在处理上下文信息方面可能相对较弱。

3. 通用性和泛化能力　大语言模型通过在大规模数据集上进行训练，可以学习到丰富的特征信息，具备较强的通用性和泛化能力。这意味着大语言模型可以应用于多种不同的场景和任务，无需针对每个任务进行特定的训练和调整。相比之下，知识图谱通常需要针对特定领域或任务进行构建和维护，往往需要大量的人工工作，且难以覆盖所有的实体和关系。

4. 多任务处理能力　大语言模型通常可以支持多种任务的处理，如自然语言理解、图像识别、语音识别等。这种多任务处理能力使大语言模型能够在实际应用中发挥更大的作用。而知识图谱主要针对特定的领域或任务进行构建，因此，在处理其他领域的任务时可能存在一定的局限性。

大语言模型虽然强大，但目前也存在一些问题。

1. 数据偏见与歧视　大语言模型的输出可能反映了训练数据中的偏见和歧视，这主要是因为训练数据来源于现实世界的文本，而现实世界的文本中可能包含了各种偏见和歧视性的语言，大语言模型会无意识地学习并重复这些偏见。

2. 常识与逻辑推理的不足　大语言模型有时在逻辑推理和常识判断上表现不佳，这可能是由于训练数据中缺乏足够的逻辑推理和常识性知识，或者大语言模型的结构和训练方法不足以捕捉这些复杂关系。

3. 对话一致性问题　在对话任务中，大语言模型可能给出自相矛盾或与前文不符的回答。这可能是因为大语言模型没有有效地利用先前对话的上下文，或者对话历史的信息在大语言模型内部没有得到妥善的处理和记忆。

4. 计算资源与效率问题　大语言模型规模庞大，参数众多，导致计算复杂度高。大语言模型的训练和推理需要大量的计算资源，优化算法和硬件资源的限制也可能影响大语言模型的训练和推理速度。

5. 隐私与数据安全问题　由于训练数据通常来自公开的互联网资源，这些资源中可能包含未经处理的个人敏感信息，因此，大语言模型的训练数据可能包含用户隐私信息，故而存在数据泄露的风险。此外，数据收集和处理过程中的安全漏洞也可能导致隐私泄露。

6. 领域适应性问题　大语言模型在特定领域或任务上可能表现不佳，这可能是因为训练数据没有涵盖到所有领域的知识，或者大语言模型的结构和训练目标没有针对特定领域进行优化。

7. 模型的不可解释性　深度学习模型，特别是大规模神经网络，通常具有复杂的内部结构，使其决策逻辑难以直观理解。因此，大语言模型的决策过程往往不透明，难以解释其输出结果的依据。此外，缺乏有效的解释性工具和方法也是造成这一问题的原因之一。

二、知识图谱的优势与不足

知识图谱是一种基于图的数据结构，由节点和边组成，每个节点表示一个实体，每条边表示实体与实体之间的关系。本质上，它是一种用图形模型表示的结构化知识库，主要描述事物之间的关联和联系，通过节点和边的连接方式揭示知识之间的关系。知识图谱的特点包括多源整合、语义丰富、可扩展性和结构化表示。它通常以三元组的形式表示实体之间的关系，并以图形化的方式表示和组织丰富的知识。

与大语言模型相比，知识图谱在以下几个方面具有明显优势：

1. 结构化的知识表示　知识图谱以图的形式存储知识，节点代表实体，边代表实体之间的关系。这种结构化的表示方式使知识图谱能够清晰地展示实体间的关联，便于进行查询和推理。相比之下，大语言模型虽然能够从大量文本中学习语言的模式和语境，但其内部的知识表示是隐式的，不易直接提取和理解。

2. 高效的查询和推理能力　知识图谱中的实体和关系具有明确的定义和分类，允许进行基于图的推理和查询，能够发现实体之间的潜在关系，并推导出新的信息。这种推理能力使知识图谱在问答系统、智能助手等领域得到广泛的应用。例如，可以通过图谱查询特定实体之间的关联，或基于已有知识进行推理得出新的结论。而大语言模型在处理此类任务时，可能需要更多的上下文信息和计算资源，且其推理能力通常基于统计模式，可能不如知识图谱在特定领域内的推理准确。

3. 领域知识的专业性　知识图谱通常针对特定领域进行构建，能够深入反映该领域的专业知识和规则。这使知识图谱在特定领域的应用中具有很高的价值，如金融、医疗、法律等。同时，知识图谱还可以集成来自不同领域的知识，形成一个全局性的知识库。这使知识图谱能够跨领域地进行信息检索和推理，为复杂问题的解决提供全面的知识支持。大语言模型虽然可以通过训练学习大量的文本数据，具有广泛的适用性，但在特定领域的深度知识表示和专业性方面可能不如知识图谱。

4. 知识的可解释性和可信度　知识图谱中的实体和关系都是明确定义的，因此其查询和推理结果具有较高的可解释性和可信度。这有助于用户理解系统的决策依据和推理过程，也使知识图谱在需要高度可靠性的应用中具有优势，如金融、医疗等领域。相比之下，大语言模型的内部工作机制较为复杂，其决策和推理过程往往难以解释，其可信度也受限于训练数据的质量和模型的设计。

5. 知识更新与维护　知识图谱的构建和更新通常基于专业领域的知识库和专家意见，保证了知识的准确性和权威性。同时，知识图谱的结构化特点也使其更新和维护相对容易，新的信息可以很容易地添加到图谱中，而不需要对整个模型进行重新训练。大语言模型则需要通过不断的学习和优化来保持其性能，这需要大量的数据、计算资源和时间。

与大语言模型相比，知识图谱虽然具有独特的优势，但相对于大语言模型也存在一些不足之处：

1. 自然语言处理能力有限　尽管知识图谱在处理结构化数据方面表现出色，但知识图谱主要关注实体间的关系，在处理自然语言文本方面存在局限性。它无法直接理解和解析复杂的自然语言输入，如隐喻、修辞等。而大语言模型经过大量文本数据的训练，能够较好地理解和生成自然语言文本，从而更直接更自然地与人类进行交互。

2. 数据稀疏性和冷启动问题　知识图谱的构建通常需要大量的结构化数据，但在实际应用中，很多领域的数据是稀疏的，导致知识图谱的覆盖度有限，某些实体或关系在图谱中缺乏足够的表示。此外，对于新出现的概念或实体，知识图谱可能面临冷启动问题，即缺乏足够的数据来构建相应的图谱，原有知识图谱可能需要进行繁琐的更新和扩展。而大语言模型则可以通过学习大量的文本数据来应对这种稀疏性和冷启动问题。

3. 推理能力的局限性　虽然知识图谱能够进行基于图的推理，但其推理能力往往受限于图谱中已存在的实体和关系。对于图谱中未明确表示的信息或复杂的推理任务，知识图谱可能难以处理。相比之下，大语言模型通过学习大量的文本数据，可以捕捉到更复杂的语义关系和推理模式。

4. 可扩展性和灵活性　知识图谱的构建通常需要根据特定领域和需求进行定制，这使其可扩展性和灵活性受到一定限制。知识图谱的构建和维护通常需要领域专家的参与，以确保知识的准确性和完整性，这也增加了知识图谱构建的成本和难度，特别是在涉及多个领域的复杂场景中，一旦图谱的结构确定，添加新的实体或关系可能需要重新调整图谱的结构。而大语言模型则可以通过简单的训练和调整来适应不同的任务和应用场景，通过自动化的方法进行训练优化，减少对领域专家的依赖。

第四节　集成知识图谱增强大语言模型

尽管大语言模型具有出色的能力，但在知识密集型任务中，大语言模型经常面临挑战，如存在产生幻觉内容的可能性和缺乏特定领域的知识。作为一个有前途的解决方案，知识图谱以三元组格式存储大量知识，即（头部实体，关系，尾部实体），可以通过提供精确和必要的知识来提高大语言模型的任务性能。

知识增强是指大语言模型可以通过利用知识图谱中的结构化知识来增强其自身的理解和推理能力。例如，在自然语言处理任务中，大语言模型可以利用知识图谱中的实体和关系信息来更好地理解文本内容，从而提高任务的准确性。知识图谱实现对大语言模型的知识增强，主要是通过将知识图谱中的丰富实体、关系、属性等结构化信息融入到大语言模型的训练和应用过程中，从而提升大语言模型在理解、推理和生成文本等方面的能力。具体来说，知识图谱对大语言模型的知识增强主要有3种方式。

1. 训练语料　在大语言模型的预训练阶段，通常可以利用知识图谱中的实体、三元组或路径作为额外的输入或目标，使大语言模型能够学习到知识图谱中的语义信息。比如可以将知识图谱转化为文本语料库，将知识图谱转换为合成自然语言句子以增强现有的预训练语料库，使其能够在不改变架构的情况下集成到预训练语言模型中，从而在知识密集型任务（如问答）中能够潜在地降低有毒输出，提高真实性。知识增强语言模型（knowledge-enhanced language model，KELM）是典型的方法之一，使用了TEKGEN语言化管道来将知识图谱转化为KELM语料库。该管道包括启发式对齐器、三元组转换为文本的生成器、实体子图（把多个进行一起语言化的三元组组合成子图）创建器、删除低质量输出的后处理过滤器四个部分。KGPT则使用了更简单的训练语料生成方法。

2. 知识内嵌　知识图谱中的实体可以被嵌入到向量空间中，形成实体嵌入。这些嵌入向量可以作为大语言模型的输入特征，使模型在处理文本时能够考虑实体之间的语义关联和相似性。通过将实体嵌入与大语言模型的参数联合训练，可以实现知识的跨领域迁移和共享。知识内嵌的另一种方法是将知识图谱结构嵌入大语言模型，即知识增强型大语言模型。这类预训练语言模型能从文本捕捉事实知识，并利用丰富的文本信息在相同规模和算力下实现更好效果。以ERNIE系列为代表的方法融合了自回归网络和自编码网络，实现零样本学习、少样本学习和微调。如百度推出的底层模型ERNIE 3.0，采用4TB纯文本和大规模知识图谱训练，在54个中文NLP任务和SuperGLUE基准测试上优于其他先进模型。知识增强的大语言模型还有：直接在知识图谱的事实三元组上训练T5模型的SKILL，以及融合了知识聚合器、远程监督和实体链接，实现知识图谱增强的能够集成细粒度关系的预训练语言模型KLMo等。

3. 关系推理　除了知识增强预训练模型本身之外，知识图谱也用来增强大模型的推理能力。知识图谱中的关系信息可以用于推理和预测实体之间的潜在联系。通过在大语言模型中引入关系推理模块，可以使模型能够学习和理解实体之间的复杂关系，并在生成文本时考虑这些关系。这有助于提升模型在问答、对话生成等任务中的性能。例如，Google的LaMDA在大语言模型的推理阶段利用知识图谱中的实体、关系和属性等信息进行编码建模，使大语言模型能够根据知识图谱中的语义信息进行推理。LaMDA中使用LaMDA-Research模型从知识图谱中检索符合要求的三元组作为大语言模型输出的事实凭据，从而确保了大语言模型知识的准确性。KG-BART利用图注意力机制来聚合知识图谱中所蕴含的丰富概念语义，从而增强模型对不可见概念集的泛化能力，使生成的句子更合乎逻辑、更自然，并具备较好的常识推理能力。

知识增强方法还可以扩展到其他形式的结构化数据（如表和数据库）。通过集成知识图谱改进大语言模型的性能，常见的方式主要有两个方面，即检索增强大模型（retrieval-augmented，LLM）和协同增强大模型（synergy-augmented，LLM）。

检索增强生成（retrieval-augmented generation，RAG），RAG是一种使用外部知识库来补充LLM的上下文并生成响应的技术。值得注意的是，RAG结合了LLM中的参数化知识和非参数化外部知识，缓解了幻觉问题，通过检索技术识别及时的信息，并增强了响应的准确性。此外，通过引用来源，RAG增加了模型输出的透明度和用户信任度。RAG还可以通过索引相关文本语料库进行定制以适应特定领域。

由于一个知识图谱中事实记录的数量巨大，现有的工作通常采用检索模型，首先从知识图谱中获得一个相对较小的子图，然后利用它来丰富相关知识，从而增强大语言模型。为了利用检索到的知识，大语言模型主要将其作为提示的一部分合并，而不更新参数。要实现这种方法，首先要解决如何从知识图谱中检索相关知识。一个典型的方法是训练一个小型语言模型（如RoBERTa）来识别与问题相关的事实三元组。为了进一步提高检索性能，一些研究还提出了一个迭代的阅读-推理框架，使大语言模型能够与知识图谱多次交互，以更准确的方式获取所需的知识。其次是如何利用检索到的知识（知识图谱中的结构化数据），一种直接的方法是序列化检索到的子图，并制作特定的提示，将其作为大语言模型的输入。然而由于知识序列化中结构化信息的丢失，大语言模型不能完全捕获原始知识库所传达的结构语义。为了解决这个问题，几种基于模型的方法训练一个专门的语言模型（如T5）来将子图转换为自然语言文本。为了保证转换的准确性，需要依赖足够多的训练对（通常是无监督构造的）和优秀的模型能力。

协同增强大模型（synergy-augmented，LLM）为了解决复杂的任务（如多跳问答），通常需要大语言模型按照系统的解决方案多次查询知识图谱。这种多回合交互增强大语言模型的方法称为协同增强型大语言模型。这个过程中，大语言模型可以被视为一个Agent，它通过与知识图谱环境的交互自动生成计划并执行。基于指令微调将来自知识图谱的外部知识蒸馏进入模型，不但提高了推理的准确性，而且使整个过程变得可解释。

为了更好地互补协同大语言模型和知识图谱，最近的研究提出将复杂任务分解为多个子目标，并利用知识图谱的必要知识迭代求解每个子目标。在这个过程中，大语言模型可以看作是一个自主代理，它通过与知识图谱环境的交互，自动生成计划并执行。目前主流方法通常是在当前步骤中使用可用的知识信息枚举候选目标，然后根据问题检索下一步最合适的候选目标。通过不断迭代以上两个步骤，大语言模型可以逐步收集相关证据，最终接近正确的解决方案。尽管这个方法有效，但在知识图谱上枚举候选目标会导致搜索范围非常巨大。为了解决这一问题，StructGPT 提出了一种更有效的知识信息访问方式，它利用知识图谱上常见的数据操作（如关系提取和三元组提取）精心设计了专用接口，以确保数据提取的高效和准确，这样就可以指导大语言模型更好地操纵和处理知识图谱的结构信息，从而提高任务性能。

第五节　大语言模型辅助知识图谱构建

一、知识图谱补全

大语言模型可以用于知识图谱的补全。知识图谱通常包含着丰富的实体和关系，但知识图谱的构建往往需要大量的人工劳动，同时由于数据的不完整和噪声，导致实体和关系存在缺失，难以保证知识的完整性和准确性。但大语言模型，尤其是那些采用深度学习技术训练出来的参数数量庞大、参数复杂度高的大语言模型，如 OpenAI 的 GPT 系列，具有强大的学习和推理能力。它们可以通过对文本数据的深度分析，预测实体和关系之间的缺失部分，从而对知识图谱进行补全。具体来说，大语言模型可以通过对已有知识图谱中的实体和关系进行推理，来推断出缺失的信息。例如，如果知识图谱中已经有了某个人的出生地和毕业学校，大语言模型可能可以推理出这个人可能接受的教育背景、职业倾向等，并将这些信息补充到知识图谱中。此外，大语言模型还可以从大量的文本数据中提取出新的实体和关系，然后将它们转换成知识图谱的形式，进一步丰富和完善知识图谱。

需要注意的是，虽然大语言模型在知识图谱补全方面有很大的潜力，但由于其复杂性和不确定性，其补全结果可能并不总是完全准确的。因此，在使用大模型进行知识图谱补全时，通常需要结合其他方法和技术，如人工校验、规则约束等，以确保补全结果的准确性和可靠性。

二、增强知识图谱到文本生成

知识图谱到文本（KG-to-text）生成的目标是生成能准确一致地描述输入知识图谱信息的高质量文本。大语言模型能够充分利用知识图谱中的信息，生成高质量、相关性强的文本。这不仅可以提升用户体验，还有助于在智能搜索、智能客服、智能推荐等领域实现更精准的文本生成应用。通常的步骤是首先需要对知识图谱进行必要的预处理，包括实体识别、关系抽取、属性提取等。这有助于将知识图谱中的信息转化为大语言模型可以理解和处理的格式。其次，设计合适的输入格式，将知识图谱中的信息有效地传递给大语言模型。这可能包括将实体、关系和属性转换为特定的文本格式，或者使用图嵌入等方法将知识图谱转换为向量表示。然后是训练或微调，根据具体任务需求，可以选择使用预训练的大语言模型进行微调，或从头开始训练一个针对特定任务的大语言模型。在训练或微调过程中，利用知识图谱中的信息作为训练数据，使大语言模型能够学习到实体之间的关系和属性。最后利用训练好的大语言模型进行文本生成。根据给定的输入（如查询、提示或上下文），大语言模型能够生成与知识图谱内容相关的文本。生成的文本可以是对实体的描述、对关系的解释或是对某个场景的详细描述等。对生成的文本进行必要的后处理，如去除冗余信息、调整语法结构等，对生成的文本进行优化或使用语言风格迁移技术调整文本风格。

知识图谱到文本生成连接了知识图谱与文本，能显著提升知识图谱在更现实的自然语言生成场景中的可用性，但收集大量知识图谱–文本平行语料数据难度大、成本高，数据不足可能导致训练不充分和生成文本质量较差。

第六节　小　　结

医学领域的人工智能应用对于准确性、可解释性有着较高的要求，因此，更加需要集合大语言模型和知识图谱两种技术各自的优势。目前在医学的很多领域，已经出现大语言模型与知识图谱相结合的实践。医学的辅助诊断就是一个常见的应用领域，电子健康记录等各类患者健康、诊断和治疗的整体医疗记录是医疗实践中对患者进行诊断的重要知识来源，利用大语言模型将这些记录构建成知识图谱，并融合医疗领域知识图谱，在诊断推理过程中将知识图谱和大模型结合来实现临床诊断推理，能够极大提升自动诊断的准确性，是实现医疗诊断决策支持系统的关键环节。ChatIE、ChatExtract等基于大语言模型的信息抽取工具都可以用来从医疗记录文档中抽取信息并构建知识图谱。对于更复杂的关系抽取，GPT-RE采取了实体感知检索和金标签（golden label）诱导推理的方法来实现更好的关系抽取的情境学习。其中，实体感知检索更侧重于文本中的实体-关系信息，而文本语义信息，金标签诱导推理则以类似思维链的方式，利用知识图谱中已有的实体-关系来提升大语言模型的关系分类能力，从而在少样本学习环境下提高大型语言模型的关系分类精度。在大语言模型用于知识图谱构建之上，所构建的知识图谱可以用于疾病诊断推理中，并与大语言模型一起实现医疗决策支持。Dr.Knows就是一个例子，当患者输入疾病有关的信息后，通过前述所构建的知识图谱获取有关的子图，并通过文本和知识图谱的语义关联和逻辑关联来提取子图，并用这个子图作为大语言模型的提示工程输入来引导大语言模型的决策。知识图谱和大语言模型的结合，不仅提升了疾病诊断决策支持的效果，同时提供了更强的解释性。

当前以ChatGPT和Sora为代表的大语言模型正在人工智能的多个领域产生着深远影响，可认为是"联结主义"的最新进展；而知识图谱代表了人工智能知识工程领域的前沿发展，是"符号主义"的集大成者。大语言模型与知识图谱协同将对信息系统人机交互模式带来巨大改变，大语言模型与知识图谱相互作用也必将实现人工智能"神经"与"符号"的融合。

参 考 文 献

[1] PAN S, WANG Y, CHEN C, et al. Unifying large language models and knowledge graphs：a roadmap［EB/OL］.［2024-10-14］. https：//blog.csdn.net/qq_41200212/article/details/135179373.

[2] ZHANG Z, HAN X, LIU Z, et al. ERNIE：enhanced language representation with informative entities［EB/OL］.［2024-10-14］. https：//blog.csdn.net/qq_36426650/article/details/112224304.

[3] CHEN Z, SINGH A K, SRA M. LMExplainer：a knowledge-enhanced explainer for language models［J/OL］. https：//arxiv.org/pdf/2303.16537v2.pdf.

[4] LI J, CHENG X, ZHAO W, et al. Halueval：a large-scale hallucination evaluation benchmark for large language models［J/OL］. https：//arxiv.org/pdf/2305.11747.

[5] PAN S, LUO L, WANG Y, et al. Unifying large language models and knowledge graphs：a roadmap［J/OL］. https：//arxiv.org/abs/2306.08302.

[6] ERNESTO JIMÉNEZ-RUIZ, HASSANZADEH O, EFTHYMIOU V, et al. Semtab 2019：resources to benchmark tabular data to knowledge graph matching systems［A］//In：The Semantic Web-17th International Conference［C］, 2020：514-530.

[7] SUN Y, WANG S, FENG S, et al. ERNIE 3.0：large-scale knowledge enhanced pretraining

for language understanding and generation［J/OL］. https：//arxiv.org/abs/2107.02137.

［8］ZHANG Z，HAN X，LIU Z，et al. ERNIE：enhanced language representation with informative entities［A］//In：Proceedings of the 57th Conference of the Association for Computational Linguistics［C］，2019：1441-1451.

［9］WANG X，GAO T，ZHU Z，et al. KEPLER：A unified model for knowledge embedding and pre-trained language representation［J］. Trans. Assoc. Comput，2021，9：176-194.

［10］ZHANG J，ZHANG X，YU J，et al. Subgraph retrieval enhanced model for multi-hop knowledge base question answering［A］//In：Proceedings of the 60th Annual Meeting of the Association for Computational Linguistics（Volume 1：Long Papers）［C］，2022：5773-5784.

［11］KE P，JI H，RAN Y，et al. Jointgt：graph-text joint representation learning for text generation from knowledge graphs［A］//In：Findings of the Association for Computational Linguistics：ACL/IJCNLP 2021［C］，2021：2526-2538.

［12］AGARWAL O，GE H，SHAKERI S，et al. Large scale knowledge graph based synthetic corpus generation for knowledge-enhanced language model pretraining［J/OL］. https：//doi.org/10.48550/arXiv.2010.12688.

［13］CHEN W，SU Y，YAN X，et al. KGPT：knowledge-grounded pre-training for data-to-text generation［A］//In：Proceedings of the 2020 Conference on Empirical Methods in Natural Language Processing［C］，2020：8635-8648.

［14］GU Y，DENG X，SU Y. Don't generate，discriminate：A proposal for grounding language models to real-world environments［A］//In：Proceedings of the 61st Annual Meeting of the Association for Computational Linguistics（Volume 1：Long Papers）［C］，2023：4928-4949.

［15］LUO L，LI Y，HAFFARI G，et al. Reasoning on graphs：faithful and interpretable large language model reasoning［J/OL］. https：//arxiv.org/abs/2310.01061.

［16］LYU D，WANG X，CHEN Y，et al. Language model and its interpretability in biomedicine：a scoping review［J］. iScience，2024，27（4）：109334.

［17］TELENTI A，AULI M，HIE BL，et al. Large language models for science and medicine［J］. Eur J Clin Invest，2024，54（6）：e14183

［18］Caglayan A，Slusarczyk W，Rabbani R D，et al. Large Language Models in Oncology：Revolution or Cause for Concern？［J］. Current Oncology，2024，31（4）：1817-1830.

［19］ARVISAIS-ANHALT S，GONIAS SL，MURRAY SG，. Establishing priorities for implementation of large language models in pathology and laboratory medicine［J］. Acad Pathol，2024，11（1）：100101.

［20］SMITH J，CHOI PM，BUNTINE P. Will code one day run a code？Performance of language models on ACEM primary examinations and implications［J］. Emerg Med Australas，2023，35（5）：876-878.

［21］陈润生. 医疗大数据结合大语言模型的应用展望［J］. 四川大学学报（医学版），2023，

54（5）：855-856.

[22] SHAH NH，ENTWISTLE D，PFEFFER MA. Creation and adoption of large language models in medicine [J]. JAMA，2023，330（9）：866-869.

[23] GHIM JL，AHN S. Transforming clinical trials：the emerging roles of large language models [J]. Transl Clin Pharmacol，2023，31（3）：131-138.

[24] SONNTAGBAUER M，HAAR M，KLUGE S. Artificial intelligence：How will ChatGPT and other AI applications change our everyday medical practice? [J]. Med Klin Intensivmed Notfmed，2023，118（5）：366-371.

[25] ZOU S，HE J. Large language models in healthcare：a review [A] //In：Proceedings-2023 7th International Symposium on Computer Science and Intelligent Control [C]，2023：141-145.

[26] HART S N，HOFFMAN N G，GERSHKOVICH P，et al.. Organizational preparedness for the use of large language models in pathology informatics [J]. J Pathol Inform，2023，14：100338.

[27] RAVI A，NEINSTEIN A，MURRAY S G. Large language models and medical education：preparing for a rapid transformation in how Trainees will learn to be doctors [J]. ATS Scholar，2023，4（3）：282-292.

附　录

6个大类		子类	
中文	英文	中文	英文
临床前科学	Preclinical Sciences	QS 人体解剖学	QS Human Anatomy
		QT 生理学	QT Physiology
		QU生物化学、细胞生物学和遗传学	QU Biochemistry.Cell Biology and Genetics
		QV 药理学	QV Pharmacology
		QW 微生物学和免疫学	QW Microbiology.Immunology
		QX 寄生虫学	QX Parasitology.Disease Vectors
		QY 临床病理学	QY Clinical Laboratory Pathology
		QZ 病理学	QZ Pathology
通用健康和医学	General Health and Medicine	W 通用医学.卫生职业	W General Medicine.Health Professions
		WA 公共卫生	WA Public Health
		WB 医学实践	WB Practice of Medicine
全身疾病；航空、航天、海军医学	Diseases of the Whole Body；Aviation，Space，Naval Medicine	WC传染病	WC Communicable Diseases
		WD 特定环境中的医学	WD Medicine in Selected Environments
身体系统	Body Systems	WE 肌肉骨骼系统	WE Musculoskeletal System
		WF 呼吸系统	WF Respiratory System
		WG 心血管系统	WG Cardiovascular System
		WH 血液和淋巴系统	WH Hemic and Lymphatic Systems
		WI 消化系统	WI Digestive System
		WJ 泌尿生殖系统	WJ Urogenital System
		WK 内分泌系统	WK Endocrine System
		WL 神经系统	WL Nervous System

续　表

6个大类		子类	
中文	英文	中文	英文
专业领域	Specialty Areas	WM 精神病学	WM Psychiatry
		WN 放射学.诊断显像	WN Radiology.Diagnostic Imaging
		WO 外科.伤口和受伤	WO Surgery.Wounds and Injuries
		WP 妇科学	WP Gynecology
		WQ 产科学	WQ Obstetrics
		WR 皮肤病学	WR Dermatology
		WS 儿科学	WS Pediatrics
		WT 老年医学	WT Geriatrics
		WU 牙科学.口腔外科	WU Dentistry.Oral Surgery
		WV 耳鼻喉科学	WV Otolaryngology
		WW 眼科学	WW Ophthalmology
		WW 医院和其他卫生设施	WW Hospitals and Other Health Facilities
		WY 护理学	WY Nursing
历史	History	WZ 医学史.医学杂录	WZ History of Medicine.Medical Miscellany
		19世纪体系 1801—1913 年出版的所有工作	19th Century schedule All works published between 1801-1913

引自：Outline of the NLM Classification. https：//classification.nlm.nih.gov/outline.

表2　MeSH 副主题词及其缩写/简称/范围说明

名称	缩写	简称	范围说明
Abnormalities 异常	AB	ABNORM	用于描述存在先天性缺陷的器官，或一些原因导致器官形态的变化。它也用于表示动物的异常
Administration & Dosage 投药和剂量	AD	ADMIN	与药物一起用于剂型、给药途径、给药频率和持续时间、药物剂量，以及这些因素的综合影响
Adverse Effects 不良反应	AE	ADV EFF	当用于诊断、治疗、预防或麻醉目的时，与可接受剂量的药物、化学品或生物制剂一起使用，或与正常使用的物理制剂或制成品一起使用。它还用于诊断、治疗、预防、麻醉、外科或其他程序的不良反应或并发症

续 表

名称	缩写	简称	范围说明
Agonists 兴奋剂	AG	AGON	与化学品、药物和内源性物质一起使用，以表示对受体具有亲和力并在该受体上具有内在活性的物质或试剂（摘自《药理学教科书》，1991年，第16页）
Analogs & Derivatives 类似物和衍生物	AA	ANALOGS	与药物和化学品一起使用，用于具有相同母体分子或具有相似电子结构但因添加或取代其他原子或分子而有所不同的物质。当没有特定的化学品标题并且不存在适当的组标题时，可以使用它
Analysis 分析	AN	ANAL	用于物质或其成分和代谢物的鉴定或定量测定；包括对空气、水或其他环境载体的分析。它不包括使用"化学"的组织、肿瘤、体液、生物体和植物的化学分析。这个概念既适用于方法，也适用于结果。为了分析血液、脑脊液和尿液中的物质，使用指定液体的特定副标题
Anatomy & Histology 解剖学和组织学	AH	ANAT	与器官、区域和组织一起用于正常的描述性解剖学和组织学，以及动植物的正常解剖学和结构
Antagonists & Inhibitors 拮抗剂和抑制剂	AI	ANATAG	与化学品、药物和内源性物质一起使用，以表示通过各种机制抵消其生物效应的物质或试剂
Biosynthesis 生物合成	BI	BIOSYN	用于生物体、活细胞或亚细胞组分中化学物质的合成代谢形成
Blood 血	BL	BLOOD	用于血液中物质的存在或分析；也用于检查或改变处于疾病状态的血液。它不包括使用副标题"诊断"的血清学诊断和使用"免疫学"的血清学
Blood Supply 血液供给	BS	BLOOD SUP-PLY	用于器官或区域的动脉、毛细血管和静脉系统，只要血管的特定航向不存在。它还包括通过器官的血流
Cerebrospinal Fluid 脑脊液	CF	CSF	用于脑脊液中物质的存在或分析；也用于疾病状态下脑脊液的检查或变化
Chemical Synthesis 化学合成	CS	CHEM SYN	用于体外分子的化学制备。对于在生物体、活细胞或亚细胞组分中形成化学物质，使用"生物合成"
Chemically Induced 化学诱导	CI	CHEM IND	用于生物现象、疾病、综合征、先天性异常或内源性或外源性物质引起的症状

续 表

名称	缩写	简称	范围说明
Chemistry 化学	CH	CHEM	与化学品、生物和非生物物质的组成、结构、表征和性能一起使用；也用于器官、组织、肿瘤、体液、生物体和植物的化学成分或内容物。不包括使用"分析"的物质的化学分析和测定；不包括使用"化学合成"的合成；不包括使用"分离和纯化"的物质的分离和纯化
Classification 分类	CL	CLASS	用于分类学或其他系统或分层分类系统
Complications 并发症	CO	COMPL	与疾病一起使用，表示共存或随后的病症，即共存的疾病、并发症或后遗症
Congenital 先天性	CN	CONGEN	与疾病主题词一起使用，以表示出生时（通常在出生前）存在的疾病。它排除了形态学异常和产伤，这些异常和产伤使用"异常"和"损伤"
Cytology 细胞学	CY	CYTOL	用于单细胞和多细胞生物的细胞外观
Deficiency 缺乏	DF	DEFIC	与内源性和外源性物质一起使用，这些物质相对于生物体或生物系统的正常需求不存在或减少
Diagnosis 诊断	DI	DIAG	用于疾病诊断的各个方面，包括检查、鉴别诊断和预后。排除使用"诊断性成像"的影像学技术（如 X 线摄影、闪烁显像和超声）进行诊断
Diagnostic Imaging 诊断成像	DG	DIAG IMAGE	用于解剖结构的可视化或疾病的诊断。常用的成像技术包括射线摄影、放射性核素成像、热成像、断层扫描和超声检查
Diet Therapy 饮食疗法	DH	DIET THER	与疾病主题词一起使用，用于疾病的饮食和营养管理。该概念不包括维生素或矿物质补充剂，可以使用"药物疗法"
Drug Effects 药物作用	DE	DRUG EFF	用于器官、区域、组织或生物体及药物和化学物质作用的生理和心理过程
Drug Therapy 药物疗法	DT	DRUG THER	与疾病主题词一起使用，用于通过施用药物、化学品和抗生素来治疗疾病。对于饮食疗法和放射疗法，请使用特定的副主题词。不包括使用"疗法"的免疫疗法
Economics 经济学	EC	ECON	用于任何学科的经济方面，以及财务管理的各个方面。它包括筹集或提供资金
Education 教育	ED	EDUC	用于各个领域和学科的教育、培训计划和课程，以及培训人群

名称	缩写	简称	范围说明
Embryology 胚胎学	EM	EMBRYOL	与器官、区域和动物主题词一起使用，用于胚胎学和胎儿发育。它还用于导致产后疾病的胚胎因素的疾病
Enzymology 酶学	EN	ENZYMOL	用于除脊椎动物以外的生物体及器官和组织。在疾病过程中，它也用于疾病中的酶，但不包括使用"诊断"的诊断酶测试
Epidemiology 流行病学	EP	EPIDEMIOL	与人类和兽医疾病一起用于疾病的分布、致病因素及疾病在特定人群中的属性；包括发病率、频率、患病率、地方病和流行疫情；还包括调查和估计地理区域和特定人群的发病率。也用于地理标题，用于疾病流行病学方面的位置。不包括使用"死亡率"的死亡率
Ethics 伦理学	ES	ETHICS	与技术和活动一起使用，用于讨论和分析人类和社会价值
Ethnology 民族学	EH	ETHNOL	用于种族、文化或人类学方面的疾病，并带有地理标题以指示一群人的原籍地
Etiology 病因学	ET	ETIOL	用于疾病的病原体，包括微生物，包括环境和社会因素，以及个人习惯作为促成因素。它包括发病机制
Genetics 遗传学	GE	GENET	用于生物体的遗传机制和遗传学，正常和病理状态的遗传基础，以及内源性化学物质的遗传方面。它包括对遗传物质的生化和分子影响
Growth & Development 生长和发育	GD	GROWTH	与微生物、植物和动物出生后时期的生长发育一起使用。它还包括器官或解剖部位的出生后生长或发育
History 历史	HI	HIST	用于任何主题的历史方面。它包括简短的历史笔记，但不包括案例历史
Immunology 免疫学	IM	IMMUNOL	用于组织、器官、微生物、真菌、病毒和动物的免疫学研究。它包括疾病的免疫学方面，但不包括用于诊断、预防或治疗目的的免疫学程序，其中使用"诊断""预防和控制"或"治疗"。该概念也用于化学品作为抗原或半抗原
Injuries 损伤	IN	INJ	用于解剖学主题词、动物和运动的伤口和伤害。排除使用"病理学"的细胞损伤

续　表

名称	缩写	简称	范围说明
Innervation 神经支配	IR	INNERV	与器官、区域或组织一起使用，用于表述神经供应
Instrumentation 仪器和设备	IS	INSTRUM	与诊断或治疗程序、分析技术及专业或学科一起使用，用于开发或修改仪器、仪器或设备
Isolation & Purification 分离和纯化	IP	ISOL	与细菌、病毒、真菌、原生动物和蠕虫一起使用，以获得纯菌株，或通过 DNA 分析、免疫学或其他方法（包括培养技术）证明生物体的存在或鉴定。它还与生物物质和化学品一起用于成分的分离和纯化
Legislation & Jurisprudence 立法和法学	LJ	LEGIS	用于法律、法规、条例或政府法规，以及法律争议和法院判决
Metabolism 代谢	ME	METAB	与器官、细胞和亚细胞组分、生物体和疾病一起用于生化变化和代谢。它还与药物和化学品一起用于分解代谢变化（将复杂分子分解成更简单的分子）。对于合成代谢过程（将小分子转化为大分子），使用生物合成。对于酶学和药代动力学，应使用特定的副主题词
Methods 方法	MT	METHODS	与方法的技术、程序和程序一起使用
Microbiology 微生物学	MI	MICROBIOL	用于器官、动物和高等植物，以及用于微生物学研究的疾病。对于寄生虫，使用"寄生虫学"；对于病毒，使用"病毒学"
Mortality 死亡率	MO	MORTAL	与人类和兽医疾病一起用于死亡率统计。对于统计学上由各种程序导致的死亡，但对于特定病例导致的死亡，应使用 FATAL OUTCOME，而不是/mortity
Nursing 护理	NU	NURS	与疾病一起用于护理和管理技术。它包括在诊断、治疗和预防程序中的护理作用
Organization & Administration 组织与管理	OG	ORGAN	用于行政结构和管理
Parasitology 寄生虫学	PS	PARASITOL	用于动物、高等植物、器官和寄生因子的疾病。在疾病中，如果寄生虫受累隐含在诊断中，则不使用
Pathogenicity 致病力	PY	PATHOGEN	与微生物、病毒和寄生虫一起用于研究它们在人、动物或植物中引起疾病的能力
Pathology 病理学	PA	PATHOL	用于疾病状态下的器官、组织或细胞结构

续　表

名称	缩写	简称	范围说明
Pharmacokinetics药代动力学	PK	PHARMA-COKIN	用于外源性化学和药物吸收、生物转化、分布、释放、转运、摄取和消除的机制、动力学和动力学，作为代谢过程的剂量、程度和速率的函数
Pharmacology药理学	PD	PHARMA-COL	与药物和外源性给药的化学物质一起使用，因为它们对活组织和生物体会产生影响。它还包括加速和抑制生理、生化过程及其他药理作用机制
Physiology生理学	PH	PHYSIOL	用于单细胞和多细胞生物的器官、组织和细胞，以实现正常功能。它还与内源性产生的生化物质一起使用，因为它们具有生理作用
Physiopathology病理生理学	PP	PHYSIO-PATHOL	与器官和疾病一起用于疾病状态下的功能紊乱
Poisoning中毒	PO	POIS	与药物、化学品和工业材料一起用于人类或动物急性或慢性中毒，无论中毒是意外的、职业的、自杀的、用药错误还是环境暴露
Prevention & Control 预防与控制	PC	PREV	与疾病主题词一起使用，以增强人类或动物对疾病的抵抗力（如免疫接种），用于控制传播因子，用于预防和控制环境危害，或用于预防和控制导致疾病的社会因素。它包括个别情况下的预防措施
Psychology心理学	PX	PSYCHOL	用于心理、精神、心身、社会心理、行为和情感方面的非精神疾病、技术和命名组，以及心理方面的精神疾病；也与动物术语一起使用，用于动物行为和心理学
Radiation Effects辐射效应	RE	RAD EFF	用于电离和非电离辐射对生物体、器官和组织及其成分及生理过程的影响。它包括辐照对药物和化学品的影响
Radiotherapy放射疗法	RT	RADIOTHER	用于电离和非电离辐射对生物体、器官和组织及其成分及生理过程的影响。它包括辐照对药物和化学品的影响
Rehabilitation康复	RH	REHABIL	用于疾病和外科手术，以恢复个人功能
Secondary继发性	SC	SECOND	与肿瘤一起使用，以指示肿瘤过程已转移到的继发位置

续 表

名称	缩写	简称	范围说明
Standards 标准	ST	STAND	与设施、人员和项目主题词一起使用,用于开发、测试和应用充分性或可接受性能的标准,并与化学品和药物一起用于鉴定、质量和效力标准。它包括行业和职业的健康或安全标准
Statistics & Numerical Data 统计与数值数据	SN	STATIST	与非疾病主题词一起使用,用于表达描述特定数据集或数据组的数值。它排除了使用"供应和分配"的需求
Supply & Distribution 供应和分配	SD	SUPPLY	用于材料、设备、卫生服务、人员和设施的定量可用性和分配。它不包括工业和职业的食品供应和供水。
Surgery 外科学	SU	SURG	用于治疗疾病的器官、区域或组织的手术程序,包括激光组织切片。它不包括使用"移植"的移植
Therapeutic Use 治疗应用	TU	THER USE	与药物、生物制剂和物理制剂一起用于预防和治疗疾病。它包括兽医用途
Therapy 治疗	TH	THER	用于除药物治疗、饮食治疗、放疗和手术以外的疾病进行治疗干预,这些疾病有特定的小标题。这个概念也被用于处理多种疗法的文章和书籍
Toxicity 毒性	TO	TOX	与药物和化学品一起用于实验性人类和动物研究其不良影响。它包括确定安全边际或伴随不同剂量水平给药的反应的研究。它也用于暴露于环境试剂。对于危及生命的环境因子暴露,应考虑中毒
Transmission 传播	TM	TRANSM	与疾病一起用于传播方式的研究
Transplantation 移植	TR	TRANSPL	与器官、组织或细胞一起使用,用于在同一受试者内从一个部位移植到另一个部位,或从一个受试者移植到同一物种或不同物种的另一个受试者
Trends 趋势	TD	TRENDS	用于指主题随时间(无论是过去、现在还是未来)在质量或数量上发生变化的方式。它排除了对特定患者病程的讨论
Ultrastructure 超微结构	UL	ULTRAS-TRUCT	与组织和细胞(包括肿瘤)和微生物一起用于微观解剖结构,通常低于光学显微镜可见的大小
Urine 尿	UR	URINE	用于尿液中物质的存在或分析,也用于疾病中尿液的检查或变化

续　表

名称	缩写	简称	范围说明
Veterinary 兽医学	VE	VET	用于动物自然发生的疾病，或用于兽医学的诊断、预防或治疗程序
Virology 病毒学	VI	VIROL	用于器官、动物和高等植物及疾病进行病毒学研究。对于细菌、立克次体和真菌，使用"微生物学"；对于寄生虫，使用"寄生虫学"

引自：MeSH Qualifiers with Scope Notes. https://www.nlm.nih.gov/mesh/qualifiers_scopenotes.html.

表 3　CMeSH主题词属性信息类型及内涵

属性名称	内涵释义	示例
款目词	该字段列出了主题词在计算机文档中的款目词形式	主题词：尿酸氧化酶 英文名称：Urate Oxidase 款目词：Uricase（尿酸酶）
树形结构号	树形结构号数据项是由确定主题词在等级树形结构中位置的字母数字串组成。该数据项可有多个值。每个主题词并非都有树形结构号，如题录类型主题词和特征词不含有树状结构号	主题词：获得性免疫缺陷综合征 英文名称：Acquired Immunodeficiency Syndrome 树状结构号：C02.782.815.616.400.040；C02.800.801.400.040；C02.839.040；C20.673.480.040
相关参见	该数据项中的词均为与该主题词相关的其他主题词，可为标引和检索提供有益的线索。所提示的相关主题词应根据具体情况决定取舍	主题词：获得性免疫缺陷综合征 英文名称：Acquired Immunodeficiency Syndrome 相关参见：HIV Seropositivity（HIV血清阳性）；AIDS Serodiagnosis（艾滋病血清学诊断）；AIDS Dementia Complex（艾滋病痴呆复合征）；HIV Seroprevalence（HIV血清患病率）；Lymphoma，AIDS-Related（淋巴瘤，艾滋病相关）；AIDS Arteritis，Central Nervous System（艾滋病动脉炎，中枢神经系统） 该注释提示，使用获得性免疫缺陷综合征这一主题词时，也可考虑使用"艾滋病动脉炎，中枢神经系统""艾滋病痴呆复合征""艾滋病血清学诊断""HIV血清阳性""HIV血清患病率""淋巴瘤，艾滋病相关"等主题词

续　表

属性名称	内涵释义	示例
副主题词组配参照	该数据项含有与某一合法主题词/副主题词组配词条意义相同的一个先组式主题词、或另一个主题词/副主题词的组配词条，提示了应该使用的主题词形式。该数据项出现在主题词/副主题词合法组配、但有先组式主题词或更合适的主题词/副主题词组配的记录中	主题词：心脏 英文名称：Heart 副主题词组配参照： Abnormalities（畸形）：Heart Defects, Congenital（心脏缺损，先天性） blood supply: Coronary Vessels（冠状血管） chemistry（化学）：Myocardium（心肌）：chemistry（化学） cytology（细胞学）：Myocardium（心肌）：cytology（细胞学）
药理作用	药理作用用以描述一类具有共同药理学作用的化学物质或药物，如抗高血压药、利尿药等。鉴于药理作用词的广泛使用，因此有必要对其标引原则作一些概括说明	主题词：顺铂 英文名称：Cisplatin 药理作用：Antineoplastic Agents（抗肿瘤药）；Cross-Linking Reagents（交联试剂）；Radiation-Sensitizing Agents（辐射增敏药）
化学登记号	化学登记号是美国化学文摘服务社（Chemical Abstracts Service，简称CAS）分配的由5到9位数字组成的唯一号码，其形式是"×××××-××-×"（前导零取消）	主题词：磺胺多辛 英文名称：Sulfadoxine 化学登记号/酶代码：2447-57-6
酶代码	酶代码是IUPAC生物学命名委员会分配的和在《酶术语命名表》中公布的最多为4个节点的酶代码。格式为"EC ×.×.×.×"，必须包括前导字母	主题词：尿酸氧化酶 英文名称：Urate Oxidase 化学登记号/酶代码：EC 1.7.3.3
标引注释	为标引人员、编目人员提供了某主题词（或称叙词）的使用注释，也可供联机检索人员使用	主题词：获得性免疫缺陷综合征 英文名称：Acquired Immunodeficiency Syndrome 标引注释: caused by HIV; coord IM with HIV-1 or HIV-2（IM）if pertinent；/epidemiol: consider also HIV SEROPREVALENCE; AIDS-RELATED OPPORTUNISTIC INFECTIONS is available if particularly discussed: see note there; for lymphoma with AIDS, use LYMPHOMA, AIDS-RELATED

属性名称	内涵释义	示例
范畴注释	范畴注释给出了主题词的词义解释，以及使用的范围	主题词：获得性免疫缺陷综合征 英文名称：Acquired Immunodeficiency Syndrome 范畴注释：一种与人免疫缺陷病毒（HIV）感染有关的细胞免疫后天性缺陷，CD4阳性T淋巴细胞计数低于200个/微升或小于淋巴细胞总数14%，机会致病菌感染和恶性肿瘤易感性增加。临床表现也包括瘦弱（消瘦）和痴呆。这些要素反映1993年由CDC确定的AIDS标准
可组副主题词	该数据项列出了可以和某一主题词组配的所有副主题词	主题词：获得性免疫缺陷综合征 英文名称：Acquired Immunodeficiency Syndrome 可组副主题词：血液（BL）；脑脊髓液（CF）；化学诱导（CI）；分类（CL）；先天性（CN）；并发症（CO）；膳食疗法（DH）；诊断（DI）；药物疗法（DT）；经济学（EC）；人种学（EH）；胚胎学（EM）；酶学（EN）；流行病学（EP）；病因学（ET）；遗传学（GE）；历史（HI）；免疫学（IM）；代谢（ME）；微生物学（MI）；死亡率（MO）；护理（NU）；病理学（PA）；预防和控制（PC）；病理生理学（PP）；寄生虫学（PS）；心理学（PX）；放射摄影术（RA）；康复（RH）；放射性核素显像（RI）；放射疗法（RT）；外科学（SU）；治疗（TH）；传播（TM）；尿（UR）；超声检查（US）；兽医学（VE）；病毒学（VI）；按摩疗法（AL）；气功疗法（QL）；穴位疗法（XL）；中医病机（ZB）；中药疗法（ZD）；中西医结合疗法（ZJ）；针灸疗法（ZL）；中医疗法（ZY）
其他参见	该数据项提供了有助于标引和检索人员扩大其标引或检索线索的某主题词的相关词或带有一共同词根的一组词，通常是以希腊语或拉丁语为词根的概念	主题词：肿瘤 英文名称：Neoplasms 其他参见：consider also terms at CANCER, CARCINO-, ONCO-, and TUMOR

续 表

属性名称	内涵释义	示例
标引回溯注释	标引回溯注释数据项含有供联机检索者确定该叙词使用前表示其概念的主题词或主题词/副主题词。该数据项可有多个值。每一词条后均标出了使用年代范围。该数据项没有提供各词间的逻辑组配关系，检索者只能自己确定这些词之间的逻辑或和逻辑与的关系	主 题 词：晶体，人工 英文名称：Lenses, Intraocular 标引回溯注释：Cataract Extraction（1966 － 1978）；Lenses（1966 － 1978）；Prosthesis（1966 － 1978） 标引回溯注释提示，1966 － 1978年"晶体，人工"尚未成为主题词前，用主题词"白内障摘除术"（Cataract Extraction）、"透镜"（Lenses）或"假体"（Prosthesis）表示这一概念
检索注释	该数据项含有供联机检索人员使用的信息	主 题 词：高原病 英文名称：Altitude Sickness 检索注释：search ANOXIA 1966-74 检索注释提示，可使用主题词"缺氧症（ANOXIA）"检索1966 － 1974年有关高海拔病的文献题录，1975年以后用"高海拔（ALTITUDE SICKNESS）"检索
历史注释	该数据项在最前面标识出的是一个或一个以上的日期，除非1963年作为主题词输入系统且迄今一直未变化的主题词未标识年代。不带括号的日期为当前形式MeSH词作为主要叙词输入系统的年代，带括号的日期为当前形式MeSH词作为次要叙词（1975—1990）或暂定主题词（1975年以前）输入系统的年 日期的年代顺序是从右到左，左边是MeSH词最后改变的日期或者是被删除的MeSH词重新加入系统的年代。如日期中断，则列出起止年代	主 题 词：心脏容量 英文名称：Cardiac Volume 历史注释：72（68） 历史注释表明，心脏容量一词自1972年起成为正式主题词，1968年曾系暂定主题词

属性名称	内涵释义	示例
族首词	树形结构表页首词是出现在《医学主题词树形结构表》每页最上面的字符串。当一级节点范畴或子范畴叙词与树形结构表页首词不同的时候，该数据项标识出树形结构页首词。如子范畴"D2"的一级节点词为"ORGANIC CHEMICALS（NON MESH）"，但它的页首词是"CHEMICALS-ORGANIC"，故在该数据项中标有"CHEMICALS-RGANIC"一词	主题词：肿瘤 英文名称：Neoplasms 族首词：C4-DISEASES-NEOPLASMS
唯一标识符	唯一标识符是MeSH词表中收录的主题词的唯一代码，任何主题词加入到MeSH词表中就赋予该标识符，并且永远保持不变。主题词唯一标识符由7位字符组成，第1位是字母D，第2～7位是数字，代表主题词加入的顺序号	主题词：肿瘤 英文名称：Neoplasms 唯一标识符：D009369
分类号/分类名	分类号/分类名是依据主题概念的内涵和外延，映射到《中国图书馆分类法·医学专业分类表》时所对应的分类信息，将分类主题进行一体化展示	主题词：获得性免疫缺陷综合征 英文名称：Acquired Immunodeficiency Syndrome 分类号/分类名：R512.91：获得性免疫缺陷综合征（AIDS艾滋病）
编目注释	包括对书籍主题编目的提示	主题词：古籍 编目注释：编目/地理/资料类型/语言。
参	指引至概念相关的主题词，一般是指向广义主题词	主题词：肝肾同源 参：精血同源
反参	指引至概念相关的主题词，一般是指向狭义主题词	主题词：脉象图 反参：脉诊客观化

引自：中文医学主题词表．http://cmesh.imicams.ac.cn/index.action?action=web&view=help.

表4　RxNorm来源词表

缩写	全称	简介	研发机构
Anatomical Therapeutic Chemical Classification System，ATC	解剖学、治疗学及化学分类系统	将药物分为五个级别，活性物质的分类包括药物作用的器官或系统，药物的治疗、药理学和化学性质，信息内容按年更新	WHO药物统计方法学合作中心
Vaccines Administered，CVX	疫苗接种编码集	CVX包括美国（US）的活性和非活性疫苗术语、疫苗的当前可用性和疫苗代码的最后更新时间，是HL7标准代码集，用于HL7 2.3.1或HL7 2.5.1的免疫信息，信息内容每天更新	美国国家免疫和呼吸系统疾病中心（NCIRD）
DrugBank	药物数据库	DrugBank结合了有关药物和药物靶点的信息，包括FDA批准的小分子和生物技术药物、营养保健品和实验药物，以及与药物相关的非冗余蛋白质序列，数据库内容每天更新	加拿大研究所，阿尔伯塔创新—健康解决方案和代谢组学创新中心
Gold Standard Drug Database，GS	金标准药物数据库	为医疗保健系统和应用程序提供内置的集成功能、可靠的内容和决策支持工具，包括药品数据、药物图片、价格信息、专著、患者教育和临床决策支持数据，数据库内容每天更新	爱思唯尔
Multum MediSource Lexicon，MMSL	Multum MediSource 词典	MMSL一个基础数据库，包含全面的药品和疾病名称信息，包括药物名称、药品信息、疾病名称、编码系统（如ICD-9-CM和NDC）、通用名称、品牌名称和通用缩写、疾病标准名称及ICD-9代码的完整列表，词典内容每月更新一次。RxNorm仅收录品牌临床药物、仿制药临床药物、成分、医疗用品和品牌名称方面的信息	Cerner Corporation

缩写	全称	简介	研发机构
Micromedex RED BOOK，MMX	Micromedex红皮书	RED BOOK 涵盖 FDA 批准的处方药、非处方药和非药品的定价及描述信息，RED BOOK 数据每天更新，Rx-Norm仅收录有关品牌临床药物和仿制临床药物的信息	IBM Watson Health 旗下医疗卫生品牌 Micromedex
Medical Subject Headings（MeSH）［subset］，MSH	医学主题词表	—	美国国立医学图书馆
CMS Formulary Reference File ［subset］，MTHCMSFRF	超级叙词表医疗保险与医疗救援服务中心处方参考文档	—	美国国立医学图书馆
FDA Structured Product Labels，MTHSPL	FDA结构化产品标签	收录来结构化产品标签中使用的药品和物质术语，信息内容每周每月更新	美国食品药品监督管理局/美国国立医学图书馆
FDB MedKnowledge（formerly NDDF Plus），NDDF	FDB 医学知识	将一套全面的药物数据库元素、药物定价和临床信息与多种类型的唯一药物标识符相结合，以灵活地表示药物和健康状况，增强临床决策支持，包括美国食品和药物管理局批准的药物，以及有关常用非处方药和替代疗法（如草药、营养保健品和膳食补充剂）的信息。Rx-Norm收录来自NDDF中的通用药名、剂型和成分，信息内容按月更新	First DataBank
RxNorm terminology normalized names and codes，RxNorm	RxNorm术语标准化命名和编码	RxNorm提供了临床药物（活性成分＋强度＋剂型）和给服药的标准名称，以促进使用不同药物命名方法的系统有效地共享数据，信息内容按月更新	美国国立医学图书馆

续　表

缩写	全称	简介	研发机构
US Edition of SNOMED CT［drug information subset］，SNOMEDCT_US	医学临床术语系统化命名法-药物信息数据集（美国版）	SNOMED CT 为电子健康记录（EHR）提供核心通用术语。RxNorm收录SNOMED CT_US中的药品/生物制品、生物物质、药物/药剂，信息内容每年3月和9月更新	美国病理学家协会/美国国立医学图书馆
USP Compendial Nomenclature，USP	美国药典（USP）命名法	USP 药典命名法为美国食品和药物管理局（FDA）批准的药物及其成分提供官方物质和官方制剂（产品）命名，信息按月度更新	美国药典委员会
Veterans Health Administration National Drug File，VANDF	美国退伍军人事务部退伍军人健康管理局药物档案	美国退伍军人事务部退伍军人健康管理局下属医院和诊所使用的电子药物清单，包括临床药物、药物类别、成分和国家药品代码（NDC）目录代码的信息，RxNorm表示仅包括临床药物、成分、药物类别和临床药物的NDC 代码，信息内容按月更新	美国退伍军人事务部退伍军人健康管理局

引自：RxNorm data sources．https：//www.nlm.nih.gov/research/umls/rxnorm/overview.html.

表5　RxNorm体系中使用的术语类型（TTY）

术语类型	名称	描述	示例
IN	成分/Ingredient	赋予药品特有临床属性的化合物或组成部分，通常采用USAN命名	Fluoxetine
PIN	精确成分/Precise Ingredient	成分的具体形式，大多数是盐或异构体，可能有/没有临床活性	Fluoxetine Hydrochloride
MIN	多成分/Multiple Ingredients	同一种药物制剂中，由SCDF产生的两个或多个成分	Fluoxetine/Olanzapine

术语类型	名称	描述	示例
DF	剂型/Dose Form	药物的应用形式	口服溶液/Oral Solution
DFG	剂型组/Dose Form Group	按照给药途径（如局部用药）或剂型（如药丸）形式进行的剂型分组	口服液/Oral Liquid
SCDC	语义临床药物成分/Semantic Clinical Drug Component	成分+剂量	Fluoxetine 4 MG/ML
SCDF	语义临床药物剂型/Semantic Clinical Drug Component	成分+剂型	Fluoxetine Oral Solution
SCDFP	语义临床药物精确剂型/Semantic Clinical Drug Form Precise	精确成分+剂型	warfarin sodium Oral Tablet bisoprolol fumarate/hydrochlorothiazide Oral Tablet
SCDG	语义临床药物剂型组/Semantic Clinical Dose Form Group	成分+剂型组	Fluoxetine Oral Product
SCDGP	语义临床药物精确剂型组/Semantic Clinical Drug Form Group Precise	精确成分+剂型组	warfarin sodium Pill
SCD	语义临床药物/Semantic Clinical Drug	成分+剂量+剂型	Fluoxetine 4 MG/ML Oral Solution
BN	商品名/Brand Name	含有特定活性成分的系列产品的专有名称	Prozac
SBDC	包含商品名的语义药物成分/Semantic Branded Drug Component	成分+剂量+商品名	Fluoxetine 4 MG/ML〔Prozac〕
SBDF	包含商品名的药物剂型/Semantic Branded Drug Form	成分+剂型+商品名	Fluoxetine Oral Solution〔Prozac〕
SBDFP	包含商品名的药物精确剂型/Semantic Branded Drug Form Precise	成分+剂型+商品名	warfarin sodium Oral Tablet〔Coumadin〕
SBDG	包含商品名的药物剂型组/Semantic Branded Dose Form Group	商品名+剂型组	Prozac Pill
SBD	包含商品名的语义药品/Semantic Branded Drug	成分+剂量+剂型+商品名	Fluoxetine 4 MG/ML Oral Solution〔Prozac〕

续 表

术语类型	名称	描述	示例
PSN	处方名称/Prescribable Name	电子处方中的药品名	Leena 28 Day Pack
SY	同义词/Synonym	药品的同义词	Prozac 4 MG/ML Oral Solution
TMSY	Tall Man Lettering Synonym	用于区分常见的容易混淆的药物	FLUoxetine 10 MG Oral Capsule［PROzac］
BPCK	商品名药物包/Brand Name Pack	{#（成分＋＋剂量＋剂型）/#（成分＋＋剂量＋剂型）}包［商品名］	{12（Ethinyl Estradiol 0.035 MG/Norethindrone 0.5 MG Oral Tablet）/9（Ethinyl Estradiol 0.035 MG/Norethindrone 1 MG Oral Tablet）/7（Inert Ingredients 1 MG Oral Tablet）} Pack［Leena 28 Day］
GPCK	通用名药物包/Generic Pack	{#（成分＋剂量＋剂型）/#（成分＋剂量＋剂型）}包	{11（varenicline 0.5 MG Oral Tablet）/42（varenicline 1 MG Oral Tablet）} Pack

引自：Term Types. https://www.nlm.nih.gov/research/umls/rxnorm/overview.html.

表6　RxNorm体系中使用的术语关系

术语类型	关系	术语类型	示例
BN	reformulated_to	BN	'Midol PM' reformulated_to 'Midol PM Reformulated Apr 2011'
BN	reformulation_of	BN	'Midol PM Reformulated Apr 2011' reformulation_of 'Midol PM'
BN	tradename_of	IN	'Tylenol' tradename_of 'Acetaminophen'
BN	has_precise_ingredient	PIN	'Tylenol PM' has_precise_ingredient 'Diphenhydramine Hydrochloride'
BN	ingredient_of	SBD	'Tylenol' ingredient_of 'Acetaminophen 325 MG Oral Tablet［Tylenol］'
BN	ingredient_of	SBDC	'Tylenol' ingredient_of 'Acetaminophen 325 MG［Tylenol］'
BN	ingredient_of	SBDF	'Tylenol' ingredient_of 'Acetaminophen Oral Tablet［Tylenol］'
BN	ingredient_of	SBDG	'Tylenol' ingredient_of 'Tylenol Pills'

术语类型	关系	术语类型	示例
IN	has_tradename	BN	'Acetaminophen' has_tradename 'Tylenol'
IN	part_of	MIN	'Acetaminophen' part_of 'Acetaminophen/Diphenhydramine'
IN	has_form	PIN	'Diphenhydramine' has_form 'Diphenhydramine Hydrochloride'
IN	ingredient_of	SCDC	'Acetaminophen' ingredient_of 'Acetaminophen 325 MG'
IN	ingredient_of	SCDF	'Acetaminophen' ingredient_of 'Acetaminophen Oral Tablet'
IN	ingredient_of	SCDG	'Acetaminophen' ingredient_of 'Acetaminophen Pills'
IN	boss_of	SCDFP	'atropine' boss_of 'atropine/pralidoxime chloride Auto-Injector'
MIN	has_part	IN	'Acetaminophen/Diphenhydramine' has_part 'Acetaminophen'
MIN	has_part	PIN	'Glucosamine hydrochloride/Glucosamine Sulfate' has_part 'Glucosamine hydrochloride' (NOTE: When a MIN is composed of precise ingredients, RELAs to the INs are not created.)
MIN	ingredients_of	SCD	'Acetaminophen/Diphenhydramine' ingredients_of 'Acetaminophen 325 MG/Diphenhydramine Hydrochloride 50 MG Oral Tablet'
PIN	precise_ingredient_of	BN	'Diphenhydramine Hydrochloride' precise_ingredient_of 'Tylenol PM'
PIN	form_of	IN	'Diphenhydramine Hydrochloride' form_of 'Diphenhydramine'
PIN	part_of	MIN	'Glucosamine hydrochloride' part_of 'Glucosamine hydrochloride/Glucosamine Sulfate'
PIN	precise_ingredient_of	SCDC	'Diphenhydramine Hydrochloride' precise_ingredient_of 'Diphenhydramine Hydrochloride 25 MG'
PIN	boss_of	SCDFP	'warfarin sodium' boss_of 'warfarin sodium Oral Tablet'

续 表

术语类型	关系	术语类型	示例
SCD	contained_in	BPCK	'Acetaminophen 500 MG Oral Tablet' contained_in '{24（Acetaminophen 500 MG/Diphenhydramine Hydrochloride 25 MG Oral Tablet［Tylenol PM］）/50（Acetaminophen 500 MG Oral Tablet［Tylenol］）} Pack［Tylenol Extra Strength Day and Night Pack］'
SCD	has_dose_form	DF	'Acetaminophen 325 MG Oral Tablet' has_dose_form 'Oral Tablet'
SCD	contained_in	GPCK	'Acetaminophen 500 MG Oral Tablet' contained_in '{24（Acetaminophen 500 MG/Diphenhydramine Hydrochloride 25 MG Oral Tablet）/50（Acetaminophen 500 MG Oral Tablet）} Pack'
SCD	has_ingredients	MIN	'Acetaminophen 325 MG/Diphenhydramine Hydrochloride 50 MG Oral Tablet' has_ingredients 'Acetaminophen/Diphenhydramine'
SCD	has_tradename	SBD	'Acetaminophen 325 MG Oral Tablet' has_tradename 'Acetaminophen 325 MG Oral Tablet［Tylenol］'
SCD	quantified_form_of	SCD	'8 HR Acetaminophen 650 MG Extended Release Tablet' quantified_form_of 'Acetaminophen 650 MG Extended Release Tablet'
SCD	has_quantified_form	SCD	'Acetaminophen 650 MG Extended Release Tablet' has_quantified_form '8 HR Acetaminophen 650 MG Extended Release Tablet'
SCD	consists_of	SCDC	'Acetaminophen 325 MG Oral Tablet' consists_of 'Acetaminophen 325 MG'
SCD	isa	SCDF	'Acetaminophen 325 MG Oral Tablet' isa 'Acetaminophen Oral Tablet'
SCD	isa	SCDG	'Acetaminophen 325 MG Oral Tablet' isa 'Acetaminophen Pills'
SCD	isa	SCDFP	'warfarin sodium 1 MG Oral Tablet' isa 'warfarin sodium Oral Tablet'
SBD	has_ingredient	BN	'Acetaminophen 325 MG Oral Tablet［Tylenol］' has_ingredient 'Tylenol'

术语类型	关系	术语类型	示例
SBD	contained_in	BPCK	'Acetaminophen 500 MG Oral Tablet [Tylenol]' contained_in '{24 (Acetaminophen 500 MG/Diphenhydramine Hydrochloride 25 MG Oral Tablet [Tylenol PM]) /50 (Acetaminophen 500 MG Oral Tablet [Tylenol]) } Pack [Tylenol Extra Strength Day and Night Pack]'
SBD	has_dose_form	DF	'Acetaminophen 325 MG Oral Tablet [Tylenol]' has_dose_form 'Oral Tablet'
SBD	quantified_form_of	SBD	'8 HR Acetaminophen 650 MG Extended Release Tablet [Rx-Act Pain Relief]' quantified_form_of 'Acetaminophen 650 MG Extended Release Tablet [Rx-Act Pain Relief]'
SBD	has_quantified_form	SBD	'Acetaminophen 650 MG Extended Release Tablet [Rx-Act Pain Relief]' has_quantified_form '8 HR Acetaminophen 650 MG Extended Release Tablet [Rx-Act Pain Relief]'
SBD	consists_of	SBDC	'Acetaminophen 325 MG Oral Tablet [Tylenol]' consists_of 'Acetaminophen 325 MG [Tylenol]'
SBD	isa	SBDF	'Acetaminophen 325 MG Oral Tablet [Tylenol]' isa 'Acetaminophen Oral Tablet [Tylenol]'
SBD	isa	SBDFP	'warfarin sodium 1 MG Oral Tablet [Coumadin]' isa 'warfarin sodium Oral Tablet [Coumadin]'
SBD	isa	SBDG	'Acetaminophen 325 MG Oral Tablet [Tylenol]' isa 'Tylenol Pills'
SBD	tradename_of	SCD	'Acetaminophen 325 MG Oral Tablet [Tylenol]' tradename_of 'Acetaminophen 325 MG Oral Tablet'
SBD	consists_of	SCDC	'Acetaminophen 325 MG Oral Tablet [Tylenol]' consists_of 'Acetaminophen 325 MG'

续　表

术语类型	关系	术语类型	示例
GPCK	has_tradename	BPCK	'{24（Acetaminophen 500 MG/Diphenhydramine Hydrochloride 25 MG Oral Tablet）/50（Acetaminophen 500 MG Oral Tablet）} Pack' has_tradename '{24（Acetaminophen 500 MG/Diphenhydramine Hydrochloride 25 MG Oral Tablet [Tylenol PM]）/50（Acetaminophen 500 MG Oral Tablet [Tylenol]）} Pack [Tylenol Extra Strength Day and Night Pack]'
GPCK	has_dose_form	DF	'{24（Acetaminophen 500 MG/Diphenhydramine Hydrochloride 25 MG Oral Tablet）/50（Acetaminophen 500 MG Oral Tablet）} Pack' has_dose_form 'Pack'
GPCK	contains	SCD	'{24（Acetaminophen 500 MG/Diphenhydramine Hydrochloride 25 MG Oral Tablet）/50（Acetaminophen 500 MG Oral Tablet）} Pack' contains 'Acetaminophen 500 MG Oral Tablet'
BPCK	has_dose_form	DF	'{24（Acetaminophen 500 MG/Diphenhydramine Hydrochloride 25 MG Oral Tablet [Tylenol PM]）/50（Acetaminophen 500 MG Oral Tablet [Tylenol]）} Pack [Tylenol Extra Strength Day and Night Pack]' has_dose_form 'Pack'
BPCK	tradename_of	GPCK	'{24（Acetaminophen 500 MG/Diphenhydramine Hydrochloride 25 MG Oral Tablet [Tylenol PM]）/50（Acetaminophen 500 MG Oral Tablet [Tylenol]）} Pack [Tylenol Extra Strength Day and Night Pack]' tradename_of '{24（Acetaminophen 500 MG/Diphenhydramine Hydrochloride 25 MG Oral Tablet）/50（Acetaminophen 500 MG Oral Tablet）} Pack'
BPCK	contains	SBD	'{24（Acetaminophen 500 MG/Diphenhydramine Hydrochloride 25 MG Oral Tablet [Tylenol PM]）/50（Acetaminophen 500 MG Oral Tablet [Tylenol]）} Pack [Tylenol Extra Strength Day and Night Pack]' contains 'Acetaminophen 500 MG Oral Tablet [Tylenol]'

术语类型	关系	术语类型	示例
BPCK	contains	SCD	'{24（Acetaminophen 500 MG/Diphenhydramine Hydrochloride 25 MG Oral Tablet［Tylenol PM］）/50（Acetaminophen 500 MG Oral Tablet［Tylenol］）} Pack［Tylenol Extra Strength Day and Night Pack］' contains 'Acetaminophen 500 MG Oral Tablet'
SCDC	has_ingredient	IN	'Acetaminophen 325 MG' has_ingredient 'Acetaminophen'
SCDC	has_precise_ingredient	PIN	'Diphenhydramine Hydrochloride 25 MG' has_precise_ingredient 'Diphenhydramine Hydrochloride'
SCDC	constitutes	SBD	'Acetaminophen 325 MG' constitutes 'Acetaminophen 325 MG Oral Tablet［Tylenol］'
SCDC	has_tradename	SBDC	'Acetaminophen 325 MG' has_tradename 'Acetaminophen 325 MG［Tylenol］'
SCDC	constitutes	SCD	'Acetaminophen 325 MG' constitutes 'Acetaminophen 325 MG Oral Tablet'
SCDF	has_dose_form	DF	'Acetaminophen Oral Tablet' has_dose_form 'Oral Tablet'
SCDF	has_ingredient	IN	'Acetaminophen Oral Tablet' has_ingredient 'Acetaminophen'
SCDF	has_tradename	SBDF	'Acetaminophen Oral Tablet' has_tradename 'Acetaminophen Oral Tablet［Tylenol］'
SCDF	inverse_isa	SCD	'Acetaminophen Oral Tablet' inverse_isa 'Acetaminophen 325 MG Oral Tablet'
SCDF	isa	SCDG	'Acetaminophen Oral Tablet' isa 'Acetaminophen Pills'
SCDF	has_form	SCDFP	'warfarin Oral Tablet' has_form 'warfarin sodium Oral Tablet'
SCDFP	inverse_isa	SCD	'warfarin sodium Oral Tablet' inverse_isa 'warfarin sodium 1 MG Oral Tablet'
SCDFP	has_tradename	SBDFP	'warfarin sodium Oral Tablet' has_tradename 'warfarin sodium Oral Tablet［Coumadin］'

续　表

术语类型	关系	术语类型	示例
SCDFP	form_of	SCDF	'warfarin sodium Oral Tablet' form_of 'warfarin Oral Tablet'
SCDFP	isa	SCDGP	'warfarin sodium Oral Tablet' isa 'warfarin sodium Pills'
SCDFP	has_boss	IN	'bisoprolol fumarate/hydrochlorothiazide Oral Product' has_boss 'hydrochlorothiazide'
SCDFP	has_boss	PIN	'warfarin sodium Oral Tablet' has_boss 'warfarin sodium'
SCDG	has_doseformgroup	DFG	'Acetaminophen Pills' has_doseformgroup 'Pills'
SCDG	has_ingredient	IN	'Acetaminophen Pills' has_ingredient 'Acetaminophen'
SCDG	has_tradename	SBDG	'Acetaminophen Pills' has_tradename 'Tylenol Pills'
SCDG	inverse_isa	SCD	'Acetaminophen Pills' inverse_isa 'Acetaminophen 325 MG Oral Tablet'
SCDG	inverse_isa	SCDF	'Acetaminophen Pills' inverse_isa 'Acetaminophen Oral Tablet'
SCDGP	has_tradename	SBDG	'warfarin sodium Pill' has_tradename 'Coumadin Pill'
SCDGP	inverse_isa	SCDFP	'warfarin sodium Pill' inverse_isa 'warfarin sodium Oral Tablet'
SCDGP	form_of	SCDG	'warfarin sodium Oral Product' form_of 'warfarin Oral Product'
SBDF	has_ingredient	BN	'Acetaminophen Oral Tablet [Tylenol]' has_ingredient 'Tylenol'
SBDF	has_dose_form	DF	'Acetaminophen Oral Tablet [Tylenol]' has_dose_form 'Oral Tablet'
SBDF	inverse_isa	SBD	'Acetaminophen Oral Tablet [Tylenol]' inverse_isa 'Acetaminophen 325 MG Oral Tablet [Tylenol]'
SBDF	isa	SBDG	'Acetaminophen Oral Tablet [Tylenol]' isa 'Tylenol Pills'
SBDF	tradename_of	SCDF	'Acetaminophen Oral Tablet [Tylenol]' tradename_of 'Acetaminophen Oral Tablet'

术语类型	关系	术语类型	示例
SBDF	has_form	SBDFP	'warfarin Oral Tablet［Coumadin］' has_form 'warfarin sodium Oral Tablet［Coumadin］'
SBDFP	form_of	SBDF	'warfarin sodium Oral Tablet［Coumadin］' form_of 'warfarin Oral Tablet［Coumadin］'
SBDFP	tradename_of	SCDFP	'warfarin sodium Oral Tablet［Coumadin］' tradename_of 'warfarin sodium Oral Tablet'
SBDFP	inverse_isa	SBD	'ursodiol Oral Tablet［Urso］' inverse_isa 'ursodiol 250 MG Oral Tablet［Urso］'
SBDG	has_ingredient	BN	'Tylenol Pills' has_ingredient 'Tylenol'
SBDG	has_doseformgroup	DFG	'Tylenol Pills' has_doseformgroup 'Pills'
SBDG	inverse_isa	SBD	'Tylenol Pills' inverse_isa 'Acetaminophen 325 MG Oral Tablet［Tylenol］'
SBDG	inverse_isa	SBDF	'Tylenol Pills' inverse_isa 'Acetaminophen Oral Tablet［Tylenol］'
SBDG	tradename_of	SCDG	'Tylenol Pills' tradename_of 'Acetaminophen Pills'
SBDG	tradename_of	SCDGP	'Coumadin Pill' tradename_of 'warfarin sodium Pill'
DF	dose_form_of	BPCK	'Pack' dose_form_of '{24（Acetaminophen 500 MG/Diphenhydramine Hydrochloride 25 MG Oral Tablet［Tylenol PM］）/50（Acetaminophen 500 MG Oral Tablet［Tylenol］）} Pack［Tylenol Extra Strength Day and Night Pack］'
DF	isa	DFG	'Oral Tablet' isa 'Pills'
DF	dose_form_of	GPCK	'Pack' dose_form_of '{24（Acetaminophen 500 MG/Diphenhydramine Hydrochloride 25 MG Oral Tablet）/50（Acetaminophen 500 MG Oral Tablet）} Pack'
DF	dose_form_of	SBD	'Oral Tablet' dose_form_of 'Acetaminophen 325 MG Oral Tablet［Tylenol］'
DF	dose_form_of	SBDF	'Oral Tablet' dose_form_of 'Acetaminophen Oral Tablet［Tylenol］'
DF	dose_form_of	SCD	'Oral Tablet' dose_form_of 'Acetaminophen 325 MG Oral Tablet'

续　表

术语类型	关系	术语类型	示例
DF	dose_form_of	SCDF	'Oral Tablet' dose_form_of 'Acetaminophen Oral Tablet'
DFG	inverse_isa	DF	'Pills' inverse_isa 'Oral Tablet'
DFG	doseformgroup_of	SBDG	'Pills' doseformgroup_of 'Tylenol Pills'
DFG	doseformgroup_of	SCDG	'Pills' doseformgroup_of 'Acetaminophen Pills'

引自：RxNorm Relationships（RELA）．https：//www.nlm.nih.gov/research/umls/rxnorm/docs/appendix1.html.

表 7　RxNorm 属性信息

属性名称	描述	属性值	属性值示例
歧义标识 AMBIGUITY_FLAG	被复制原词的属性；原始词是"Base"，复制原始词是"Duplicate"	"Base" "Duplicate"	Base Duplicate
活性成分 RXN_AI	SCD或SBD原词属性，表示活性成分，自2021年9月，关于活性成分的SCDC的RXUI值也包含其中	{关于药物活性成分的SCDC的RXUI值}活性成分RXUI值	{329526} 104416 {315951} 227224
活性部分 RXN_AM	SCD或SBD原词的属性，表示活性部分，自2021年9月，关于活性部分的SCDC的RXUI值也包含其中。活性部分是药物中使药物发挥作用的部分。更具体地，活性部分是分子或离子，不包括使药物成为分子的酯、盐或其他非共价衍生物的分子部分，负责药物物质的生理或药理学作用	{关于药物活性部分的SCDC的RXUI值}活性部分RXUI值	{1665355} 1191 {315951} 4493
剂量物质基础 RXN_BOSS_FROM	SCD或SBD原词的属性，表示是BoSS来源的活性成分或活性部分，关于药物活性成分或活性部分的SCDC的RXUI值也包含其中。剂量物质基础（Basis of Strength Substance，BOSS）是药物产品中被测量以提供产品剂量的活性成分或活性部分	{关于药物活性成分或活性部分的SCDC的RXUI值}"AI"或"AM"	{329526} AM

属性名称	描述	属性值	属性值示例
RXN_BOSS_STRENGTH_DE-NOM_UNIT	SCDC原词的属性，表示剂量单位（如片剂和胶囊默认为1）	计量单位	ML HR
RXN_BOSS_STRENGTH_DE-NOM_VALUE	SCDC原词的属性，表示剂量值（如片剂和胶囊默认为1）	数值	1，5
RXN_BOSS_STRENGTH_NUM_UNIT	SCDC原词的属性，表示药品剂量单位	计量单位	MG MEQ ML
RXN_BOSS_STRENGTH_NUM_VALUE	SCDC原词的属性，表示BoSS的剂量	数值	25 0.001
规范化国家药物代码NDC	对来源表提供的国家药品代码进行规范化的NDC编码	11位数字，无横杠，HIPAA格式的标准化NDC	58016069367 00781199213
来源表编码ORIG_CODE	创建RxNorm概念的来源表中原词的编码，在RXNSAT中，一些DF和ET原词属性最初来自HL7	编码	HL7T096 U000013
来源表名称缩写ORIG_SOURCE	创建RxNorm概念的来源词表名称缩写（Source abbreviation，SAB），一些DF和ET原词属性最初来自HL7	缩写	NDDF MDDB
原词激活时间RXN_ACTIVATED	BPCK、GPCK、SBD、SCD、SBDC、SCDC、SBDF、SCDF、BN、IN、PIN或DF原词的属性，表示原词重新激活的日期，即原词由SUPPRESS＝O重新激活到SUPPRESS＝N的日期	日期	01/28/2010 11/02/2007
可获得的剂量RXN_AVAILA-BLE_STRENGTH	SCDG和SBDG原词的剂量值，表示一个成分在SCD/SBD水平的所有剂量；也包括SCD和SBD原词的剂量值	测量单位后的数字	10 MG/ML 0.154 MEQ/ML
商品名原词成分数量RXN_BN_CARDINALITY	商品名原词的属性，表示商品名原词所含的成分数量	单成分 多成分	single multi
人类使用药物的应用国家RXN_HUMAN_DRUG	用于人类用途的BPCK、GPCK、SBD、SCD或BN原词的属性，表明其应用的国家，目前仅限美国经营的药物	国际化组织代码（ISO）3166-1-al-pha-2国家代码	US

续　表

属性名称	描述	属性值	属性值示例
精确成分标识 RXN_IN_EXPRESSED_FLAG	SCDC原词的属性，表示为精确成分（TTY＝PIN）	P	P
原词停用时间 RXN_OBSOLETED	原词废弃日期，即从SUPPRESS＝N变化为SUPPRESS＝O日期	日期	09/14/2005 08/30/2007
定性信息 RXN_QUALITATIVE_DIS-TINCTION	用于区分SCD和SBD原词概念的定性修饰语	字符串	Microencap-sulated Sugar-Free
定量信息 RXN_QUANTITY	SCD和SBD原词的时间、单位或剂量因素	测量单位后的数值；包括剂量、时间单位、使用量值	12 HR 120 ACTU-AT
剂量值 RXN_STRENGTH	SCDC原词的剂量值	测量单位后的数值	250000 UNT 0.00833 MG/HR
兽药应用的国家 RXN_VET_DRUG	兽医用药的BPCK、GPCK、SBD、SCD或BN原词的属性，表明其应用的国家，目前仅限美国经营的药物	国际化组织代码（ISO）3166-1-al-pha-2 国家代码	US
剂型 RXTERM_FORM	SCD和SBD原子的药物应用界面友好剂型属性		片剂/Tab 胶体/Gel
UMLSAUI	最新版UMLS中分配给原词的UMLS原词唯一标识符（AUI）	UMLS AUI	A15550595 A1537190
UMLSCUI	最新版UMLS中分配给原词的UMLS概念唯一标识符（CUI）	UMLS CUI	C1176718 C1599949

引自：RxNorm Attributes．https：//www.nlm.nih.gov/research/umls/rxnorm/docs/appendix4.html．